JN292552

# 神経内科パーフェクト・リファレンス

著

James D. Geyer, M.D.
Janice M. Keating, M.D.
Daniel C. Potts, M.D.

監修・訳

作 田　学

訳

千 葉　厚 郎・竹 内　壮 介

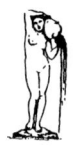

星 和 書 店

*Seiwa Shoten Publishers*

*2-5 Kamitakaido 1-Chome*
*Suginamiku Tokyo 168-0074, Japan*

# Neurology for the Boards
## Second Edition

by
*James D. Geyer, M.D.*
*Janice M. Keating, M.D.*
*Daniel C. Potts, M.D.*

*Translated from English*
*by*
*Manabu Sakuta, M.D.*
*Atsuro Chiba, M.D.*
*Sousuke Takeuchi, M.D.*

English edition copyright © 2002 by Lippincott Williams & Wilkins
Published by arrangement with Lippincott Williams & Wilkins Inc., USA
Japanese edition copyright © 2004 by Seiwa Shoten Publishers, Tokyo

# 目　次

訳者の言葉
序　　言
序　　文

## 1章　発生学と発達 …………………………………………………………………… 1

分類 1／基板と翼板 1／神経管の形成 1／神経管尾部の形成（第二次神経胚形成）2／第一次神経胚形成の異常 2／第二次神経胚形成障害（潜在的縫合不全）4／前脳発達障害 4／先天性水頭症 5／ダンディ・ウォーカー（Dandy-Walker）奇形 5／神経の増殖と移動の障害 6／ニューロンの移動 6／大脳皮質の構造的な疾患 7／髄鞘形成障害 8／原始反射 9／正常の発達 9

## 2章　解剖学 ………………………………………………………………………… 11

### 小脳と連絡線維　11
外部構造 11／内部構造 11／血液の供給 14／機能の考察と神経路 15／まとめ 19

### 視床　19
機能・機能的解剖学 19／解剖学 19／血流 21／臨床との関連 21

### 視床下部　21
解剖 21／臨床との関連 21

### 大脳辺縁系　21
総合的な情報 21／大脳辺縁系の構成 22／大脳辺縁系のコネクション 22／臨床との関連 23

### 大脳基底核　24
機能 24／解剖 24／術語 24／機能解剖学 24／基底核の連絡 25／淡蒼球から視床への連絡（フォレル野と関連構造）27／神経連絡のまとめ 27／臨床的応用：大脳基底核の病気 28

### 脳神経　29
はじめに：機能要素の定義 29／脳神経Ⅰ：嗅神経 29／脳神経Ⅱ：視神経 30／脳神経Ⅲ：動眼神経 32／脳神経Ⅳ：滑車神経 33／脳神経Ⅴ：三叉神経 35／脳神経Ⅵ：外転神経 37／脳神経Ⅶ：顔面神経 38／脳神経Ⅷ：内耳神経 40／脳神経Ⅸ：舌咽神経 43／脳神経Ⅹ：迷走神経 44／脳神経Ⅺ：副神経 44／脳神経Ⅻ：舌下神経 44／脳神経と頭蓋骨の孔 45

### 脊髄の構造と疾病　45
疫学 45／解剖 45／病理 46／局在診断 46／原因 48／治療 50

神経叢と四肢　50
　　　　腕神経叢 50／上肢の末梢神経 52／下肢の末梢神経 57／膀胱 61
　　　筋　62
　　　　解剖学 62／筋収縮 63／筋収縮のエネルギー源 64／筋線維の型 64／運動単位（motor unit）と筋収縮のコントロール 64／筋紡錘 65／筋伸張反射 66／ゴルジ腱器官 66

## 3章　薬理学　……………………………………………………………………69
　　　神経伝達物質と受容器　69
　　　　アセチルコリン 69／ノルエピネフリン（NE）71／ドパミン 72／セロトニン 73／グルタミン酸 75／GABA 76／グリシン 76／タウリン 76／アヘン様合成麻薬 77／サブスタンスP 77／神経軸索移送 77
　　　抗うつ薬　78
　　　　うつ病：総合的な情報 78／抗うつ薬の分類 78
　　　抗精神病薬　80
　　　　分類 80／一般的な副作用 81／神経系の副作用 81／薬に特徴的な副作用 82／抗精神病薬の使用法 82／ドパミン経路 83／統合失調症の陽性説と陰性説 83
　　　神経疾患を生じる薬剤　83
　　　　悪性症候群 83／良性頭蓋内圧亢進 83／小脳失調 83／ミオパチー 84／筋肉痛 84／神経筋接合部障害 84／耳毒性物質 84／眼振 85／パーキンソニズム 85／生理的振戦 86／ミオクローヌス 86／Restless leg症候群（下肢静止不能症候群）86／チック 86／ジストニア 86／ヒョレア 86／アステリクシス 87／アカシジア 87／白質脳症 87

## 4章　中枢神経感染症　…………………………………………………………89
　　　　化膿性髄膜炎 89／硬膜下膿瘍 90／脳膿瘍 90／ウイルス性髄膜炎 91
　　　非典型的細菌感染　91
　　　　結核 91／癩 92／マイコプラズマ 92／レジオネラ 92
　　　スピロヘータ感染症　93
　　　　梅毒 93／ライム病 93
　　　ウイルス疾患　94
　　　　ポリオ 94／帯状疱疹 94／ヘルペス脳炎 95／Human Immunodeficiency Virus（AIDS，エイズ）96／ヒトTリンパ球向性ウイルス脊髄症 98／セントルイス脳炎，東部馬脳炎 98／狂犬病 99／亜急性硬化性全脳炎（SSPE）99／進行性多巣性白質脳症（PML）99
　　　真菌感染症　100
　　　　クリプトコッカス症 100／ムコール真菌症 100／アスペルギルス症 101／コクシジオイド真菌症 101／カンジダ症 101
　　　プリオン病　102
　　　　クロイツフェルト・ヤコブ（Creutzfeldt-Jakob）病 102／ゲルストマン・シュトロイス

ラー(Gerstmann-Straeussler)病 102／クールー(Kuru) 102／家族性致死的不眠症
　　　(fatal familial insomnia) 103

　　寄生虫疾患　103
　　　ネグレリア・ファウレリ髄膜脳炎(*Naegleria Fowlerii*) 103／トキソプラズマ症 103／旋
　　　毛虫症(trichinosis) 104／嚢虫症 104

**5章　代謝性疾患**……………………………………………………………107

　　糖原病　107
　　　酸性マルターゼ欠損症(ポンペ(Pompe)病，糖原病Ⅱ型) 107／筋フォスフォリラーゼ
　　　欠損症(マッカードル(McArdle)病，糖原病Ⅴ型) 107／筋フォスフォフルクトキナー
　　　ゼ欠損症(垂井病，糖原病Ⅶ型) 108／ラフォラ(Lafora)病 109／糖原病のまとめ 109

　　アミノ酸代謝異常　109
　　　アミノ酸血症 109／グルタル酸尿症Ⅰ型 110／γ-ハイドロキシブチル酸尿症 111／
　　　フェニルケトン尿症(phenylketonuria；PKU) 111／非ケトン性高血糖 112／尿素
　　　サイクル異常症 112／ハートナップ(Hartnup)病（アミノ酸輸送障害）113／ローウ
　　　ェ(Lowe)症候群(眼脳腎症候群) 113／メープルシロップ尿症 114／ホモシスチン
　　　尿症 114

　　核酸代謝障害　115
　　　レッシュ・ナイハン(Lesch-Nyhan)症候群 115

　　リポタンパク代謝障害　116
　　　無βリポタンパク血症(バッセン・コーンツヴァイク(Bassen-Kornzweig)症候群)
　　　116／タンジール病(Tangier's disease) 117／脳腱黄色腫症 117

　　ポルフィリア　118
　　　病型：急性間欠性ポルフィリア，遺伝性コプロポルフィリア，異型ポルフィリア
　　　118／一般的特徴 118

　　金属代謝障害　119
　　　ウィルソン(Wilson)病(肝レンズ核変性症) 119／Kinky hair病(メンケス(Menkes)
　　　病) 120

　　ムコ多糖症　121

　　スフィンゴリピドーシス　121
　　　GM2ガングリオシドーシス 121／ファブリ(Fabry)病 122／ゴーシェ(Gaucher)病
　　　123／ニーマン・ピック(Niemann-Pick)病 123

　　白質ジストロフィー　125
　　　異染性白質ジストロフィー 125／クラッベ(Krabbe)病（グロボイド細胞白質ジスト
　　　ロフィー）125／副腎白質ジストロフィー(ズダン好性大脳硬化症) 126／ペリツェウ
　　　ス・メルツバッハー(Pelizaeus-Merzbacher)病（豹紋状白質ジストロフィー）127／カ
　　　ナヴァン(Canavan)病 127／アレキサンダー(Alexander)病（フィブリノイド白質ジス

トロフィー）128／ツェルウェーガー（Zellweger）症候群 128／末梢神経障害を伴う疾患 129／白質ジストロフィーのまとめ 129

アルコール　129

軽度離脱症状／アルコール性幻覚 129／痙攣 130／振戦せん妄 130／ベンゾジアゼピン 131／ウェルニッケ・コルサコフ（Wernicke-Korsakoff）症候群 131／アルコール性小脳変性症 132／アルコール性ポリニューロパチー 132／マルキアファーヴァ・ビニャミ（Marchiafava-Bignami）病 132／橋中心髄鞘崩壊（central pontine myelinolysis）133

## 6章　脱髄疾患　………………………………………………………………… 135

多発性硬化症　135

疫学 135／病因 135／病理 135／臨床症状 136／臨床経過 136／予後 136／診断 136／神経所見 137／画像検査 137／髄液 138／誘発電位 138／治療 138／鑑別診断 141

## 7章　脳血管障害　………………………………………………………………… 143

一過性脳虚血発作（TIA）　143

疫学 143／臨床症状 143

脳梗塞　143

疫学 143／脳血流 143／病型 144／皮質機能局在 148／失語 149／血管支配 149／若年性脳梗塞 150／評価 152／治療 152

脳出血　155

原因 155／高血圧性脳出血部位 155／硬膜下血腫 155／硬膜外血腫 155／くも膜下出血 156／放射線診断 157

## 8章　神経腫瘍　…………………………………………………………………… 159

中枢神経系の腫瘍と神経病理　159

序論 159／星状細胞腫瘍の段階分け 160／膠細胞腫瘍 160／原始神経外胚葉性腫瘍（primitive neuroectodermal tumors; PNET）163／神経鞘と髄膜の腫瘍 165／神経細胞腫瘍 166／下垂体腫瘍 167／松果体腫瘍 167／脈絡叢腫瘍 168／他の原発性中枢神経腫瘍 168

中枢神経腫瘍：クイックリファレンス　171

転移性脳腫瘍 171／部位別好発腫瘍 172／画像上あるいは肉眼病理所見で壁在結節をもつ嚢胞病変を示す腫瘍 173／ローゼンタール（Rosenthal）線維 173／留意すべきその他の細胞性変化（腫瘍性変化ではない）173／化学療法の神経系の副作用 173

脳浮腫と脳ヘルニア　175

脳浮腫の3タイプ 175／脳ヘルニア 176

## 9章　神経・筋疾患 …………………………………………………………………………177

### 末梢神経障害総論　177
評価と分類 177／治療 179

### 末梢神経障害症候群　182
急性上向性運動ニューロパチー 182／亜急性運動感覚麻痺 182／慢性運動感覚多発ニューロパチー 188／遺伝性慢性多発ニューロパチー症候群 193

### 急性および慢性炎症性脱髄性多発ニューロパチー　193
急性炎症性脱髄性多発ニューロパチー（AIDP，Guillain-Barré症候群，GBS）193／慢性炎症性脱髄性多発ニューロパチー（CIDP）199

### 筋無力症症候群　202
重症筋無力症（MG）202／筋無力症の特殊型 207／ランバート・イートン（Lambert-Eaton）筋無力症様症候群（LEMS）207／ボツリヌス中毒 209

### 小児の筋無力症症候群　210
若年型筋無力症 210／新生児型筋無力症 211／先天性筋無力症 212

### ミオパチー　213
デュシェンヌ（Duchenne）型筋ジストロフィー 213／ベッカー（Becker）型筋ジストロフィー 214／肢帯型（limb girdle）筋ジストロフィー 214／顔面肩甲上腕（facioscapulohumeral）型筋ジストロフィー 215／エメリ・ドレフュス（Emery-Dreifuss）型筋ジストロフィー 215／眼咽頭（oculopharyngeal）筋ジストロフィー 215／筋緊張性（myotonic）ジストロフィー 216／先天性筋緊張性（congenital myotonic）ジストロフィー 217／先天性筋強直症，トムゼン（Thomsen）病 217／中心コア（central core）病 218／中心核（筋細管）（myotubular）ミオパチー 218／ネマリン（nemaline rod）ミオパチー 218／神経性筋強直症（neuromyotonia，アイザクス（Isaac's）病）219／全身硬直症候群（Stiff-Person症候群，Moersch-Woltman症候群）219／多発筋炎（polymyositis）220／皮膚筋炎（dermatomyositis）221／封入体筋炎（inclusion body myositis）222／筋疾患の検査 222

### 周期性四肢麻痺　223
周期性四肢麻痺クイックリファレンス 223／他の病型 223

### ジストニア　224
ジストニア 224／治療 224

## 10章　てんかん …………………………………………………………………………227

### 発作　227
定義 227／分類 227／てんかんの原因 233／評価 234／治療 235／抗てんかん薬中止の基準 235／薬剤相互作用 236／新生児てんかん 238

## 11章 神経生理学 … 243

### 脳波 243
脳波の起源 243／脳波記録法 243／成人の正常脳波 244／睡眠 245／新生児脳波 246／異常脳波 246／てんかん 247／大脳電気的無活動状態：脳波設定と結果の解釈 250

### 筋電図と神経伝導検査 250
神経筋接合部 250／微小シナプス後電位（miniature endplate potential；MEPP）251／シナプス後電位（endplate potential；EPP）251／運動単位電位（motor unit potential；MUP）251／複合運動活動電位（compound motor action potential；CMAP）251／複合神経活動電位（compound nerve action potential；CNAP）252／神経伝導検査（nerve conduction study；NCS）252／筋電図 253／単一線維筋電図 256／反復刺激試験 256

### 誘発電位 257
視覚誘発電位（visual evoked potential；VEP）257／聴性脳幹誘発電位（brainstem auditory evoked potential；BAEP）257／体性感覚誘発電位（somatosensory evoked potential；SEP）258

## 12章 中枢神経変性疾患 … 261

### せん妄/痴呆 261
定義 261／せん妄の特徴 261／せん妄の原因 262／評価 264／管理 265／痴呆の特徴 265／各種病型の相対的頻度 265／痴呆症の原因 266／痴呆とせん妄のクイックリファレンス 268／痴呆症状と原因疾患 268／評価 269／一般的管理（各論は原因疾患による）269

### 中枢神経変性疾患 270
痴呆性疾患 270／運動障害を呈する変性疾患 276／遺伝性失調症（早発型）286／遺伝性失調症（晩発型）289／脊髄の変性疾患（主として上位運動ニューロン障害）290／脊髄の変性疾患（主として下位運動ニューロン障害）291／脊髄の変性疾患（上位と下位運動ニューロン障害）293

### 振戦 294
定義，現象，分類 294／それぞれの振戦症候群 295

### 母斑症 300
結節性硬化症（tuberous sclerosis）300／神経線維腫症Ⅰ型（末梢型）301／神経線維腫症Ⅱ型（中枢型）302／スタージ・ウェーバー（Sturge-Weber）症候群（脳三叉神経血管腫症）302／家族性毛細血管拡張症（オスラー・ランデュ・ウェーバー（Osler-Rendu-Weber）症候群）303／色素失調症（incontinentia pigmenti）303／フォン ヒッペル・リンダウ（von Hippel-Lindau）病（小脳血管芽腫）303／毛細血管拡張性運動失調症（ataxia telangiectasia）（ルイ・バー（Louis-Bar）症候群）304

### トリヌクレオチド・リピート病 305
基本的事項 305／トリヌクレオチド・リピート病 305

　　　　ミトコンドリア異常症　306
　　　　　　遺伝学 306／臨床型 306／治療 308
　　　　正常な加齢による神経系の変化　308
　　　　行動神経学　309
　　　　　　失語症 309／失読症 309／失書 310／失行症 311／視覚失認 311／聴覚失認 312／感
　　　　　　覚失認 312

13章　臓器移植と神経学 ················································································· 315
　　　　移植医学における神経学─合併症　315
　　　　　　糖質コルチコイド 315／メソトレキセート(methotrexate) 315／抗CD3抗体 315／シ
　　　　　　タラビン(cytarabine) 315／シクロスポリン(cyclosporine) 315／タクロリムス(FK-
　　　　　　506) 316／移植片対宿主病 316

14章　神経眼科学 ······························································································· 317
　　　　　　眼振 317／小脳病変 318／前頭葉病変 318／頭頂葉病変 318／パリノー(Parinaud)症
　　　　　　候群 319／トロサ・ハント(Tolosa-Hunt)症候群 319／ミラー フィッシャー(Miller
　　　　　　Fisher) 症候群／ギラン・バレー(Guillain-Barré)症候群 319／下垂体卒中 319／アー
　　　　　　ガイル ロバートソン(Argyll Robertson)症候群 319／バリント(Balint)症候群 319／
　　　　　　乳頭浮腫 320／機能性(非器質性)眼科学 320

15章　疼　　痛 ···································································································· 323
　　　　頭痛　323
　　　　　　頭痛の分類 323／各種の頭痛 324／治療 327／画像検査の適応 329

16章　画像診断 ···································································································· 331
　　　　　　CT吸収値 331／脳梗塞におけるCT所見 331／脳出血におけるCT所見 331／磁気共
　　　　　　鳴画像(MRI) 332／T1強調画像 332／T2強調画像 332／脳出血におけるMRI所見
　　　　　　332／超音波検査 333／ポジトロン断層画像(PET) 333／単一フォトン断層画像
　　　　　　(SPECT) 333

17章　自己抗体 ···································································································· 335
　　　　　　傍腫瘍症候群に関連する自己抗体 335／末梢神経障害を呈する自己抗体 336

18章　自律神経検査 ··························································································· 337
　　　　　　解剖と生理学 337／ヴァルサルヴァ手技 337／深呼吸に伴う脈の反応 337／起立によ
　　　　　　る脈拍数の変化 338／チルト台(tilt table)を使ったテスト 338／手を握るときの血圧
　　　　　　変動 338／温熱発汗検査 338／シリコンゴムに刻印する方法 339／定量的な汗腺神経
　　　　　　反射試験 339

### 19章　頭部外傷 …………………………………………………………… 341
グラスゴー・コーマ・スケール（Glasgow Coma Scale）341／びまん性軸索障害 342／脳圧亢進の治療 342

### 20章　睡　　眠 …………………………………………………………… 343
睡眠時随伴症 343／ナルコレプシー 343／特発性過眠症 344

### 追　補 ……………………………………………………………………… 347
**全般性痙攣発作を呈するてんかん重積状態　347**
治療プロトコール 347
**脳死クライテリア　348**
前提条件 348／必須条件 348／オプションとしての精密検査 349／医療記録 349

索　引　350

---

- 本書に記載されている処方量は，日本における処方量よりも若干多めになっています。したがって，処方の際には必ず添付文書を参照してください。
- 薬剤名に関しては，日本で発売されているものはカタカナ，未発売のものはなるべく英語で表記しています。

# 訳者の言葉

　必要十分。まさにこの言葉がすべてを表していると言えよう。
　本書はアメリカの神経内科専門医試験を目標に編纂された。
　日本の神経内科専門医試験もその試験内容の難しさは定評があり，時として40％台の合格率の年もある。内科初期研修の2年間に続き4～5年間の神経内科研修を終えて，この率である。
　合格率が年々違うのはおかしい，毎年の学力にはそれほど大差ないはず……と，話題になったこともあった。またうわさであるが，試験問題を暗記して毎年問題集を作らせている施設もあると聞く。これでは試験の公平性が保てないと思われる。
　そういう問題がいろいろと噴出するのは，結局のところ神経内科学をどう勉強したらよいのかがわからないからだ。なるほど神経内科卒後到達目標は刊行されてはいる。しかし，これは目標であって内容ではない。

　以前は『メリット神経学』第6版，ついで豊倉神経病学が良いとされた時期もあった。が現在では，後者の初版は内容が古くなってしまっているし，メリットの第10版は1002頁もあり，しかも英語である。これを読みこなすのは相当の実力がいる。それでは日本語の教科書ではどうかというと，残念ながら試験問題の内容が十分に網羅されていないものが多い。足りないだけならよいが，不必要な部分が多く，いたずらに受験生に負担を強いることになる。見ていると，専門医試験に頻出することが載っていないで，どうでもよいと言うと語弊があるが試験には出ないことが多く載っている教科書，それも1000頁をこえる教科書を頭から読んでいる。その労力に見合う結果がなかなか得られないのは当然である。

　これは試験問題に問題があるのではない。試験問題作成委員はなるべく新しい，重要なポイントを選んでおり，おおむね良好な問題がそろっていると言えよう。難易度も基本的な問題，教科書的な問題，最新の知識が必要な問題とバランスがとれている。

　本書はまさに専門医試験を準備するうえで，必要十分な内容だと言えよう。もちろん要点しか書いていないので，わからなければ教科書をもう一度ひもといてほしい。
　一方で，神経内科学の研修にも global standard が要求されている。アメリカの専門医試験のレベルを知ることは，卒後研修の目標を立てるうえでも重要である。この意味で，本書がお役に立てるなら幸いである。

2004年4月

作田　学

# 序　言

　神経内科専門医として業を行う人は，基礎の神経科学から中枢あるいは末梢神経系の深い臨床的事柄にかけての広汎な知識を自由に操れなくてはならない。この情報のいくつかは言語化せずに患者の診察時に使われるが，同時にトレーニング，試験，教育のあらゆる段階のためにすばやく思い出せなくてはならない。

　ジェームス・ガイヤー，ジャニス・キーティング，ダニエル・ポッツ医師はアラバマ大学バーミンガム校で1994年から1997年にかけて神経内科学トレーニングプログラムを優秀な成績で終えた。彼らは臨床と教育の水準を満たすだけでなく，それぞれがシニアそしてチーフレジデントとして，レジデントが神経内科学を修得するのを助ける活発な役割を担った。1996年の夏，レジデントの2年から3年になるときに，彼らはこの出版された本の原型ともなる下書きを示した。私は著者らが本や現在手に入る訓練プログラムよりも深く臨床応用をカバーしていることに驚かされた。

　著者でありかつ情報を使うものとして，彼らは講義を医学生，レジデント，スタッフのために準備したが，その際に彼らの知識を確認しテストしたいと思うものに十分なほど周到で，すばやく入手でき，効果的に使える簡明な記載方法が必要なことを理解していた。リストアップされた情報は，たいていの人が他のテキストブックでアンダーラインを引いたり，ハイライトを与えるところである。

　本書は著者ら自身の経験したことに立脚し，彼らの頭の中で考え，さらに結晶させたものである。

　したがって，ここに呈示されたものは，一度はすでに読み，使った事柄であり，それを早く参照したいと思う人が対象になる。毎年のレジデントの試験，専門医試験，さらにまもなく要求される資格更新試験などの準備をしている人には役に立つ本だろう。私はこの本を私があまり多く診ない疾患の回診やカンファランスですばやく参照するのに使っている。

　私が著者らの神経内科学の研修やこの本を書くことにどのような影響を与えたかはともかくとして，この序言を書くという名誉を与えられている。ガイヤー，キーティングとポッツ医師が指摘しているように，この本は数人の業績を反映している。しかしながら編集や呈示はオリジナルであるし，著者らの骨折りが反映されている。

ジョン　N. ウィッタカー　M.D.
アラバマ大学　神経内科，バーミンガム

# 序　文

　神経内科学は，神経変性症，神経腫瘍学，神経筋疾患，神経免疫学，てんかん，脳血管障害，代謝疾患，睡眠障害，疼痛といった広汎な疾患を含んでいる。これらの疾患はしばしば一般内科疾患や精神障害を伴っていたり，直接の作用であることもある。さらに神経疾患の検査は神経学的検査から複雑な手技の，例えばビデオ脳波検査，神経反復刺激検査あるいは脳血管造影までさまざまである。

　この本の最初の目標は，我々自身のための専門医試験や患者のケアに役立つまとまった，それでいて包括的なものを作り出すことだった。基本的な神経解剖学や基礎科学の情報は，第1章でカバーした。これに続いて，病気や症候群の解説，それに診断と治療を載せた。

　この本はアメリカ神経内科学専門医試験の準備のために特別にデザインしてあり，また患者の診断と治療のための道具となる。これは神経学の基本的なテキストの代わりになるという意味ではない。これは神経内科学の臨床的に重要な点の簡明なまとめであると同時に，専門医試験官が好きな難解な末梢的細目をカバーしている。

　すべての図表は，ジャニス・キーティング医師のオリジナルの図から改変されている。図は必ずしも解剖学的な正確さで描かれていない。それらは複雑な神経経路や機能解剖学の理解を助けるように単純化されている。

　この本はアラバマ大学バーミンガム校のレジデントや医学生によって，実地に試されている。この本を使ったレジデントはレジデント期間中の試験と神経内科専門医試験の双方に非常に役に立ったと言っている。レジデントと学生は同様に，これが患者の評価とマネージメントに役立ったとしている。彼らの忍耐とフィードバックに深く感謝する。

　神経内科を実地に標榜している人にとっても，専門医試験の資格更新試験の準備あるいは診療室での参考書として役に立つだろう。神経内科の資格更新試験はサブスペシャリストであっても最近の神経疾患とその治療の知識が要求されるのだ。

　専門医試験のための神経内科学は中核となる知識を与える。我々はこの本が読者の専門医試験の準備を手助けするだけでなく，より重要な仕事である優れた医療行為の手助けをすることができるように祈ってやまない。

ジェームス D. ガイヤー  
ジャニス M. キーティング  
ダニエル C. ポッツ

# 1章

# 発生学と発達

## I 分類
A. 前脳
  1. 終脳：大脳皮質，扁桃核，尾状核，被殻
  2. 間脳：視床，視床下部，淡蒼球
B. 中脳：中脳
C. 菱脳
  1. 後脳：橋，小脳
  2. 髄脳：延髄

## II 基板と翼板
A. 基板（腹側）
  1. 脊髄前角細胞
  2. 脳神経の運動性細胞
B. 翼板（背側）
  1. 脊髄後角
  2. 脳神経の感覚核
  3. 小脳（菱脳唇より）
  4. 下オリーブ
  5. 四丘板（上丘と下丘）
  6. 赤核
C. 境界溝
  1. 基板と翼板との境界

## III 神経管の形成
A. 22日目に延髄下部で癒合が始まる
B. 癒合は，第4体節で始まる
C. 25日目に神経孔前部が閉じる

D．27日目に神経孔後部が閉じる
　　E．神経提（neural crest）の細胞は以下のものになる
　　　　1．脊髄後根神経節
　　　　2．メラニン細胞
　　　　3．脳神経の感覚性神経節
　　　　4．副腎髄質
　　　　5．自律神経節
　　　　6．軟膜とくも膜の細胞
　　　　7．シュワン細胞
　　　　8．交感神経節前ニューロン

## Ⅳ　神経管尾部の形成（第二次神経胚形成）
　　A．28～32日に形成される
　　B．仙尾部，終糸，終室を形成する

## Ⅴ　第一次神経胚形成の異常
　　A．無脳
　　　　1．神経孔前部が閉じないもの（24日以前）
　　　　2．前脳と脳幹
　　　　　　a．全無脳症：大後頭孔まで
　　　　　　b．部分的無脳症：大後頭孔よりもわずかに高位
　　　　3．75％は死産
　　　　4．白人，アイルランド人，女性，非常に高齢あるいは若い母親から生まれた子どもに最も多い
　　　　5．次の妊娠におけるリスクは5～7％
　　B．脊髄裂
　　　　1．後部神経孔閉鎖の障害
　　　　2．後頭孔脳脱出症を合併する
　　　　3．多くは死産
　　C．脳瘤
　　　　1．前部神経孔の部分的な障害
　　　　2．75％は後頭部
　　　　3．50％は水頭症を伴う
　　D．脊髄髄膜瘤
　　　　1．後部神経孔の部分的な障害
　　　　2．80％は腰部
　　　　3．腰部が障害されている場合，90％が水頭症を合併
　　　　4．他の部位が障害されている場合，60％が水頭症を合併

         5. 症状は，運動障害，感覚障害，括約筋障害
E．アーノルド・キアリ奇形（Arnold-Chiari malformation）
    1. Ⅰ型
        a. 小脳扁桃のみが頸髄管に移動している
        b. 頸髄は折れ曲がっている
    2. Ⅱ型
        a. 小脳が頸髄管に移動している
        b. 延髄と第4脳室が脊髄管に移動している
        c. 延髄と橋が長く細くなっている。中脳被蓋の変形
        d. 頭蓋底と上位頸椎の欠損
        e. 第4脳室の閉塞または中脳水道の狭窄による水頭症
        f. 100％：脊髄髄膜瘤
        g. 96％：大脳皮質の奇形（異所性，多小脳回症）
        h. 76％：脳幹の奇形（脳神経，橋の形成不全）
        i. 72％：小脳形成不全
        j. 30％：腰背部の脊柱側彎
        k. 30％：脊髄正中離開（二分脊髄）
        l. 脊髄空洞症
    3. Ⅲ型
        a. 上のすべてと大脳瘤（後頭部）
F．メッケル症候群（Meckel's syndrome）
    1. 第20～26日に妊婦の高体温，または発熱を伴う
    2. 大脳瘤，小頭症，小眼球症，みつ口，多指症，腎嚢胞症，不明瞭な外陰部を伴う
G．神経管の障害
    1. 原因
        a. 染色体異常（13，18トリソミー）
        b. 催奇形物質（サリドマイド，バルプロ酸，フェニトイン）
        c. 単一の染色体突然変異（メッケル症候群）
        d. 多因性
    2. 診断
        a. αフェトプロテインの高値
        b. アセチルコリンエステラーゼの高値
        c. 超音波
    3. 予防
        a. 葉酸の投与
    4. 再発率は2～3％

## VI 第二次神経胚形成障害（潜在的縫合不全）
A. 総合的な情報
1. 病変を覆う皮膚層は正常である
2. 80％に病変部の上の皮膚に変化がある（へこみ，毛の房，脂肪腫，血管腫）
3. 稽留脊髄は頻繁にある
4. 100％に異常な脊髄円錐と脊髄馬尾
5. 90％は椎体骨の欠損
6. 4％に第一次神経胚形成障害の兄弟あり
B. 仙骨部退縮症候群
1. 20％は糖尿病の母親から産まれた子である
2. 仙尾部の二分脊椎に伴う筋肉と骨の萎縮が特徴
3. 症候は膀胱直腸コントロールと歩行の遅れ。腰背部と足の痛み，側彎症，凹足，足の左右差
C. 脊髄囊胞瘤：中心管が囊胞様となる
D. 脊髄正中離開：脊髄分離
E. 髄膜瘤：まれ。水頭症を伴わない
F. 脂肪髄膜瘤
G. 皮下の脂肪腫，奇形腫
H. 皮膚洞

## VII 前脳発達障害*

*訳者注：前脳とは胎児脳胞最前部で，のちに終脳と間脳になる

A. 無前脳症：終脳と間脳がないもの
B. 無終脳症：終脳がないが，間脳は障害を受けない
1. 頭蓋骨と皮膚は正常
2. 単眼症，無眼球症，四肢の異常，生殖器の異常を伴う
C. 全前脳症：発生が前脳段階で止まり，半球や葉に分かれないもの
1. 前脳の分裂障害
2. 100％無嗅覚症。嗅球と嗅覚路がない
3. 単一球の脳と単一の脳室
4. 視神経は形成不全か単一
5. 脳梁欠損
6. 神経の移動障害がしばしばある
7. 顔面の欠損
    a. 篩骨脳：眼球の間に長い鼻のある両眼隔離症
    b. 猿頭症：単一の鼻孔
    c. 単眼症
    d. みつ口

8. 臨床症状
    a. 痙攣
    b. 無呼吸
    c. 視床下部機能の障害
    d. 発達の遅れ
    e. 無嗅覚症
    f. 上顎の犬歯が単独
9. 染色体異常
    a. 13トリソミー
    b. 13リング
10. 再発率は6％
11. 2％は糖尿病の母親から

D. 脳梁形成不全症：しばしば以下のものを合併する
    1. 全前脳症
    2. 透明中隔がない
    3. 裂溝脳，神経の移動障害
    4. キアリⅡ型奇形
    5. 眼中隔異形成，眼－視床下部中隔異形成
    6. アイカルディ（Aicardi）症候群
        a. X連鎖優性（女性のみ障害される。男性は死産）
        b. 脳梁形成不全
        c. 神経の移動障害
        d. 脈絡網膜のラクナ
        e. 注：性染色体優性遺伝（AIR）は，
            1. アイカルディ（Aicardi）症候群
            2. 色素失調症（incontinentia pigmenti（ブロッホ・サルズバーガー（Bloch-Sulzberger）症候群）
            3. レッツ（Rett's）症候群

## Ⅷ 先天性水頭症
A. 中脳水道狭窄は33％
B. アーノルド・キアリ（Arnold-Chiari）奇形は28％
C. 交通性水頭症は22％
D. ダンディ・ウォーカー（Dandy-Walker）奇形は7％
E. 他（腫瘍，ガレン（Galen）の静脈，X連鎖の中脳水道狭窄）

## Ⅸ ダンディ・ウォーカー（Dandy-Walker）奇形
A. マジャンディ（Magendie）孔が発達しないか遅れるための二次的なもの
B. 第4脳室が嚢胞様に拡大するもの
C. 小脳無形成：小脳虫部の形成不全

D. 水頭症
E. 合併するもの
   1. 脳梁形成不全
   2. ニューロンの移動障害（70％）
   3. 巨大な外後頭隆起
   4. 巨大な後頭蓋窩
   5. 心異常
   6. 尿路異常

## X 神経の増殖と移動の障害
A. 総合的な情報
   1. すべての神経とグリアは脳室層と脳室亜層から由来する
   2. 放線状膠細胞は，
      a. ニューロンが脳室表面から皮質へ移動するためのガイダンスとなる
      b. 星状膠細胞と乏突起膠細胞の前駆物質となる
      c. 成長した小脳では，ベルクマングリア（Bergmann glia）として残る
   3. 第1期：2～4カ月。ニューロンの増殖と放線状膠細胞の生成
      第2期：5～12カ月。グリアの増加
B. 増殖の障害
   1. 小頭症：増殖するユニットの大きさが減少する
   2. 放線状小脳髄症：増殖するユニットの数が減少する
   3. 巨大脳髄症：よく形成されているが大きすぎるもの
   4. 一側の巨大脳髄症（片側巨大脳髄症）

## XI ニューロンの移動
A. 総合的な情報
   1. 放線状膠細胞は脳室壁から脳軟膜壁に突起を送り，限界膜を軟膜壁につくる
   2. 脳室層の増殖単位は放線状膠細胞の骨組みの上に移動し，神経細胞の柱となる
   3. 遅れて移動する細胞は，より表面に並ぶ（内外がひっくり返るパターン）
   4. 放線状膠細胞はのちに星状膠細胞に分化する（小脳では，ベルクマングリア）
   5. 移動障害に伴う疾患は，しばしば脳梁形成不全，透明中隔や透明中隔腔の欠損，copocephaly（巨大な三角部と後頭角と側頭角）を伴う
B. 型
   1. 放線状：大脳皮質と大脳核，小脳プルキンエ細胞と小脳核をつくるメカニズム
   2. 接線状：菱脳唇の胚中心から外および内顆粒層に移動する
C. 疾患
   1. 裂溝脳症（scizencephaly）：割れ目，脳室とくも膜下腔の間。グリオーシスなし。裂溝壁に異所性を伴う

2. 孔脳症（porencephaly）：脳室とくも膜下腔が交通する。グリオーシスあり。妊娠後期の虚血による二次性
3. 滑脳症（lissencephaly）：脳回が少ないか全くない。平滑な脳
4. 厚脳回症（pachygyria）：脳回が少なく広く厚い
5. 小多脳回症（polymicrogyria）：多すぎる小回（皺の寄った栗）
6. 異所性：放線状の移動が止まったための白質内の残存ニューロン。痙攣を伴う
    a．脳室周囲
    b．層状（深部白質にある）
    c．帯状（大脳皮質と脳室表面の間）

D. ミラー・ディーカー（Miller-Dieker）症候群
    1. 滑脳症（広汎に脳回がなく滑らかな脳）に伴う
    2. 90％は第17染色体の欠失
    3. 臨床：小頭症，痙攣，筋緊張低下，摂食障害，頭蓋顔面の奇形，心奇形，生殖器の異常

E. ウォーカー・ワールブルグ（Walker-Warburg）症候群
    1. 福山型（Fukuyama）先天性筋ジストロフィー，小脳奇形，網膜奇形，巨大脳髄症に伴って

F. ツェルウェーガー（Zellweger）症候群（脳・肝・腎症候群）
    1. 常染色体劣性
    2. ペルオキシソーム病（ペルオキシソームの遺伝性異常に基づく症候群。副腎白質ジストロフィー，ツェルウェーガー症候群が含まれる）。長鎖脂肪酸が増える
    3. 多小脳回症，異所性，痙攣，肝腫大，腎嚢胞

## XII 大脳皮質の構造的な疾患

A. 精神発達遅延：樹状突起棘と枝分かれが減少している
B. ダウン（Down）症候群
    1. 21トリソミー
    2. 異常な樹状突起と軸索
    3. アミロイド，アルツハイマー原線維変化，老人斑
C. 脆弱X染色体症候群（fragile x syndrome）
    1. トリプレット・リピート（triplet repeat）病
    2. 遺伝性精神発達遅滞の最も多い原因
    3. 異常な樹状突起
D. アンジェルマン（Angelman）症候群
    1. 第15染色体q11〜13の欠失（母親）
    2. 精神発達遅滞，小脳失調，痙攣，小頭症，"happy puppet"（幸せな人形）顔貌
E. プラダー・ウィリー（Prader-Willi）症候群
    1. 第15染色体q11〜13の欠失（父親）

        2. 筋緊張低下，性腺機能低下症，摂食異常
    F. 二次的な障害
        1. フェニルケトン尿症，ツェルウェーガー症候群，風疹，13・15・18トリソミー

## XIII 髄鞘形成障害
   A. 末梢神経系
        1. 末梢神経系は中枢神経系よりも先に髄鞘が形成される
        2. 運動神経は感覚神経よりも先に髄鞘が形成される
   B. 中枢神経系
        1. 感覚野は運動野よりも先に髄鞘が形成される
        2. 連合野は最も遅く髄鞘が形成される
        3. 最も早い髄鞘形成は，誕生から2歳までである
   C. 髄鞘形成障害
        1. アミノ酸尿（有機酸異常）
            a. ケトン性高グリシン血症
            b. 非ケトン性高グリシン血症
            c. フェニルケトン尿症
            d. メープルシロップ尿症
            e. ホモシスチン尿症
        2. 甲状腺機能低下症
        3. 栄養障害
        4. 脳室周囲白質軟化症
            a. 早産
            b. 低IQ
            c. 痙性両麻痺
        5. 早産

## XIV 原始反射

| 反射 | 記載 | 現れるとき | 消えるとき |
|---|---|---|---|
| 吸引反射 | 指を口に付けると吸う | 32〜34週 | 4カ月 |
| 把握反射（手） | 手につけたものを握る | 32〜34週 | 6カ月 |
| 把握反射（足） | 足を刺激するとつかもうとする | 32〜34週 | 10カ月 |
| モロー（Moro）反射 | 頭を後ろに垂らすと手を開き，腕を伸展外転し，肩を内転する | 34週 | 3カ月 |
| 緊張性頸反射 | 頭を右に回すと，右の上下肢は伸展，左は屈曲 | 34週 | 6カ月 |
| ランダウ（Landau）反射 | 腹臥位にぶら下げると頭，体幹，腰は伸展，足は膝で屈曲する | 生後3カ月 | 24カ月 |
| 踏みだし反射 | 足の背側をベッドやテーブルでこすると，膝は屈曲し足はもち上げる（あたかも歩くよう） | 35週 | 6週 |
| パラシュート反射 | 腹臥位で突然床に落とすようにすると，腕は伸展，内転し，指は広げる | 生後9カ月 | 続く |
| バビンスキー（Babinski）反射 | 足底の外側をこすると親指が上を向く | 生下時 | 10カ月 |

## XV 正常の発達

| | |
|---|---|
| 反応して笑う | 1カ月 |
| 180度，目で追う | 2〜3カ月 |
| 寝返り，頭を上げる | 3カ月 |
| 物に触る | 3〜4カ月 |
| 支えられずに座位をとる | 6カ月 |
| 握る | 8カ月 |
| 這う | 9カ月 |
| 支持で歩く | 10カ月 |
| ペンチ握り | 12カ月 |
| 独歩 | 12〜14カ月 |
| 3つの言葉を言う（「ママ」「パパ」を除く） | 13カ月 |
| ステップをのぼる | 17カ月 |
| 三輪車をこぐ | 3歳 |

# 2章

# 解剖学

## 小脳と連絡線維

I 外部構造
- A. 3つの葉：吻側から尾側へ
    1. 前葉：機能的に古小脳または脊髄小脳として知られている
    2. 後葉：機能的に新小脳または橋小脳あるいは大脳小脳として知られている
    3. 片葉小節葉：機能的に原小脳または前庭小脳として知られている
- B. 10の小葉：名前は覚えなくてよい。小脳扁桃は臨床的に重要（扁桃ヘルニア）
- C. 2つの裂
    1. 第一裂（primary fissure）：前葉と後葉を分ける
    2. 後外側裂（posterolateral fissure）：後葉と片葉小節葉を分ける
- D. 小脳脚：小脳と脳幹を結合する
    1. 上小脳脚（結合腕）：小脳と中脳を結合する
    2. 中小脳脚（橋腕）：小脳と橋を結合する
    3. 下小脳脚（索状体）：小脳と延髄を結合する。最も大きな小脳脚
- E. 虫部は2つの半球間にあり，ほとんど円形であり，第4脳室により腹側正中部が境されている
- F. 第4脳室の外側陥凹はルシュカ（Luschka）孔をへて，くも膜下腔と交通している

II 内部構造
- A. 核：それぞれの半球は4つ有する。最初の3つは第4脳室の天井に存在する。これらを列挙すると，次のようになる。
    1. 室頂核：発生学的に最も古い。原小脳（前庭小脳）と関係がある。求心線維を片葉小節葉と虫部から受ける。遠心線維は直接下小脳脚を介して前庭神経核に送る（線維のあるものは，交叉して反対側の小脳へ，回って反対側の上小脳脚へ，ラッセル（Russell）の鉤束を経由して前庭核と網様体へ行く）。この核は抗重力筋，特に近位筋をコントロールし，立ったり歩いたりする

2. 球状核と栓状核（一緒にして中位核とも呼ばれる）：室頂核のわずか外側にある。求心線維は古小脳あるいは脊髄小脳の旁虫部から受ける。遠心線維は上小脳脚を経由して対側の赤核に送る。主として深部腱反射の調節に関わり，遠位筋をコントロールする
3. 歯状核：最も大きい核であり，小脳半球の深部白質に存在する。求心線維をすべての新小脳と，一部の原小脳のプルキンエ線維から受ける。また中小脳脚を経由して運動前野と補足運動野からの線維も受ける。遠心線維は上小脳脚を経由して橋中脳の境で反対側へ，そして反対側の赤核と視床腹外側核へ終わる。随意運動を開始し，コントロールする（運動のプラン）
4. 前庭神経核：これを"流民"の小脳核と考えたい。前庭小脳との関係が深い。機能は，固視をすることと，姿勢を正しくすることにある

B. 顕微鏡的な特徴（図1）
1. 皮質の3つの細胞層（外側から内側に）
   a. 分子層（灰色層）：主としてかご細胞，星状細胞，プルキンエ細胞の樹状突起，顆粒細胞の平行線維と，ゴルジ細胞の樹状突起からなる
   b. プルキンエ細胞層：プルキンエ細胞のみを有する
   c. 顆粒細胞層：顆粒細胞，ゴルジ細胞があるほかに，苔状線維が顆粒細胞とゴルジ細胞と連絡する。この層には，大脳皮質全体よりも多いニューロンがある
2. 皮質の5種類の細胞
   a. 星状細胞とかご細胞：局所的な抑制ニューロンで，顆粒細胞によって興奮し，プルキンエ細胞を抑制する。かご細胞の神経伝達物質はGABAであり，星状細胞はタウリンと考えられている
   b. プルキンエ細胞：巨大なニューロンであり，小脳皮質から遠心線維を出す唯一の細胞。また小脳皮質からプロジェクションする唯一の細胞である。神経伝達物質はGABA
   c. 顆粒細胞：軸索は分子層で平行線維を出し，それぞれの小脳回で長軸方向に平行に走る。神経伝達物質はグルタミン酸である
   d. ゴルジ細胞：顆粒層にあり，樹状突起を分子層に出す。顆粒細胞によって興奮し，顆粒細胞を抑制する。神経伝達物質としてGABAが考えられている。顆粒細胞への苔状線維のインプットを抑制し，プルキンエ細胞を興奮させる時間を短縮する
3. 小脳皮質の4つの求心性線維
   a. 3つは小脳外からのインフォメーションを伝える
      (1) 苔状線維（入ってくる線維の99％を占める）：顆粒細胞を介して，脊髄と前庭神経核と橋核からだけインパルスを伝える。3つの小脳脚から入る。アスパラギン酸塩を神経伝達物質としていると考えられている
      (2) 登上線維：下オリーブ核から直接反対側の半球にあるプルキンエ細胞の樹状突起にインパルスを伝える。アスパラギン酸塩を神経伝達物質としていると考えられ

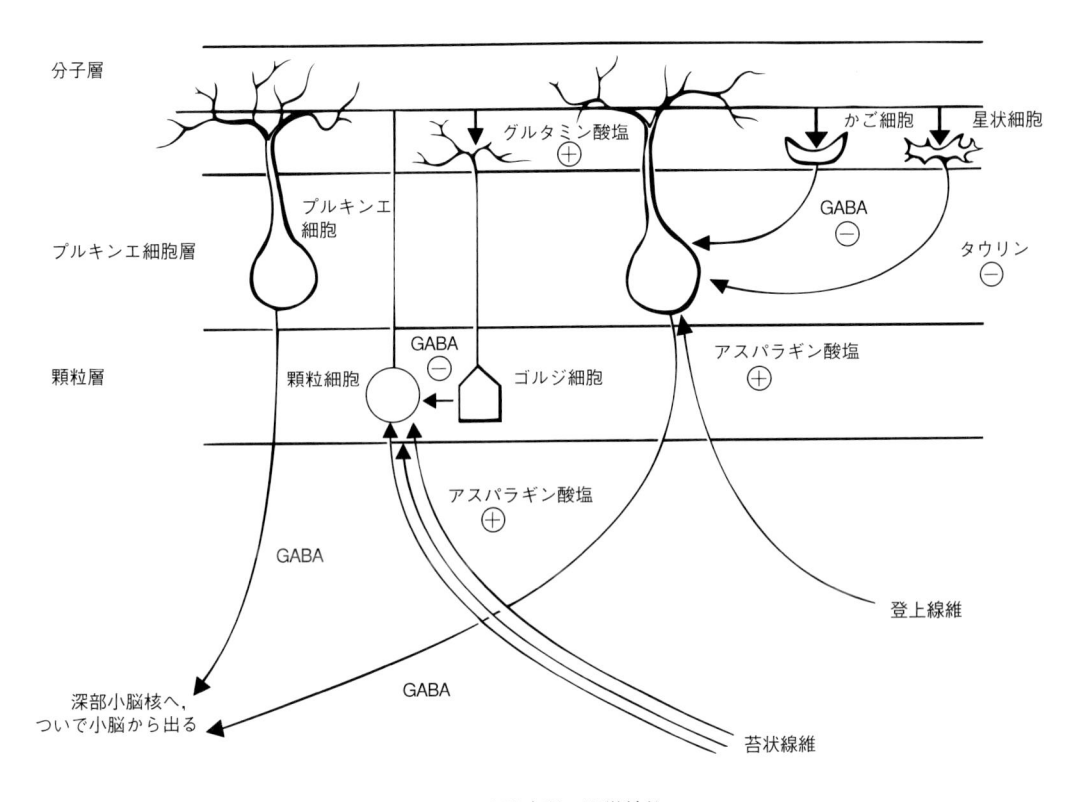

図1　小脳皮質：顕微鏡的

ている。苔状線維よりも強い興奮性のインプットがあり，苔状線維を増強したり抑制したりして，運動学習の効果を得ている
- (3) アミン作動性求心線維：縫線核と青斑核から出る。縫線核のインプットはセロトニン作動性であり，顆粒層と分子層に終わる。青斑核からのインプットはノルアドレナリン作動性であり，3つの層すべてに終わる。両者のインプットは広い調整作用がある
- b. 1つの線維：平行線維は顆粒細胞の軸索であるが，小脳の中に発する
    - 注1：1つのプルキンエ細胞は，20万以上の苔状線維の間接的な影響と，たった1本の登上線維を受ける。両者とも興奮性である
    - 注2：1つの平行線維グループが1つの列のプルキンエ細胞と隣り合ったかご細胞を興奮させるとき，これらのかご細胞は興奮の輪の外にある離れたプルキンエ細胞を抑制する

C. 小脳脚の中身
1. 下小脳脚
    a. 以下の求心線維を含む
    - (1) 前庭神経および神経核の線維は片葉小節葉に終わる（室頂核でリレー）

(2) オリーブ小脳路は反対側の下オリーブ核に発し，登上線維としてプルキンエ細胞の樹状突起に直接終わる
(3) クラーク（Clarke）柱に発する後脊髄小脳路または背側脊髄小脳路。インパルスは主として筋紡錘に発し，小脳の前葉と後葉の正中旁小葉に終わる。神経系の中で最も速い線維
(4) 副楔状束核に発する神経線維は後脊髄小脳路と合流する。クラーク柱の上の頸髄の中部から尾部で副楔状束からのインパルスを送る（外側楔状束として上行）
(5) 脳幹網様体の線維

b. 唯一の遠心線維は室頂球路または小脳球路であり，前庭小脳系のフィードバックをする。これによって前庭小脳路と内側縦束（MLF）を介して小脳が脊髄の運動機能に影響を与える
注：下小脳脚はすべて求心線維だけからなる。例外として，前脊髄視床路と橋小脳路の線維も含む

2. 中小脳脚は，橋核からの<u>求心線維のみ</u>（皮質橋路の二次線維）
3. 上小脳脚は以下のものからなる
a. ただ1つの求心線維：前または腹側脊髄小脳路は末梢の受容器（主としてゴルジ（Golgi）腱受容器）のインパルスを古小脳（主として小脳虫部）に伝える
b. 無数の遠心線維（多くは，いずれは大脳皮質に達する）：歯状核と中位核（栓状核と球状核）の線維は，反対側の赤核，視床VLとCM核，そして脳幹網様体に至る
注：上小脳脚を流出路として使う2つの重要なフィードバックのループが存在する
(1) ギラン・モラレ（Guillain-Mollaret）の三角（図2）：赤核からの投射は下行して中心被蓋路から反対側の下オリーブ核に。そこから反対側の小脳皮質に（登上線維として下小脳脚を通る），小脳歯状核へ，次に上小脳脚を通って，反対側の赤核へ。このサーキットにより，赤核と網様体から下行性の赤核脊髄路と網様体脊髄路が出るので，小脳は間接的に脊髄の運動機能を調整している。**ここで述べる小脳の機能は二重の交叉があるので同側性である**（歯状核から対側の赤核へ，それから赤核脊髄路は再び赤核を出て，すぐフォレル（Forel）の交叉で対側に交叉する）。このサーキットのどこが障害されても，口蓋ミオクローヌス（palatal myoclonus）を生じる。この不随意運動は，寝ている間もみられる，まれなものの1つである。病変は多くの場合，中心被蓋束にあって，下オリーブ核が脱抑制を受ける
(2) 橋を経由する小脳のフィードバック：大脳皮質から同側の橋核（皮質橋路）から対側の小脳皮質（中小脳脚を通る苔状線維）から歯状核から反対側の視床VL核から大脳皮質

## III 血液の供給

A. 上小脳動脈（SCA）：小脳と小脳脚の大部分に血液を送っている。中脳と橋の境に沿って走り，下位中脳の被蓋部と上小脳脚へ枝を送る。これらの血管は小脳脚の線維とともに走り，深部の核（主として歯状核）と小脳虫部と旁虫部腹側を支配する。さらに虫部吻側と

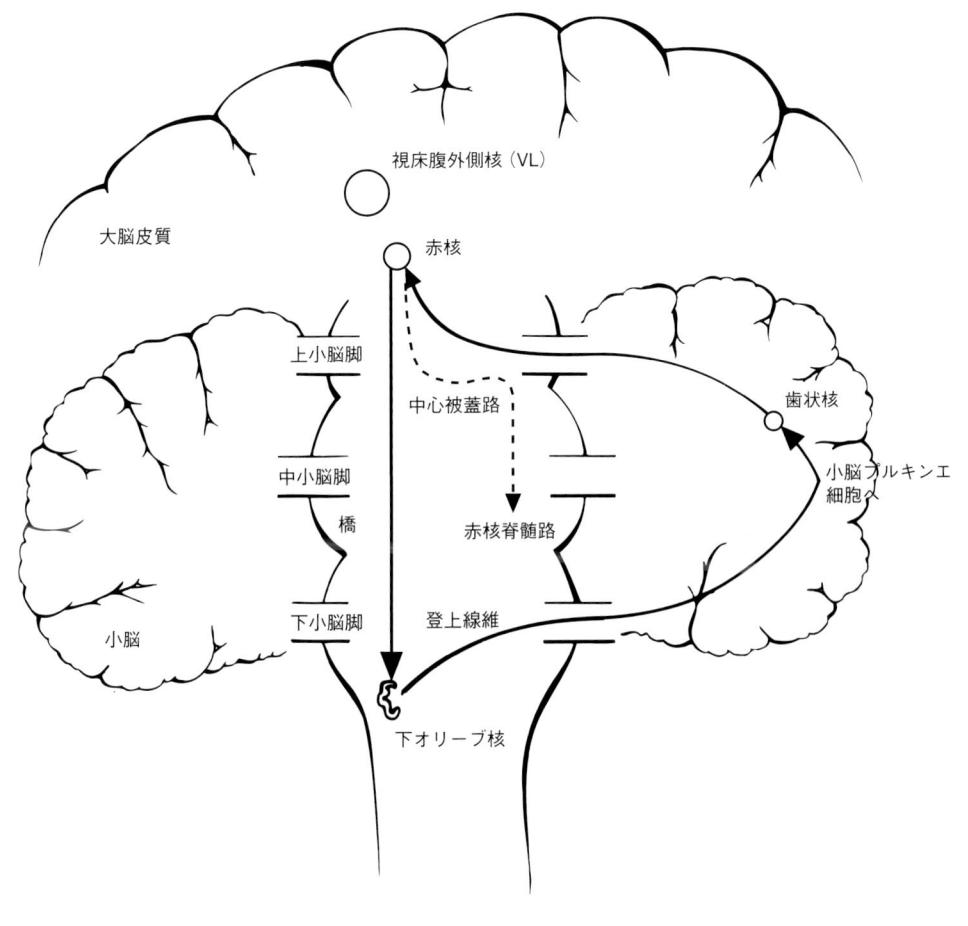

図2 ギラン・モラレの三角

両半球の吻側腹側を支配し，ほとんどすべての溝に小さな分枝を送る．背側と外側の吻側半球に行く途中テントの辺縁をクロスする

　　　注：構造的に圧迫に弱い．吻側皮質の梗塞を生じやすい
B. 前下小脳動脈（AICA）：脳底動脈の枝．片葉とその近くの脳回を栄養
　　　注：内耳を栄養する内耳動脈は，AICAの枝である
C. 後下小脳動脈（PICA）：椎骨動脈の枝．いくつかの枝は延髄背外側（ワレンベルク（Wallenberg）症候群）に，また尾側の核，小脳虫部の下部，扁桃を含む小脳尾側に行く

## IV 機能の考察と神経路（図3）

A. 総合的な情報

1. 小脳は，複雑な調節とフィードバックのメカニズムを介して，平衡と筋トーヌスの

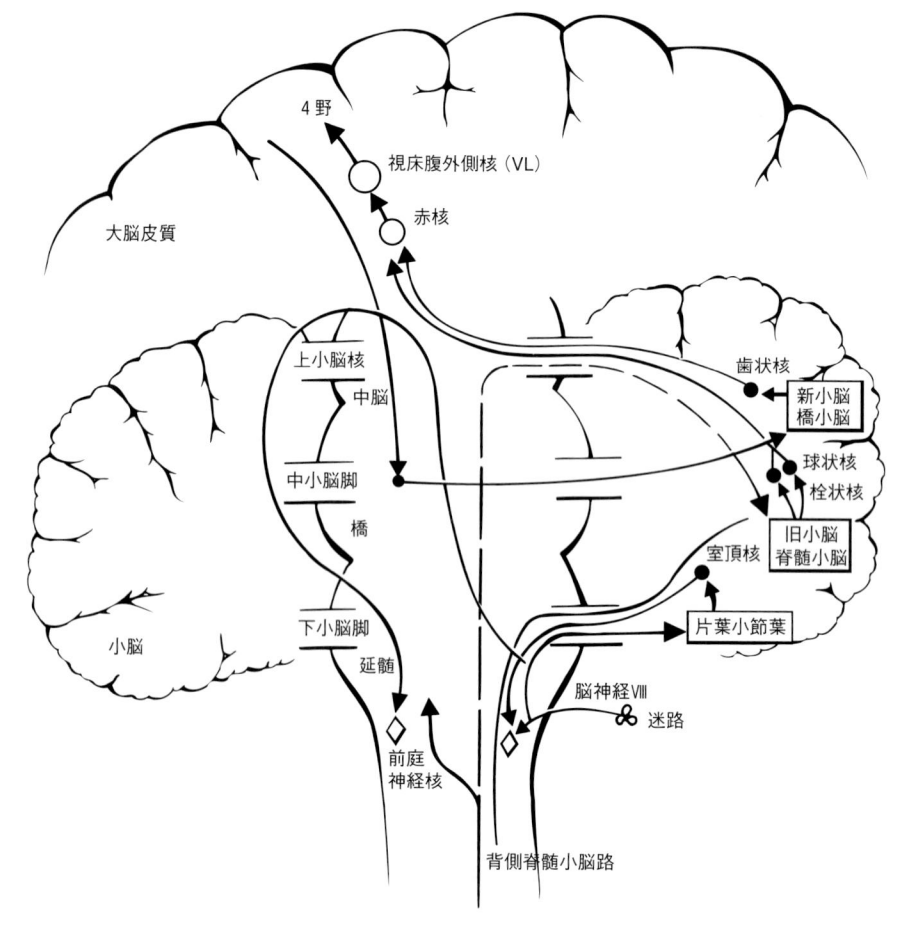

図3 小脳のパスウェイ

協調センターとして働く．また体性運動系が細かな熟練した運動を遂行することを可能にしている．主な大脳の下行運動系のアウトプットを調節することで，運動と姿勢を間接的に調節している．それは比較測定器であり，企図したものと遂行するものとを比較し，調節している

B. 前庭小脳（原小脳）
1. インプット：前庭小脳路（vestibulocerebellar tract: VCT）．同側の迷路からのインパルスは，聴神経（第8脳神経）を経由して前庭神経核に入る（いくつかのものは，直接苔状線維として小脳皮質に入る）．前庭小脳路の線維は，前庭神経核から下小脳脚を経由して苔状線維として片葉小節葉に入る．そして，顆粒細胞にシナプスを作り，これは片葉小節葉のプルキンエ細胞にシナプスを作る．同様に視覚情報を外側膝状体，上丘，有線野（一次視覚野）の皮質から橋核を経由して受け取る

2. アウトプット：片葉小節葉のプルキンエ細胞はインパルスを室頂核（この核は，小脳虫部からのインパルスを同時に受ける）へ送る。ここから下小脳脚を通り，反対側の前庭神経核に終わる（これが室頂球路または小脳球路である）。いくつかの線維は反対側に交叉し，対側の上小脳脚を通り，ラッセル（Russell）の鈎束を介して対側の前庭神経核と網様体にシナプスを作る。前庭脊髄路と網様体脊髄路からの前庭神経核と網様体の線維は，それぞれ脊髄前角細胞に投影する
3. 機能：運動や身体のポジションにかかわらず平衡を保つことは，脊髄の運動機能を調節して行われる。また立位や歩行時の眼球運動をつかさどっている
4. 前庭小脳の病変は，次の症状を起こす
    a. 躯幹失調と広い歩幅を伴う平衡障害（立位で起立不能（astasia），歩行時に歩行不能（abasia））
    b. 眼振
    c. 障害側へ倒れる傾向

C. 脊髄小脳（古小脳）
    1. インプット
        a. 背側(後)脊髄小脳路：ゴルジ腱組織や筋紡錘に由来するインパルスはIa線維（速い）を通って後根に入り，側枝をC8からL2の間のクラーク柱（胸髄核）に送る。これらのニューロンからの神経線維は背側脊髄視床路を形成しながら同側を上行し，下小脳脚から旁虫部の顆粒細胞に苔状線維としてシナプスを作る。これはプルキンエ細胞にシナプスを作る
        b. 腹側(前)脊髄小脳路：Iaの求心線維は側枝を後柱内側のニューロンとシナプスを作る。2次ニューロンは両側に枝を出し，腹側脊髄小脳路を形成しつつ延髄被蓋，橋，中脳，両側の上小脳脚を経由して，古小脳の顆粒細胞に至る。顆粒細胞からプルキンエ細胞に至る。腹側脊髄小脳路のシグナルは，下行性と末梢からの介在ニューロンの活動性を表しているもののように思われる。腹側脊髄小脳路のニューロンは主として中枢の運動サイクルを規制する命令によって発火する。腹側脊髄小脳路のインプットは小脳が脊髄回路をモニターできるようにしている。
        注：これは上小脳脚を通る唯一の求心路である
        c. 楔状小脳路（cuneocerebellar tract）：上肢の位置覚と深部感覚を伝える頸部後根神経の線維は上行し，楔状束から副楔状束核に入る。ここから背側脊髄小脳路の線維と一緒に下小脳脚を通って古小脳に入る
        注：この脊髄のインパルスは小脳皮質に体性局在を有している
        d. 聴覚・視覚・前庭神経核と第一次運動野，体性感覚野からのインプットも記載されている
    2. アウトプット：小脳虫部のプルキンエ細胞は室頂核へ，旁虫部は球状核と栓状核へ投射している。室頂核からの遠心線維は両側の脳幹網様体と外側前庭神経核に行く。そのほかに交叉した上行路は対側の視床VL核へ，さらにニューロンを変え，第一

次運動野へ行く（抗重力筋と近位筋）。中位核からの遠心線維は上小脳脚で交叉して対側の赤核大細胞部へ終わる。このあるものは上行し，視床VLから四肢のエリアの第一次運動野に終わる。赤核からの線維は交叉して下行性の赤核脊髄路となり，脳幹と脊髄運動ニューロンの活動を調節する

> 注1：試験の質問に，球状核・栓状核・歯状核だけが上小脳脚を通り出力するとある。
> 注2：ここに二重の交叉がある。同側の深部小脳核から対側の赤核と視床・運動皮質へ。ここから交叉する赤核脊髄路と皮質脊髄路により，同側の脳幹と脊髄運動ニューロンへ。

3. 機能：筋トーヌスに影響を与え，協同筋と拮抗筋を協調させ，抗重力筋の調整をして，立ったり歩いたりするときに十分な筋トーヌスを与える。運動の遂行をコントロールする

> 注：脊髄小脳（古小脳）と前庭小脳（原小脳）は一緒に働いて筋トーヌスを調節し，スムーズな協同筋，拮抗筋同士の協力を行い，歩行や起立に役立つ

4. 脊髄小脳（古小脳）の病変によって同側性に起こるものは以下のとおりである。
   a. 躯幹失調と四肢の失調
   b. 四肢の固有感覚の障害
   c. 歩行障害
   d. 断節性言語（小脳虫部）

## D. 皮質橋小脳（新小脳）

1. インプット
   a. 皮質橋小脳路：広範な大脳皮質，特に4野と6野からだが，運動前野や感覚野からの求心線維も皮質橋路を作り，内包と大脳脚を通り，同側の橋核にシナプスを作って終わる
   > 注：前頭橋線維は内包前脚を通り，ほかのすべての線維は内包後脚を通る。求心線維は橋で横走線維として交叉し，中小脳脚（橋小脳路）を通って対側の小脳半球に入り，顆粒細胞，そしてプルキンエ細胞にシナプスを作る

   b. オリーブ小脳路：下オリーブ核からの線維は交叉し，下小脳脚から対側の小脳半球（後葉）に入り，登上線維として直接プルキンエ細胞にシナプスを作る
   > 注：下オリーブ核は同側の赤核から中心被蓋路を通って線維を受けていること（ギラン・モラレの三角）を忘れないこと

2. アウトプット
   a. 歯状核赤核視床路：すべての新小脳と一部の古小脳のプルキンエ細胞は，歯状核に投射している。ここから上小脳脚を通り，対側の小細胞赤核と視床VL核へ。視床VL核から内包前脚を通り運動皮質（第4野，第6野）へ

3. 機能：新小脳は意図した随意運動を前もって知り，いくつかの錐体路や錐体外路の運動インパルスを抑制することで，運動をスムーズに行う。複雑な随意運動をスムーズに正確に行う

4. 新小脳が障害されると以下のことが起こる
   a. 小脳性運動失調：特に遠位筋。歩行時や起立時に障害側に寄る

b. 測定異常（dysmetria）
   c. 協働収縮不能（asynergia）：運動の分解（decomposition）
   d. 反復拮抗運動不能（dysdiadochokinesia）
   e. 企図振戦：通常，歯状核か上小脳脚の病変に伴う
   f. 反跳現象（rebound）
   g. 筋緊張低下（腱反射低下）
   h. 運動の開始の遅延
   i. 重さを弁別できない：障害と同側の手には軽く感じられる

## V まとめ

|  | 原小脳 | 古小脳 | 新小脳 |
|---|---|---|---|
| 同義 | 前庭小脳 | 脊髄小脳 | 大脳小脳・橋小脳 |
| 葉 | 片葉小節葉 | 前 | 後 |
| 核 | 室頂核・前庭核 | 球状核・栓状核 | 歯状核 |
| 中へ 小脳脚 | 下 | 下・上 | 中 |
| 外へ 小脳脚 | 下 | 上 | 上 |
| 機能 | 平衡 | 筋緊張 | 意図と実際の動きを比較 |
|  | 姿勢 | 運動の遂行 | 円滑で正確な動き |
|  | 眼球運動 | 深部腱反射 |  |

# 視　床

## I 機能・機能的解剖学

すべての感覚（嗅覚を除く）についての主要なリレーと処理装置，皮質に至る運動のインプット．さらに自律神経機能と覚醒にも重要

A. 固有のリレー核：感覚・運動の種類に特異的，体部位局在があり，大脳皮質のはっきりとした投射が（相互に）あるもの．例えばVPM, VPL, IC, VL, VA

B. 非特異的な核：多様な活動，大脳皮質に広範な投射，上行線維からインプットを受けない，覚醒と関連．例えばCM, Pf

C. 連合核：種々の求心性・遠心性が広範な連合野に投射．例えば視床前核（A），DM

D. 皮質下核：おおむね他の視床核に投射する．例えば網様核

## II 解剖学

間脳の背側（他の部位は視床下部，視床下核，視床上部）で，視床髄板（または内髄板）によって，内側核と外側核，前核，髄板内核に分かれる

A. 内側核（1つの大きな核）：背内側核（DM核（dorsomedial））
   1. 小細胞部は前頭皮質に相互に投射して，抽象的な考えと長期のゴールをめざした活動をする

2. 大細胞部は視床下部，扁桃体（amygdala），前頭葉と関係し，嗅覚にも関係する
B. 外側核
 1. 背側層：連合野と関係している。感覚情報の統一をする
    a. 背側外側核（LD）：視床前核の尾側へ伸びたもの。帯状回と結ぶ
    b. 後外側核（LP）：インプットを上丘から受け，前楔状回と結ぶ
    c. 視床枕（pulvinar）：頭頂葉，側頭葉，後頭葉の広汎な連合野と連絡している。上丘，網様体系，小脳からのインプットも受ける
 2. 腹側層：後部の核は嗅覚を除き，すべての感覚に関係する。前方の核は，運動のインプットとアウトプットをする
    a. 前腹側核（VA）：大細胞部は黒質からインプットを受ける。小細胞部は淡蒼球からインプットを受ける。アウトプットは主として運動前野（第6野）へ出すが，運動の統合に関係する
    b. 外側腹側核（VL）：VAと同様に大細胞部と小細胞部があり，同様のインプットを受ける。それとともに小脳からの主要なインプットが入り，第一次運動野（4野）に相互に投射している
    c. 後腹側核（VP）：体性感覚と味覚の主要なインプット，体部位局在あり
       (1) 後内側腹側核（VPM）：頭からのインプットを三叉神経二次路と味覚のインプットを孤束核（最も内側）から受ける。中心後回にプロジェクトする（5，2，1野）
       (2) 後外側腹側核（VPL）：内側毛帯，脊髄視床路の身体からのインプットを受ける。下位の皮節ほど外側に。皮質3，2，1野にプロジェクトする
    d. 視床後部
       (1) 内側膝状体（MGB）：上丘の隣にあり，下丘から両側性にインプットを受け，上側頭回にある聴皮質にプロジェクトする（Heschl（ヘシュル）41野）
       (2) 外側膝状体（LGB）6層（3層は各々の目。2，3，5層はクロスしない）：したがって，外側膝状体の細胞はbipolar cellのインプットは受けない。17野（視覚野）へ内包のレンズ核後方の脚と視放線によってプロジェクトする（膝鳥距プロジェクション）
C. 視床前核：3つの核からなる。インプットは乳頭体（乳頭体視床路）で，プロジェクションは帯状回と視床下部と相互に。とても大切な大脳辺縁系のリレー核である
D. 髄板内核：小さな神経細胞の集まりである。機能的には，上行性網様体賦活系の吻側に伸びたものである
 1. 中心正中核（CM）：淡蒼球からインプットを受け，尾状核と被殻にアウトプットを出す
 2. 束傍核（Pf）：インプットは前外側核と皮質第6野で，アウトプットは尾状核，被殻と他の視床核である
E. 視床毛様核：内包後脚と視床の外側髄板との間の薄い細胞の層である。皮質には投射しないが，皮質のインプットを受ける。他の視床核，脳幹網様体，そして自分に投射する。視床の皮質への遠心線維はここを通り過ぎていく。したがって，おそらく大切な視床機能の調整器なのだろう

## III 血流
A. 後内側の血管（視床穿通動脈）：後大脳動脈と後交通動脈の枝。視床前部と内側部を栄養する
B. 後外側の血管（視床膝動脈）：後大脳動脈の枝。視床後部（視床枕）と膝状体を含む外側核を栄養する
C. 後脈絡叢動脈：後大脳動脈の枝。第3脳室の脈絡叢と視床後部を栄養する
D. 前脈絡叢動脈：内頸動脈の枝。視床下核と視床腹側核を栄養する

## IV 臨床との関連
A. 視床失語：左の視床の障害で左半球の反映。言語想記・構成・理解・表現の障害
B. 劣位半球の視床障害：対側の無視，空間認知障害
C. 腹外側の障害：対側の全感覚の感覚消失。視床痛をみることがある。いわゆるデジュリーヌ・ルシー（Dejerine-Roussy）症候群の有痛性無感覚
D. 外側膝状体の障害：対側の同側性半盲を生じる。視床の感覚障害や内包の梗塞を伴うこともある
E. 両側視床の障害：血管の異常な走行によることが最も多い。意識障害や高次機能を障害することがある

# 視床下部

## I 解剖
A. 視床下部は下垂体後葉と直接結びついている（神経下垂体）
B. 視索上核：バゾプレッシン（抗利尿ホルモン；ADH）を分泌する
C. 室傍核：オキシトシンを分泌する
D. 視索上核と室傍核は下垂体後葉に軸索を投射している。ここからホルモン（それぞれADHとオキシトシン）は直接血流に乗る

## II 臨床との関連
A. 尿崩症：視索上核の浸透圧受容器の障害による
B. 下垂体は体温の調節と食物摂取を調節する
    1. 外側核の刺激→空腹，大食
    2. 腹内側核の刺激→満腹，食欲低下

# 大脳辺縁系

## I 総合的な情報
A. 終脳の中の相互に関連した，しかし連続してはいない構造
B. 視床下部や網様体とともに，生体恒常状態，感情や意欲，覚醒，記憶，学習をつかさどる

C. 大脳辺縁系は，終脳と間脳を中脳内側構造と相互に関係づける

## II 大脳辺縁系の構成
A. 海馬体（hippocampal formation）
  1. 歯状回
     a. 3層（分子層，顆粒層，多型細胞層）の構造を有する
  2. 海馬（hippocampus）（アンモン角（ammon's horn））
     a. 3層（分子層，顆粒層，多型細胞層）構造を有する
     b. 側脳室側角の床を形成する
     c. 海馬槽神経束という白質でカバーされる。これは海馬と鈎状回の遠心線維を含み，海馬采となる
  3. 脳弓（fornix）
     a. 海馬への主要な遠心路
     b. 交連前線維と交連後線維からなる（前交連で分けられている）
        (1) 交連前線維→中核野と視床下部前部
        (2) 交連後線維→乳頭体
  4. 海馬台（subiculum）
     a. 海馬と海馬旁回との間
  5. 海馬旁回
     a. 大脳辺縁系の一部だが，新皮質のように6層構造
     b. 嗅内野を含む
B. 扁桃核（amygdala）
C. 乳頭体
D. 視床前核
E. 鈎回
F. 嗅内野

## III 大脳辺縁系のコネクション
A. ペーペズ（Papez）の回路（図4）
   海馬→海馬白板→海馬采→脳弓→乳頭体→視床前核→帯状回→扁桃核→海馬に戻る
B. 分界条
   扁桃核→尾状核尾部のカーブに沿う→中隔核と視床下部前部
C. 視床髄条
   中隔核と視床下部前部→手綱
D. 乳頭-被蓋路
   乳頭体→中脳網様体の縫線核
E. 内側前脳束
   中隔野と扁桃核→中脳網様体の縫線核

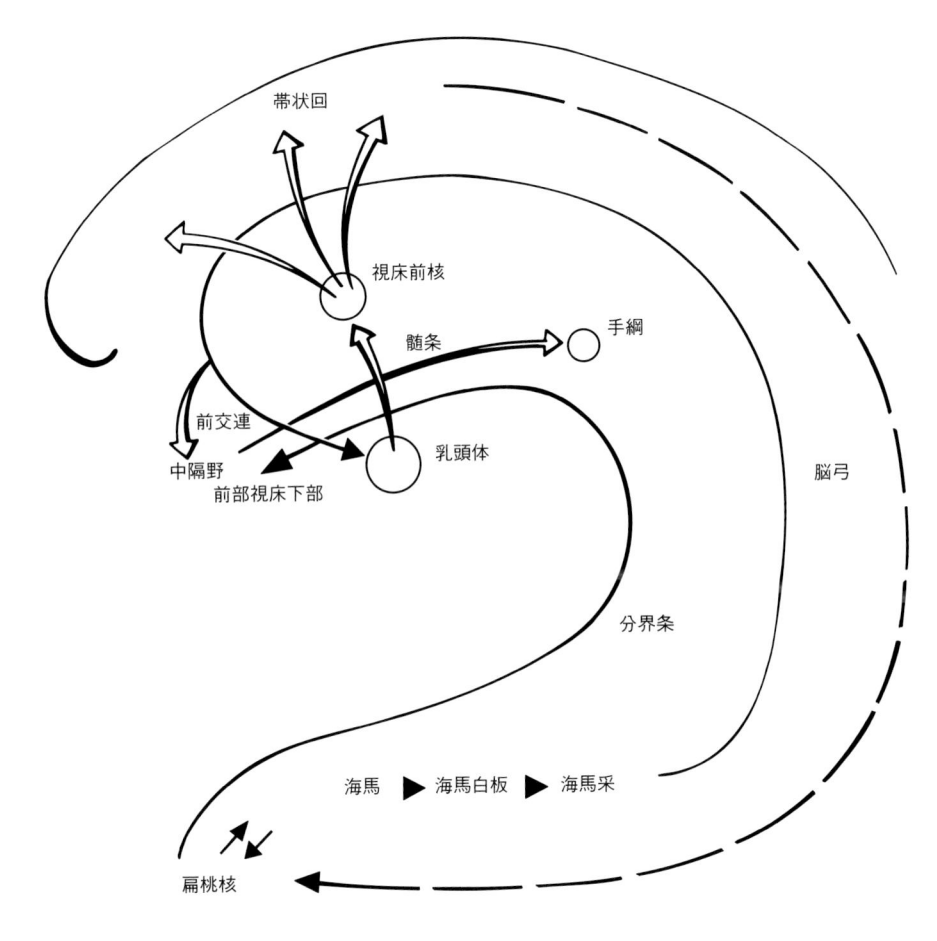

図4 ペーペズ回路

## IV 臨床との関連

A. クリューバー・ビューシー（Klüver-Bucy）症候群：両側の側頭葉の病変による（ヘルペス脳炎，ピック（Pick）病など）。典型的な症状は，何でも口に入れる，食欲増大，性欲亢進，おとなしい

B. コルサコフ（Korsakoff）精神病：側頭葉のいろいろな病気による。多いものとしてビタミン$B_1$不足（ウェルニッケ（Wernicke）脳症を伴う），第3脳室腫瘍，側頭葉下内側の梗塞あるいは切除，単純ヘルペス脳炎。典型的な症状は，記銘力障害（特に保持能力が悪い），作話

C. ウェルニッケ脳症：ビタミン$B_1$欠乏。アルコール依存症にしばしばみられる。病理変化は，乳頭体，視床背内側核，中脳水道周囲の灰白質，動眼神経核にみられる。典型的な症状は，意識障害，眼球運動麻痺，失調症，眼振

- D. 見かけの怒り：扁桃核の刺激により強い情動的な爆発が起こる
- E. 海馬の硬化（側頭葉内側面）：側頭葉てんかんの原因
- F. 辺縁系脳炎：ヘルペス脳炎や傍腫瘍性疾患による
- G. 一過性全健忘：数分から数時間の健忘と，この間のことの想起ができない。中年ないし高齢の人に起こる。繰り返すことはまれ。原因不明。想定される原因として，脳血流障害・一過性脳虚血発作，片頭痛と複雑部分発作があげられる

# 大脳基底核

## Ⅰ 機　能

- A. いろいろなサーキットで運動野と運動前野をコントロールし，運動がスムーズに行われるようにする
- B. 運動機能は3つの脳の主要な部分，すなわち大脳皮質・小脳・大脳基底核によって複雑にコントロールされている
- C. これらの3つの部分は，下位運動ニューロンに影響を与えている
    1. 直接錐体路を通じて：皮質球路と皮質脊髄路
    2. 間接的に錐体外路を経由して：大脳基底核

## Ⅱ 解　剖

- A. 大脳基底核は，次の5つの皮質下核からなっている
    1. 尾状核：側脳室周囲の基質から発生する。終脳に由来する。新線条体の1つ
    2. 被殻：尾状核と同様に発生する。新線条体の1つ
    3. 淡蒼球：側脳室周囲の基質から発生する。間脳に由来する。旧線条体の1つ。内側髄板によって内節と外節に分かれている
    4. 黒質：間脳に由来する
    5. ルイ（Luys）の視床下核：間脳に由来する
        注：前障と扁桃核は以前は基底核と考えられていたが，現在は大脳辺縁系に含まれている

## Ⅲ 術　語

- A. 線条体（striatum）または**新線条体**，または線条体（striate body）＝尾状核＋被殻
- B. 線条体（corpus striatum）＝尾状核＋被殻＋淡蒼球
- C. 淡蒼球または**古線条体**＝淡蒼球（内節と外節）
- D. レンズ核＝淡蒼球＋被殻
- E. 側座核または**線条体吻側**＝尾状核と被殻が1つになるところ

## Ⅳ 機能解剖学

- A. 尾状核と被殻
    1. 同じ終脳組織から発生する。細胞型は同一。部分的に内包で分かれているが，内包

を横切る無数の灰白質のブリッジでつながっている
2. 機能的には同一のものと考えられる
3. 尾状核と被殻は，基底核に対する主要なインプットの核である（大脳皮質からの大部分のインプットを受ける）
4. 尾状核：大きなC型の灰白質の塊で，側脳室に密接な関係がある。視床の外側にある
   a. 次の3つの部分からなる
      (1) 頭部：側脳室の前角の外壁を作る
      (2) 体部：長く狭い。側脳室の壁を作る
      (3) 尾部：腹側にカーブする。側頭葉まで側脳室下角に沿って扁桃核の近くまで達する
5. 被殻：ラテン語で「貝殻」を意味する。淡蒼球を貝殻のようにカバーする
   a. 内側は淡蒼球，外側は外包で囲まれている
   b. 被殻＋淡蒼球＝レンズ核。しかし機能的な重なり合いはない。これは解剖学的な言葉だけである。この2つの構造は，発生学的にも構造的にも機能的にも全く異なる

B. 淡蒼球
1. 組織学的には，黒質の網様層に似ている
2. 淡蒼球内節と黒質の網様層は構造的にも機能的にも驚くほど似ている。1つの構造が内包によって分かれたと考えられる（尾状核と被殻に同じ）
3. 黒質の網様層と淡蒼球は，基底核の主要なアウトプットを出す核である

C. 黒質
1. ラテン語で「黒い物質」を意味する
2. 中脳にあり，次の2つの部分からなる
   a. 腹側（淡い）層（網様層）：淡蒼球内節に似ている。GABA作動性
   b. 背側（黒い）層（緻密層）：ドパミン作動性線維からなる。線条体と相互に連絡

D. 視床下核
   間接的な経路

## V 基底核の連絡 (図5)

A. 直接路
1. 大脳皮質全体から基底核へのインプットは尾状核と被殻に入る
2. 皮質から線条体への投射は体部位局在がある。皮質の一定の部位はそれぞれ違う線条体に投射しており，それぞれ一定の機能を有する
   a. 辺縁葉，眼窩前頭野→側座核と嗅結節（線条体腹側）→淡蒼球腹側。辺縁系の機能，意欲，攻撃，性的行動，耽溺
   b. 第8野（前頭眼野），連合野→尾状核。眼の動きの調整，認識
   c. 第1,2,3,4,6野（一次感覚運動野）→被殻。運動を調整する

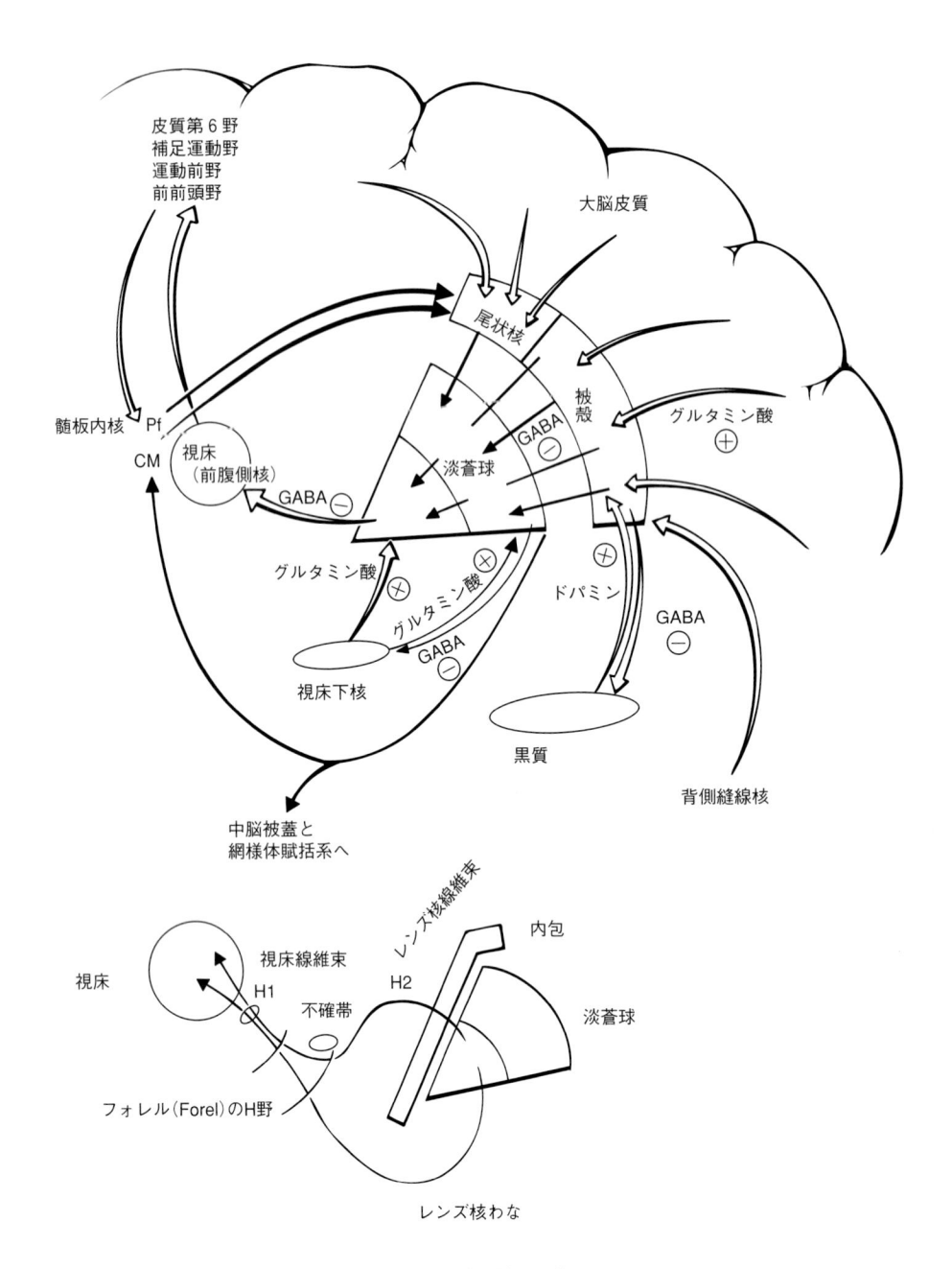

図5　基底核の連絡

3. 尾状核と被殻は視床とは直接連絡していない。アウトプットは淡蒼球を介する
4. 基底核からのアウトプットは直接的ではない。まず視床に行き，それから皮質へ行く
5. 尾状核と被殻は主なインプットを受ける。淡蒼球は主なアウトプットを出す
6. 基底核からのアウトプットは主として，視床前腹側核（VA）へ行く（一部は外側腹側核（VL）と髄板内核に行く）
7. 淡蒼球内節と黒質網様層は構造的にも機能的にも似ている（アウトプット核）。尾状核と被殻は構造的にも機能的にも似ている（インプット核）
8. 神経伝達物質
   a. 皮質から線条体＝グルタミン酸（興奮性）
   b. 線条体から淡蒼球＝GABA（抑制性）
   c. 淡蒼球からのすべてのアウトプット＝GABA（抑制性）
   d. 視床下核から淡蒼球＝グルタミン酸（興奮性）
   e. 線条体から黒質＝GABA（抑制性）
   f. 黒質緻密層から線条体＝ドパミン（興奮性）
9. 視床神経細胞が緊張性の抑制から解放されると運動が起こる
10. ドパミンは間接的な経路を抑制し，直接的な経路を促通する。両者は運動を促進する

B. 間接路
1. 線条体から淡蒼球へ情報がわたる第2のルート。視床下核を介する
2. 視床下核と淡蒼球には両方向性の連絡がある（この両者は間脳に由来し，相互に関係がある）
3. 淡蒼球からのアウトプットはGABA
4. 視床下核からのアウトプットはグルタミン酸

## VI 淡蒼球から視床への連絡（フォレル野と関連構造）

A. レンズ核わな：淡蒼球内節の腹側から線維が出て，内包後脚をめぐって視床へ行く
B. フォレル野H2（レンズ核の線維束）：淡蒼球内側からの線維が内包後脚を通り，不確帯（zona incerta）をめぐり，視床へ
C. フォレル野H1（視床の線維束）：レンズ核わなとレンズ核の線維束はフォレル（H）野で合流して線維束となり，視床へ向かう
D. 線維の大多数は前腹側核（VA）に終わる。外側腹側核（VL）や髄板内核に終わるものもある
E. 視床皮質線維は第6野（補足運動野，運動前野，前前頭野）に投射する
F. 不確帯：中脳網様体の吻側の続きと考えられている

## VII 神経連絡のまとめ

A. 皮質は線維を次のところに送る
   1. 尾状核と被殻
   2. 黒質

        3. 赤核
        4. 視床下核
        5. 網様体
    B. 線条体への求心性線維は次のところから来る
        1. 大脳皮質
        2. 黒質
        3. その他：髄板内核（CM, Pf），背側縫線核，網様体
    C. 線条体からの遠心性線維は次のところに行く
        1. 淡蒼球
        2. 黒質
    D. 淡蒼球は求心性線維を次のところから受ける
        1. 線条体
        2. 視床下核
        3. （皮質からは来ない）
    E. 淡蒼球の遠心性線維は次のところに行く
        1. 視床（直接路）
        2. 視床下核（間接路）

 VIII   臨床的応用：大脳基底核の病気
    A. 一酸化炭素中毒
        1. 両側淡蒼球の壊死
        2. 他の両側の基底核病変を生じるものとして，以下のものがあげられる
            シアン，エチレングリコール（不凍液）（両者は淡蒼球），メタノール中毒（被殻），アミノ酸病，脳梗塞，ハラーフォルデン・シュパッツ（Hallervorden-Spatz）病，ハンチントン（Huntington）舞踏病，リー（Leigh）病，ウィルソン（Wilson）病，ミトコンドリア脳症，悪性腫瘍（悪性リンパ腫，神経膠腫），多系統萎縮症（MSA）
    B. ハラーフォルデン・シュパッツ（Hallervorden-Spatz）病
        1. 常染色体劣性，小児期・青年期発症，徐々に進行する
        2. 臨床：硬直した歩行，つま先歩きで上腕は硬直し，手は過伸展している。遠位筋萎縮，凹足，苦しそうな凍りついた表情，食いしばった歯の間から話す。ジストニアと奇異な姿勢
        3. 基底核に鉄が沈着して起こる
        4. T2 MRI：淡蒼球内節の著明な低信号。"虎の目徴候"といわれる
        5. 病理：淡蒼球内節の金茶色の変色が特徴
    C. ヘミバリズム
        1. 対側の視床下核の病変が多い
        2. 血管障害が多い
    D. ファール（Fahr）病：基底核の石灰化症

- E. 大理石状態（status marmoratus）
    1. 周産期の線条体の障害。この結果，大理石様の神経膠細胞の傷跡ができる
    2. 不随意運動，おかしな姿勢，笑い・泣きの爆発。知能は正常のこともある（舞踏病アテトーシスを示す脳性麻痺に似ている）
- F. パーキンソン病
- G. ハンチントン病
- H. ウィルソン病
- I. ラクナ状態：動脈硬化性パーキンソニズム
- J. 線条体黒質変性症

# 脳 神 経

## I　はじめに：機能要素の定義

- A. 脳神経
    1. 特殊内蔵求心性（SVA）：特殊な感覚の求心性線維（嗅覚と味覚）で，内臓機能と関係している。細胞体は嗅上皮や感覚神経節にある
    2. 特殊体性求心性（SSA）：頭部の特殊感覚受容器（目と耳）に関係する線維。細胞体は網膜と第8脳神経の感覚神経節にある
    3. 特殊内臓遠心性（SVE）：鰓弓由来の横紋筋を支配する運動神経。細胞体は脳幹にある
- B. 脊髄と脳神経
    1. 一般体性求心性（GSA）：体節由来の皮膚，四肢筋，関節，口腔粘膜から中枢神経への線維。単極細胞は脊髄神経節（後根神経節）や脳神経の感覚神経節にある
    2. 一般内臓求心性（GVA）：内臓（心臓・血管・腸）から中枢神経に情報を送る神経線維。味覚・嗅覚を伝える。単極細胞は後根神経節や脳神経の感覚神経節にある
    3. 一般体性遠心性（GSE）：すべての四肢筋（鰓弓由来を除く）を支配する
    4. 一般内臓遠心性（GVE）：節前神経細胞が中枢神経にあり，末梢の自律神経節に線維を送る自律神経線維。節後ニューロンのすべての平滑筋，心筋，体中の腺に神経線維を送る

## II　脳神経 I：嗅神経

- A. 機能：臭覚（SVA）
- B. 神経路
    　　嗅上皮の一次感覚ニューロン→篩骨の篩板を通過する→嗅球の2次ニューロンにシナプスを作る（僧帽細胞と刷毛細胞）→刷毛細胞は前嗅核に終わるが，すべての嗅野に投射する。僧帽細胞は側枝を前嗅核に送り，外側の嗅野にのみ投射する→嗅索→嗅三角→嗅条
- C. 嗅条

1. 内側：前頭葉に投射する（内側嗅野）。臭いに対して感情的な反応を伝える。大脳辺縁系と連絡がある
2. 中間：前有孔質へ投射する
3. 外側：外側嗅野へ投射する。外側線条には多くの重要な線維結合がある
   a. 外側線条→視床髄条→手綱
   b. 外側線条→梨状葉，梨状前野，扁桃周囲皮質，鈎，島（第一次嗅皮質）→嗅内野（第二次嗅皮質）

D. 定義
  1. 梨状葉：海馬旁回，鈎，外側嗅条
  2. 梨状前皮質：嗅内野，鈎，島，扁桃核
  3. 第一次嗅皮質：梨状葉，扁桃周野
  4. 第二次嗅皮質：嗅内野
  5. ブローカ（Broca）の対角帯：内側，中間，外側嗅野を結びつける

E. 病変
  1. 失嗅：嗅覚の消失。同側性。原因として，以下のことがいえる
     a. 外傷：嗅線維が篩板を通るところで障害
     b. 前頭葉の腫瘍：腫瘍，膿瘍。嗅索や嗅球が圧迫される
  2. 嗅覚低下：嗅覚の低下。次のような場合が多い
     a. 嚢胞性線維症（cystic fibrosis）
     b. パーキンソン病
     c. 副腎機能不全
  3. 悪臭：いやな臭い。次のような可能性がある
     a. 側頭葉の嗅野の障害
     b. てんかん：鈎発作（uncinate fits）。不快な，かぎなれない臭いがする
     注：嗅覚は唯一視床を通らない特殊感覚である

## III 脳神経II：視神経

A. 機能：視覚（SSA）
B. 解剖学

網膜は，次の3つの細胞層からなる
  1. 桿状体と錐状体：光の受容体で光を電気刺激に変える。桿状体は弱い光に反応し夜間の視覚をつかさどり，中心窩にはない。錐状体は色彩の判定と視力に重要で，中心窩に集まっている
  2. 双極細胞層：支持細胞のミュラー（Müller）細胞や水平細胞，無軸索（アマクリン）細胞を含む。双極細胞は光受容器（桿状体と錐状体）からのインパルスを受ける
  3. 神経節細胞層：網膜の最も内層。双極細胞からのインパルスを受ける。神経節細胞からの軸索は内方に走り，視神経を形成する

C. 神経路

1. 視覚神経路

    桿状体・錘状体→双極細胞→神経節細胞→視神経→視神経交叉（鼻側の神経線維だけ交叉する。半交叉）→視索→視床の外側膝状体（たいていの視索の線維はここでシナプスを作る。少数の線維はここをバイパスして中脳の介在ニューロンに対光反射の線維として，シナプスする）→視放線（膝状体鳥距路）→後頭葉（17野：一次視覚皮質）

2. 対光反射路

    桿状体・錘状体→双極細胞→神経節細胞→視神経→視神経交叉→視索→中脳の介在ニューロン，視蓋神経細胞→両側エディンガー・ウェストファール（Edinger-Westphal）核→毛様体神経節（動眼神経を介して）→短毛様体神経→瞳孔

D. 重要な解剖学的事項

1. 対光反射路は外側膝状体でシナプスせず，中脳でシナプスする。したがって，対光反射には大脳皮質は関与しない
2. 網膜の鼻側の線維は視神経交叉で交叉し，耳側の線維は交叉しない
3. 外側膝状体は体部位局在があり，6層からなる。2，3，5層は非交叉線維を受け，1，4，6層は交叉線維を受ける
4. 視野の下部→網膜の上部→頭頂葉→後頭葉の鳥距溝の上唇（頭頂葉の病変では下4分の1半盲）
5. 視野の上部→網膜の下部→側頭葉とマイヤー（Meyer）係蹄→後頭葉鳥距溝下唇（したがって，側頭葉の病変は上4分の1半盲となる）
6. ウィルブランド（Wilbrand）の膝：網膜の鼻側の線維は対側の耳側の線維と混じる前に視神経交叉の前方を走る。視神経交叉の少し前の病変はここを障害し，障害側の単眼の視力障害と，対側の耳側の障害をきたすことがある

E. 障害（図6）

| 障害の場所 | 関連する視力障害 |
| --- | --- |
| 1. 網膜（緑内障） | 圧の上昇のため弧状の視力障害 |
| 2. 視神経 | 単眼の盲 |
| 3. 視神経（トラクエア） | 単眼の半盲（同側性） |
| 4. 視神経の交叉の近く（ウィルブランドの膝を障害） | 単眼の盲と対側の耳側の障害 |
| 5. 視神経交叉 | 両耳側半盲 |
| 6. 視索 | 同名半盲 |
| 7. 外側膝状体 | 同名半盲で中心視野は保たれる |
| 8. 側頭葉 | 上4分の1同名半盲 |
| 9. 頭頂葉 | 下4分の1同名半盲 |
| 10. 後頭葉 | 種々の同名半盲（皮質の障害に応じる。黄斑回避） |

F. 視野

1. 鼻側：50度

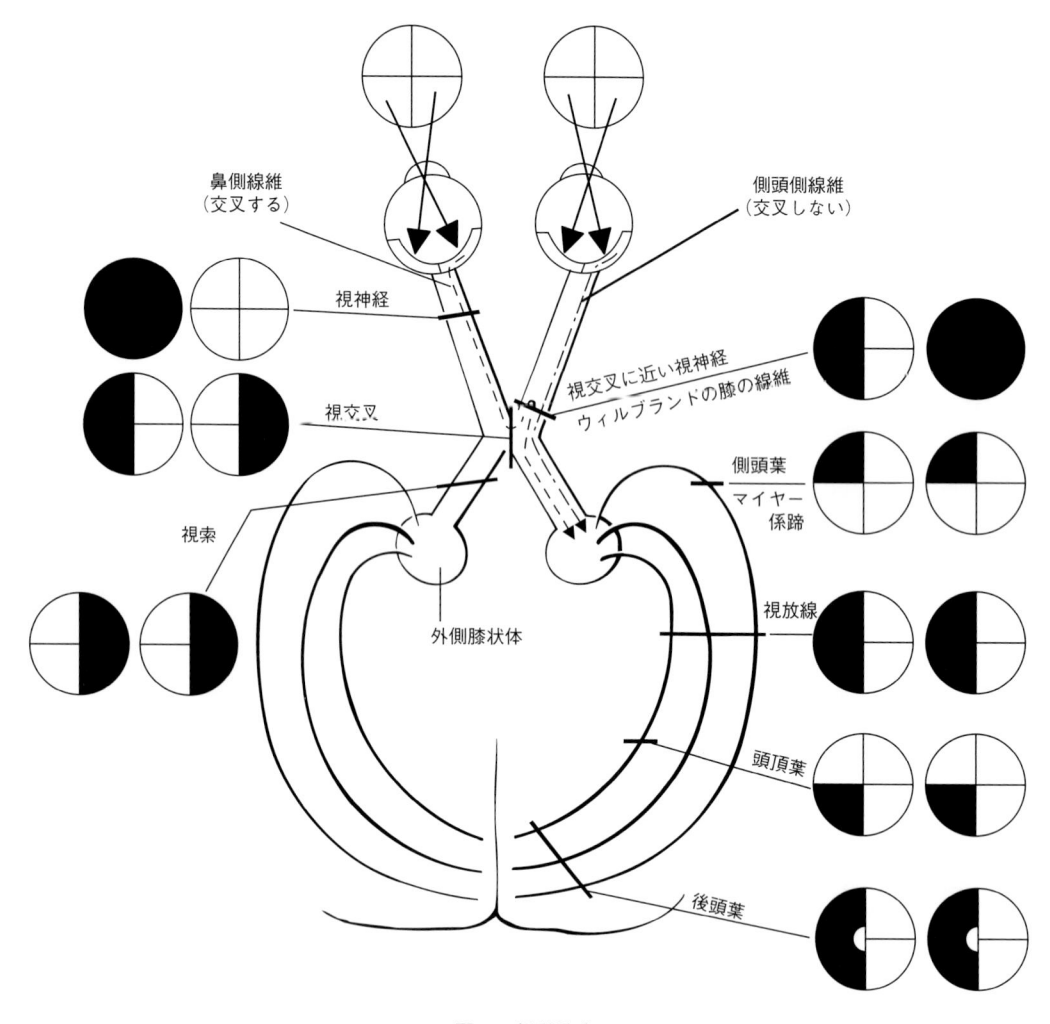

図6　視覚障害

2. 上側：60度
3. 下側：70度
4. 耳側：80度

## IV 脳神経Ⅲ：動眼神経
### A. 機能
1. 外眼筋を動かす：GSE
2. 副交感神経で縮瞳する：GVE
3. 外眼筋の位置覚：GSA

B. 神経路

上丘のレベルに核がある→中脳と橋の間の脚間窩を出る→後大脳動脈と上小脳動脈にはさまれて走る→海綿静脈洞→上眼窩裂の腱様の輪→上部と下部に分かれる

上部→　1. 上直筋
　　　　2. 上眼瞼挙筋

下部→　1. 下直筋
　　　　2. 下斜筋
　　　　3. 内直筋
　　　　4. 副交感神経→毛様体神経節→短毛様体神経→瞳孔と毛様体（縮瞳）

C. 動眼神経核：中脳の上丘の高さにあるV型をした亜核群

```
外側群        0    0 ──── 下直筋
              0    0 ──── 下斜筋
              0    0 ──── 内直筋
内側群        0    0 ──── 対側の上直筋
                   0 ──── 両側の上眼瞼挙筋
```

D. 病変
1. ウェーバー（Weber）症候群：同側の動眼神経麻痺と対側の錐体路障害。中脳の病変で動眼神経と大脳脚の障害
2. ベネディクト（Benedikt）症候群：同側の動眼神経麻痺と対側の企図振戦。中脳の病変で動眼神経と赤核の障害
3. クロード（Claude）症候群：ウェーバー症候群とベネディクト症候群
4. 動眼神経麻痺の鑑別診断
   a. 動脈瘤：後交通動脈瘤＞脳底動脈尖端瘤＞後大脳動脈瘤。瞳孔は80％で異常
   b. 海綿静脈洞症候群
   c. 梅毒
   d. 結核
   e. 糖尿病：瞳孔は80％で正常
   f. 側頭葉の脳ヘルニア
   g. 重症筋無力症：瞳孔は正常

## V 脳神経Ⅳ：滑車神経

A. 機能
1. 上斜筋への運動線維：GSE
2. 上斜筋の固有知覚：GSA

B. 神経路

中脳被蓋下丘の高さの核→軸索は前髄帆で交叉→背側から出て脳幹に沿って走る→後大脳動脈と上小脳動脈の間を走る（動眼神経より外側）→海綿静脈洞→上眼窩裂の腱様の輪の上→上斜筋

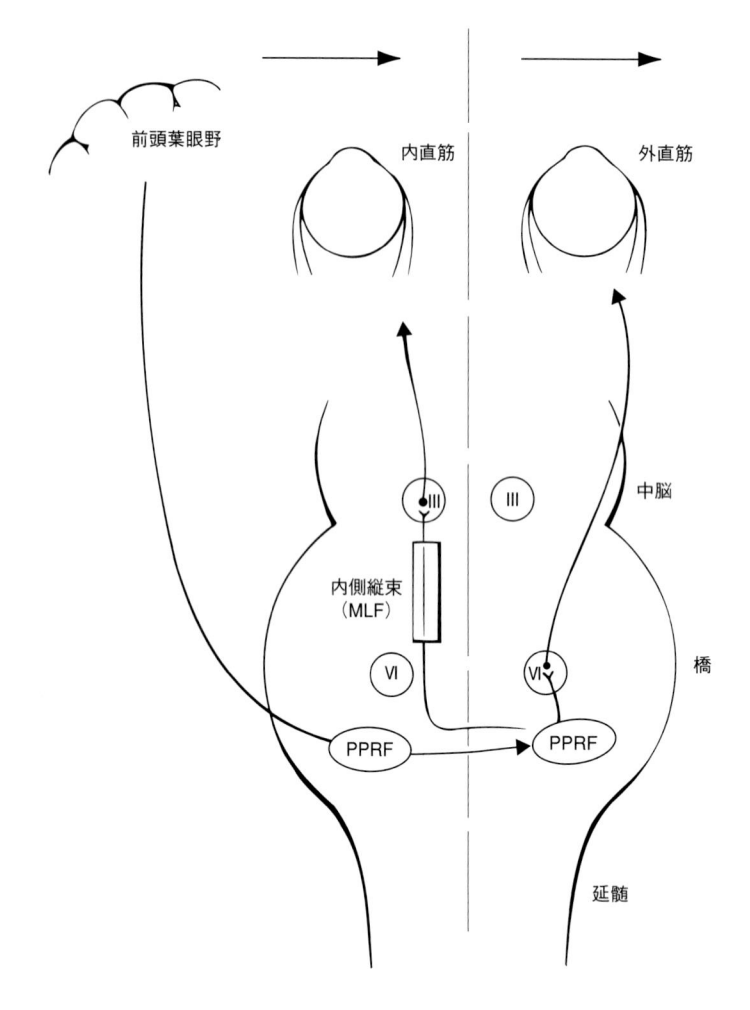

図7 眼球の水平運動の解剖学

C. 滑車神経の4つのユニークな特徴
　　1. 最も小さな脳神経（約2400の軸索）
　　2. 脳幹背側から出る唯一の脳神経
　　3. 唯一交叉する
　　4. 脳の中の最も長いコース（約7.5cm）
D. 病変
　　1. 頭を対側に傾ける（障害側よりも離れる）。頭を反対側に傾けることによって，良い目が悪い目と一直線になり，複視を改善する
　　2. 障害側の目は上方へ移動し，ねじれる

3. 重症筋無力症
4. 海綿静脈洞の障害
5. 眼窩部の障害

## VI 脳神経 V：三叉神経
### A. 機能
1. GSA：顔面，口腔粘膜，鼻粘膜，前頭蓋窩と中頭蓋窩の髄膜，結膜の感覚と咬筋の深部感覚
2. SVE：第一鰓弓に由来する筋を動かす
   a. 咬む筋肉：側頭筋，咬筋，内側翼突筋と外側翼突筋
   b. 張筋：鼓膜張筋，口蓋帆張筋
   c. 顎舌骨筋
   d. 顎二腹筋の前腹
      注：顔面神経は胸骨舌骨筋と顎二腹筋の後腹を支配する

### B. 解剖
1. 三叉神経は3つの枝に分かれる
   a. $V_1$：眼神経
   b. $V_2$：上顎神経
   c. $V_3$：下顎神経
2. 3つの枝はそれぞれ異なる出口から骨を出る
   a. $V_1$：上眼窩裂
   b. $V_2$：正円孔
   c. $V_3$：卵円孔
3. $V_1$と$V_2$は海綿静脈洞を通る
4. $V_1$と$V_2$は純粋に感覚性である
5. $V_3$は感覚と運動
6. 三叉神経は橋を大きな感覚神経根と小さな運動神経根として出る
7. 三叉神経節はメッケル（Meckel）洞というへこみにある

### C. 亜核（図8）
1. 運動神経核
   a. 橋中部の主知覚核の内側にある
   b. 軸索は$V_3$枝と走り，第一鰓弓由来の筋（前出）を支配する
2. 感覚神経核
   a. すべての脳神経核で最大
   b. 中脳からC2まで伸びている
   c. 延髄では，灰白隆起という隆起になっている
   d. 知覚核は，次の3つの亜核を含む
      (1) 中脳路核

図中ラベル:
- 視床VPM
- 背側三叉神経視床路
- 中脳路核
- 運動核
- 主知覚核
- 腹側三叉神経視床路
- 内側毛帯
- 中脳
- 橋
- 延髄
- 脊髄路核
- 第2頸髄

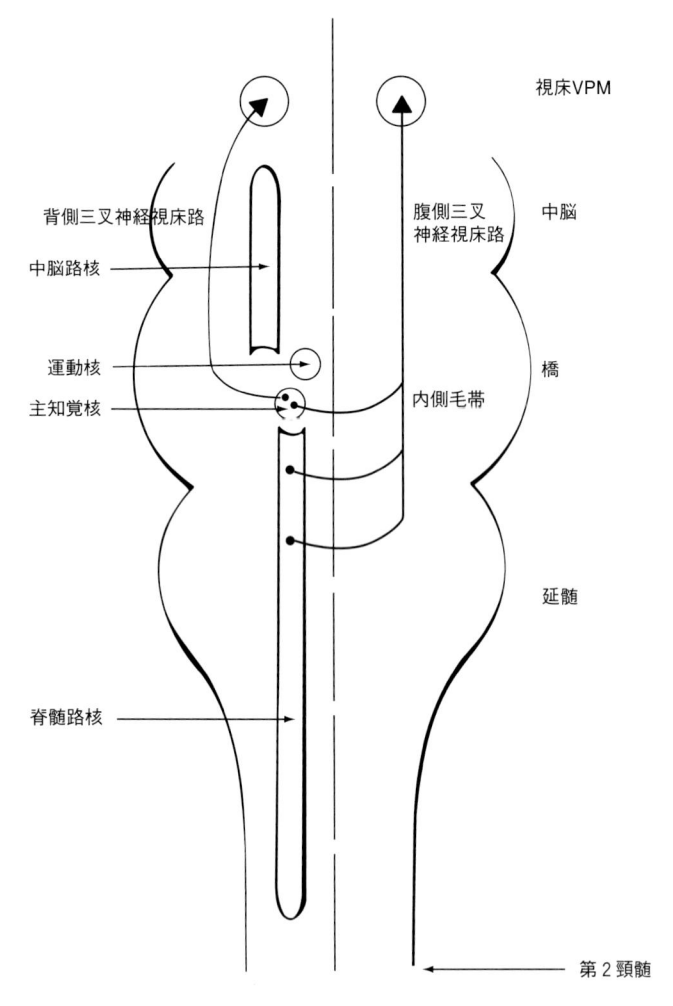

図8　第5脳神経：核と神経路

 (a) 中脳にある
 (b) 第一次感覚ニューロンからなる（神経節細胞である）
 (c) 神経節細胞は中枢神経の外にある唯一の例外である
 (d) 咬筋の深部感覚と圧覚を受ける
(2) 三叉神経橋核（主知覚核）
 (a) 橋中部にある
 (b) 顔の触覚を受ける。角膜反射に関係している
(3) 脊髄路核
 (a) 橋から第2頸髄まで走る
 (b) 顔の痛覚と温度覚を伝える

D. 主要な神経路
1. 腹側三叉神経視床路
主知覚核と脊髄路核からの線維→交叉し，内側毛帯の線維に混じる→対側の視床VPM核→頭頂葉
2. 背側三叉神経視床路
主知覚核からの線維→同側のVPM→頭頂葉
注：背側三叉神経視床路は交叉しない

E. 機能部門と神経路
1. $V_1$：眼神経
a. 頭皮，結膜，眼球・眼窩，鼻，前頭洞，篩骨洞の感覚→前頭神経，鼻毛様体神経，涙腺神経から$V_1$へ→上眼窩裂→海綿静脈洞→三叉神経節→三叉神経主知覚核と三叉神経脊髄路核→背側三叉神経視床路と腹側三叉神経視床路→視床VPM核→感覚皮質
b. 角膜の感覚→$V_1$→三叉神経主知覚核→両側顔面神経（角膜反射の経路）
c. 動眼神経の副交感神経→毛様体神経節→短毛様体神経から$V_1$→瞳孔
d. 顔面神経の副交感神経→翼口蓋神経節→涙腺神経から$V_1$→涙腺
2. $V_2$：上顎神経
a. 下眼瞼，鼻の横，鼻腔，頰，上の歯と歯肉，口蓋→頰骨神経，下眼窩神経，上歯槽神経から$V_2$→正円孔→海綿静脈洞→三叉神経節→三叉神経主知覚核と脊髄路核→背側三叉神経視床路と腹側三叉神経視床路→VPM→感覚皮質
b. 顔面神経の副交感神経→翼口蓋神経節→$V_2$→鼻と副鼻腔の粘液腺
3. $V_3$：下顎神経
a. 下顎，下の歯と歯肉，舌の前3分の2，顔面下部あごの角まで→頰神経，舌神経，下歯槽神経，耳介側頭神経から$V_3$に→卵円孔→三叉神経節→三叉神経主知覚核と脊髄路核→背側三叉神経視床路と腹側三叉神経視床路→VPM→感覚皮質
b. 顔面神経の副交感神経→顎下神経節→舌神経で$V_3$へ→顎下腺と舌下腺
c. 舌咽神経の副交感神経→耳神経節→耳介側頭神経で$V_3$→耳下腺
d. 運動神経核→三叉神経節→$V_3$→卵円孔→咬筋，張筋，顎舌骨筋，顎二腹筋の前腹
F. 障害：同側の顔面知覚の消失と，時に下顎の筋力低下

## VII 脳神経VI：外転神経
A. 機能
1. GSE：外直筋への運動
2. GSA：外直筋の固有感覚
B. 神経路
橋被蓋部の核→橋延髄接合部の高さから脳幹を出る→海綿静脈洞→上眼窩裂の腱様の輪

をとおる→外直筋
- C. 病変：側方視で複視を生じる。病変のある側をみると増悪する
    1. 動脈瘤：後下小脳動脈瘤＞脳底動脈尖端瘤＞内頸動脈瘤
    2. 脳圧亢進：誤った局所徴候となりうる
    3. 頭蓋骨骨折
    4. 腫瘍，血管障害
    5. 多発性硬化症
    6. グラデニーゴ（Gradenigo）症候群：側頭骨尖端の障害で，三叉神経，外転神経の麻痺。感染症や腫瘍が最も多い
    7. 重症筋無力症

【脳神経Ⅱから脳神経Ⅵに関する特別な注意】
1. 海綿静脈洞を通るもの
    a. 脳神経Ⅲ，Ⅳ，$V_1$，$V_2$とⅥ
    b. 内頸動脈
2. 上眼窩裂の腱様の輪を通るもの
    a. 脳神経Ⅱ，Ⅲ，Ⅵ
3. 上眼窩裂で腱様の輪の上部を通るもの
    a. 脳神経Ⅳ
4. その他
    a. 耳介側頭神経は分かれて，中硬膜動脈を取り囲むように走る
    b. 中硬膜動脈は頭蓋骨に棘孔から入る

## Ⅷ 脳神経Ⅶ：顔面神経（図9）

- A. 機能
    1. GSA：外耳，外耳孔，鼓膜の外面からの感覚
    2. SVA：舌の前3分の2の味覚
    3. GVE：涙腺，鼻と口蓋粘膜，顎下腺と舌下腺
    4. SVE：第2鰓弓に由来する筋群への運動枝
        a. 顔面の表情筋（前頭筋，眼輪筋，口輪筋，頰筋，広頸筋）
        b. あぶみ骨筋
        c. 胸骨舌骨筋
        d. 顎二腹筋の後腹
        e. 後頭前頭骨筋の後頭部
        f. 前耳介筋，上耳介筋
- B. 解剖学的な事実
    1. 顔面神経核は橋腹部，延髄の近くにある
    2. 軸索は核から出て背側に第4脳室底に走り，外転神経核をまわる。この神経のループは第4脳室底に顔面神経丘という出っ張りを形成する

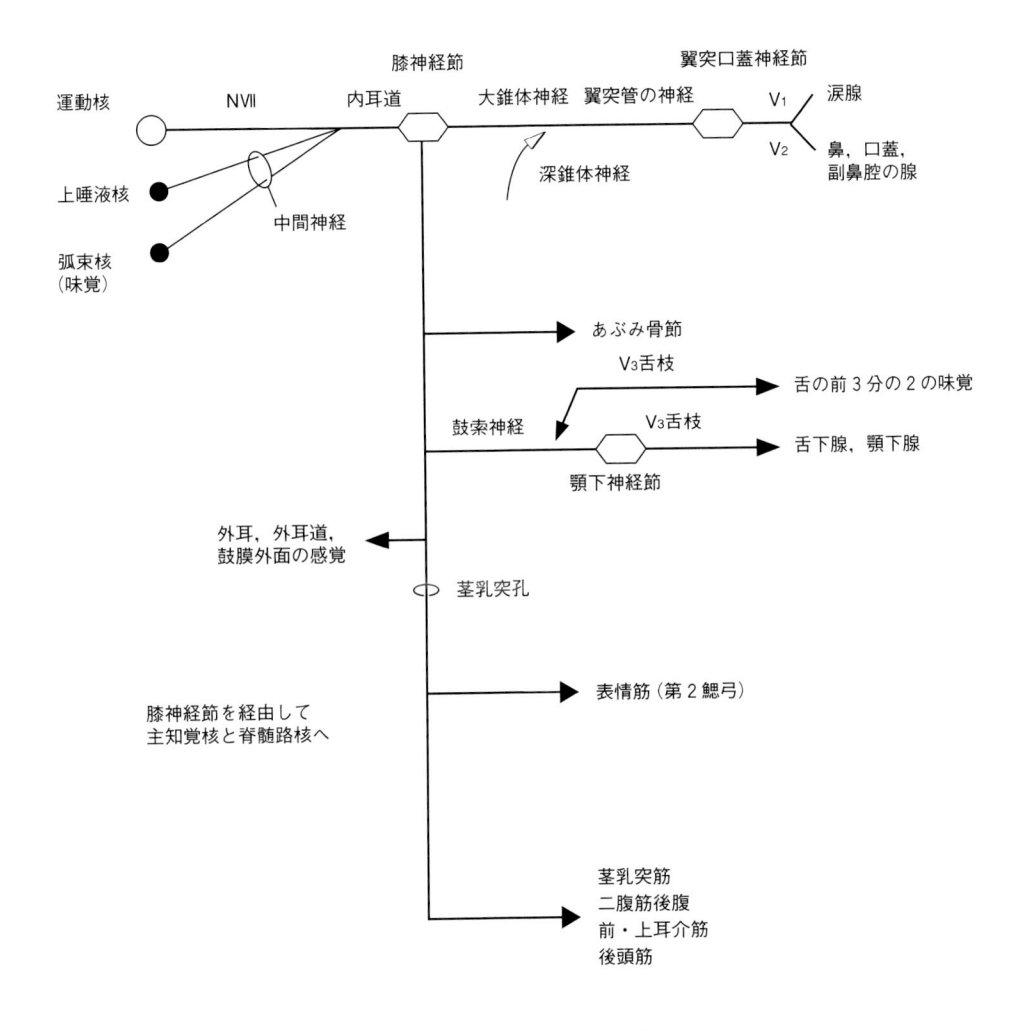

図9　第7脳神経：核と神経路

3. 顔面神経は脳幹を橋延髄接合部で外転神経の外側から出る
4. 顔面神経は頭蓋骨を茎乳突孔から出る

C. 神経路
運動皮質→内包後脚（皮質橋路）→運動神経核→第7脳神経→内耳孔→膝神経節→茎乳突孔→表情筋へ5つの分枝で
1. 側頭枝：前頭筋
2. 頬骨枝：眼輪筋
3. 頬筋枝：頬筋
4. 下顎縁枝：口輪筋

5. 頸枝：広頸筋
- 上唾液核からの副交感神経→中間神経/NⅦ→内耳管→膝神経節→大浅錐体神経→翼突管→翼突口蓋神経節→涙腺（NV₁を経由）と鼻，口蓋，副鼻腔の腺（NV₂を経由）
- 上唾液核からの副交感神経→中間神経/NⅦ→内耳管→膝神経節→鼓索神経→顎下神経節→（NV₃舌枝を経由して）舌下腺，顎下腺
- 舌の前3分の2の味覚→NV₃の舌枝→鼓索神経→NⅦ→膝神経節→孤束，孤束核
- 外耳や鼓膜外面，外耳孔の感覚・痛覚→NⅦ→膝神経節→NV→三叉神経主知覚核と脊髄路核

D. 病変
1. 下位運動ニューロンの障害：同側の顔面筋上部と下部の筋力低下を起こす。原因は，以下のとおりである。
    a. ベル（Bell）麻痺：顔面筋の筋力低下，味覚障害（鼓索），音過敏（あぶみ骨筋の麻痺により，膜が緩む），耳介後部の疼痛。治療は，人工涙液，アイパッチ，プレドニゾロンと（アシクロヴィル）
    b. ラムゼイ ハント（Ramsay Hunt）症候群：帯状疱疹の膝神経節への感染
    c. 注：これらの障害のあと，神経の再生により異常な共同運動が生じ，味覚涙腺反射（ワニの涙）が起きる
2. 上位運動ニューロンの障害：対側の顔面筋下部だけの筋力低下を起こす。前頭筋は両側性神経支配のために保たれる
    a. 最も多い原因は血管障害である
3. メビウス（Moebius）症候群：遺伝性両側NⅥ，Ⅶの麻痺

## Ⅸ 脳神経Ⅷ：内耳神経

### 前庭部

A. 機能：SSA：バランス
B. 前庭の解剖
1. 球形嚢と卵形嚢
    a. これらはマクラと呼ばれる感覚受容器を含み，それは有毛細胞がゼラチンでカバーされている。炭酸カルシウム（耳石）が埋め込まれている
    b. 運動によって耳石はシリアを曲げることで有毛細胞を刺激する
    c. 重力に対する姿勢を感知し，直線的な加速を知る（静的迷路）
2. 三半規管
    a. 3つの半規管が互いに90度になるように位置する
    b. それぞれの半規管には内リンパ液が満たされ，卵形嚢で終わる
    c. 卵形嚢で終わる直前に半規管は広がり膨大部を作る。膨大部には厚いところがあり，ここにはゼラチン質のクプラがある。クプラは有毛細胞があり，半規管内の内リンパの動きをとらえることができる
    d. 1つ1つの有毛細胞にはたくさんの不動毛と1本の運動毛がある。この不動毛

が運動毛に対して近づいたり離れたりすることで，有毛細胞の発火の頻度が変わる
　　e. 角速度をとらえる（動的迷路）
C. 神経路
　　有毛細胞が前庭神経節（スカルパ（Scarpa）の神経節）にある第一次感覚ニューロンとシナプス→前庭神経→内耳道→延髄の前庭神経核
　　前庭神経核群は4つの亜核からなる
　1. 外側前庭神経核（Deiter）：軸索は同側性に脊髄を下行し抗重力筋（伸筋）を支配する。外側前庭脊髄路を形成する
　2. 下前庭神経核：線維は下小脳脚から小脳の片葉小節葉に入る
　3. 内側前庭神経核と上前庭神経核：前庭眼反射を仲介する
　　前庭神経核の線維は内側縦束（MLF）を走る
　1. 上行性MLF
　　　a. すべての4つの神経核（特に内側と上）が線維を出す
　　　b. 頭の動きと固視をするためにNⅢ，Ⅳ，Ⅵの神経核に終わる
　2. 下行性MLF
　　　a. 内側と下前庭神経核が関与する
　　　b. 下行し内側前庭脊髄路を形成する。これは頸髄の下位運動ニューロンに影響を与える
D. 障害
　1. メニエール（Meniere）病：内リンパの過剰産生。発作性の激しい回転性めまい，嘔吐，進行性の難聴，耳鳴。NⅧの前庭神経と蝸牛神経が両方障害される
　2. 除脳固縮：外側前庭脊髄路の抗重力筋（伸筋）への刺激作用による

## 蝸牛部

A. 機能：SSA：聴力
B. 解剖
　1. 蝸牛は，次の3つの部分からなる
　　　a. 前庭階
　　　b. 鼓室階
　　　c. 蝸牛管：有毛細胞の基底面は基底膜の上にあり，繊毛は蓋膜（コルチ膜）に埋め込まれている
　2. 蝸牛神経核は音階局在があり，次の2つの場所からなる
　　　a. 背側蝸牛神経核：高音を受け持つ
　　　b. 腹側蝸牛神経核：低音を受け持つ
　3. 基底膜に並んだ有毛細胞も音階局在がある
　　　a. 膜の基底部：細胞は高音に反応する
　　　b. 膜の先端部：細胞は低音に反応する

4. らせん神経節（コルチ器官）：一次感覚ニューロンを入れている（双極）
   5. プロブスト（Probst）の交連：両側の外側毛帯をつなぐ線維
   6. 音をころす：アブミ骨筋による（NⅦ）。少数の神経線維が上オリーブから両側のNⅦに投射している
   7. 人間は20〜20,000Hzまでを聞くことができる
C. 神経路
   音の波→鼓膜が振動する→耳小骨（ツチ骨，キヌタ骨，アブミ骨）→蝸牛に波動が起こる→蝸牛管の有毛細胞→らせん神経節（コルチ器官）→蝸牛神経→蝸牛神経核→上オリーブ核→外側毛帯→下丘→内側膝状体→ヘシュル（Heschl）回（横側頭回，第一次聴覚野，ブローカの41野）
   1. NCSLIMA：聴性脳幹反応の5つのピーク。全部で9msec
      N：nerve（神経（蝸牛神経））
      C：cochlear nuclei（蝸牛神経核）
      S：superior olive（上オリーブ核）
      L：lateral lemniscus（外側毛帯）
      I：inferior colliculus（下丘）
      M：medial geniculate（内側膝状体）
      A：auditory cortex（第一次聴覚野）
   2. 記憶法
      a. superior sight（上丘は視覚，下丘は聴覚）
      b. medial music, lateral light（内側膝状体は聴覚，外側膝状体は視覚）
   3. 注意すべきこと
      a. 腹側蝸牛神経核の神経線維のいくつかは台形体で対側に交叉し，対側の外側毛帯を上向する
      b. 両側をつなぐ，以下の4つの神経路がある
         (1) 背側聴神経条
         (2) 中間聴神経条
         (3) 台形体（腹側蝸牛神経核からの線維）
         (4) プロブストの交連（外側毛帯からの線維）
      c. このように両側に連絡があるので，蝸牛神経核より上の一側性の病変では聾にはならない
D. 病変
   1. 聴神経腫瘍：初期には耳鳴，難聴。小脳橋角腫瘍で最も多い
   2. 以下の2つの難聴がある
      a. 伝音性難聴：通常は中耳の疾患（中耳炎，耳硬化症，グロムス（glomus）腫瘍）
         (1) リンネ（Rinne）試験：骨導＞気導
         (2) ウェーバー（Weber）試験：悪い側に寄って聞こえる
      b. 感音性難聴：蝸牛神経，コルチ器官，中枢の疾患

(1) リンネ試験：気導＞骨導
(2) ウェーバー試験：良い側に寄って聞こえる

## X 脳神経IX：舌咽神経

A. 機能
1. GVA：咽頭の粘膜と舌の後3分の1の感覚，化学受容器，圧受容器
2. SVA：舌の後3分の1の味覚
3. GSA：鼓膜内面と耳介後部の温痛覚。茎突咽頭筋の固有感覚
4. SVE：茎突咽頭筋への運動枝
5. GVE：耳下腺，咽頭部と舌後3分の1の粘膜

B. 神経路

| 機能 | 神経節 | 神経核 |
|---|---|---|
| 舌後3分の1の味覚 | 下神経節 | 孤束核 |
| 舌後3分の1の感覚 | 下神経節 | 孤束核 |
| 頸動脈小体（O2化学受容器） | 下神経節 | 孤束核 |
| 頸動脈洞（圧受容器） | 下神経節 | 孤束核 |
| 耳介の後，鼓膜内面 | 上神経節 | 三叉神経脊髄路核 |
| 固有感覚（茎突咽頭筋） | 上神経節 | 三叉神経中脳路核 |
| 茎突咽頭筋の運動枝 |  | 疑核 |
| 耳下腺 | 耳神経節 | 下唾液核 |

C. 解剖学的な事実
1. 舌咽神経は頭蓋骨を頸静脈孔から出る
2. 舌咽神経は，たった1つの筋つまり茎突咽頭筋を支配する
3. 疑核は舌咽神経と迷走神経の運動枝を供給する

D. 病変
1. 迷走神経と副神経との近い関係から舌咽神経単独の麻痺はほとんどない
2. 同側の咽頭反射が消失する
3. 舌咽神経痛
   a. 突発性で激しい痛みが短時間繰り返し起こる
   b. 舌の付け根に始まり耳に放散する
   c. 飲み込んだり，かんだり，咳をしたり，話したり，扁桃や咽頭後壁に触れたりして誘発される
   d. 咽頭腫瘍に合併することがある
   e. 治療はカルバマゼピン，フェニトインあるいは手術（神経切断）
      訳者注：心停止をきたすことがある→ペースメーカー

## XI 脳神経 X：迷走神経

A. 機能
1. GSA：声帯，外耳，外耳道，鼓膜外面からの知覚
2. GVA：喉頭から腸にかけての内臓感覚
3. SVE：咽頭，喉頭，口蓋にかけての横紋筋の運動枝。ただし茎乳突筋（舌咽神経）と口蓋帆張筋（三叉神経第三枝）を除く
4. GVE：咽頭，喉頭と，内臓筋の平滑筋に対する筋枝

B. 神経路

| 機能 | 神経節 | 神経核 |
| --- | --- | --- |
| 感覚（外耳，外耳道，鼓膜の外面） | 上神経節（頸静脈神経節） | 三叉神経脊髄路核 |
| 内臓感覚 | 下神経節（節状神経節） | 孤束核 |
| 運動枝－横紋筋 | — | 疑核 |
| 運動枝－平滑筋 | 腸管筋壁内<br>筋神経叢（アウエルバッハ（Auerbach））<br>粘膜下神経叢（マイスナー（Meissner）） | 迷走神経背側運動核 |

C. 解剖
1. 迷走神経は頭蓋骨を頸静脈孔から出る
2. 声帯の下からの感覚は反回神経で，声帯の上からの感覚は喉頭神経内枝
3. 頸部では，迷走神経は内頸静脈と内頸動脈の間を動脈壁に沿って走る

D. 障害
1. 一側性の迷走神経障害は嗄声，嚥下障害，患側の軟口蓋を挙上できない（口蓋垂は健側による）
2. 一側性の反回神経麻痺は嗄声を生じる。これは頸部の外科処置，大動脈瘤，転移性腫瘍で頸部リンパ節による圧迫で生じる

## XII 脳神経 XI：副神経

A. 機能：SVE（胸鎖乳突筋と広頸筋への運動枝）
B. 神経路
   C1～C5の副神経核→副神経→大後頭孔を通って上行→頭蓋骨を頸静脈孔から出る→胸鎖乳突筋と広頸筋へ
C. 障害
1. 同側の肩が下がり，肩甲骨は下外側へ回転し，頭は対側へ向かう

## XIII 脳神経 XII：舌下神経

A. 機能
1. GSE：舌への運動枝。核は舌下神経核（舌口蓋筋は迷走神経支配）
2. GSA：舌筋の固有感覚（舌口蓋筋をのぞく）。核は三叉神経中脳路核

B. 神経路

延髄の舌下神経核→軸索は延髄からオリーブと錐体の間を出る→舌下神経→頭蓋骨を舌下神経孔を通って出る→舌筋へ

C. 障害
1. 上位ニューロン障害：舌は障害側より離れる
2. 下位ニューロン障害：舌は障害側に向かう

## XIV 脳神経と頭蓋骨の孔

| 脳神経 | 孔 |
| --- | --- |
| 嗅神経 | 嗅板 |
| 視神経 | 上眼窩裂 |
| 動眼神経 | 上眼窩裂 |
| 滑車神経 | 上眼窩裂 |
| 三叉神経 | |
| $V_1$ －眼神経 | 上眼窩裂 |
| $V_2$ －上顎神経 | 正円孔 |
| $V_3$ －下顎神経 | 卵円孔 |
| 外転神経 | 上眼窩裂 |
| 顔面神経 | 茎乳突孔 |
| 内耳神経 | 内耳孔，外耳孔 |
| 舌咽神経 | 頸静脈孔 |
| 迷走神経 | 頸静脈孔 |
| 副神経 | 大後頭孔から入る，頸静脈孔より出る |
| 舌下神経 | 舌下神経孔 |

# 脊髄の構造と疾病

## I 疫学
A. 米国で1年間に約1万人の新しい症例
B. 米国で20万人の四肢麻痺

## II 解剖
A. 発生学
1. 神経管は妊娠3〜4週の間に外胚葉から神経板が陥入して形成される
2. 妊娠期間の最初の3分の1（13週まで）では，脊髄は脊椎と同じ長さを移動する。しかし脊椎は脊髄よりも長く伸びるので，新生児では脊髄は第3腰椎に終わる
3. 成人では脊髄は第1腰椎で終わる。しかし脊髄神経根は尾部に馬尾として続く

B. 脊髄路
1. 後索

        a. 軽いタッチ。振動覚と固有感覚
        b. 同側を上行し，延髄で交叉する
     2. 脊髄視床路（前側索）
        a. 温痛覚
        b. 脊髄ですぐに交叉する（時には1，2髄節上行してから）。ゆえに対側
     3. 皮質脊髄路
        a. 脳からの運動の命令を伝える
        b. 脳幹で交叉する。脊髄の同側を下降する
        c. 運動神経線維の80％は外側皮質脊髄路として交叉する。20％は内側皮質脊髄路として同側を下降
  C. 血管支配
     1. 椎骨動脈は1つの前脊髄動脈と2つの後脊髄動脈を出し，これが脊髄を養う
     2. 大動脈と内腸骨動脈からは髄節性の血管が胸髄と腰髄を栄養している。アダムキーヴィッツ（Adamkiewicz）の根動脈はT10かT11から出て，尾側脊髄のほとんど3分の2を栄養する
     3. 外側仙骨動脈の髄節性の分枝が仙髄を栄養する
     4. 髄節性の分枝は合流し，前後の脊髄動脈として続く
     5. 前脊髄動脈は脊髄の前3分の2を栄養する
     6. 後脊髄動脈は脊髄の後3分の1を栄養する
     7. 血管は動脈硬化症にはなりやすくない。しかし血管炎，外傷性の塞栓症，解離性動脈瘤や外科手術からの梗塞などで障害される
     8. 低血圧による分水嶺型の障害は通常上位胸髄に起こる

### III 病理
  A. 急性期
     1. 毛細血管周囲の出血は融合し拡大する
     2. 実験結果：灰白質の梗塞に続き，4時間後には白質の浮腫が現れる。全体の血栓症は8時間後に壊死と麻痺をきたす
  B. 慢性期
     1. 壊死組織に数カ月かけてグリオーシスが起こる
     2. 空洞を形成することもある（p.50，V原因，G.変性疾患の項参照）

### IV 局在診断
  A. 中枢神経（脊髄）対末梢神経系
     1. あるレベル以下の感覚障害は脊髄障害を意味する。しかし，そのレベル以上のどこであってもよい。というのは，脊髄は足の感覚は脊髄の外側，腕の感覚は脊髄の内側というように薄層を重ねたようになっているから。脊髄圧迫で外から内への障害があるとすると，上のほうが障害される高さであっても，身体の下部が最初に障害

される。感覚障害を末梢神経の障害と取り違えないこと
   2. 膀胱直腸障害は脊髄障害を疑う
   3. 背部痛と脊椎の圧痛は最も確実な局所徴候である
   4. 筋力低下は中枢神経疾患でも末梢神経疾患でもありうる。しかし上位運動ニューロンの徴候（腱反射亢進，バビンスキー徴候，筋トーヌスの亢進など）は，中枢神経疾患に限られる

B. 高位診断
   1. 高位頸椎
      a. 通常外傷に伴う
         (1) ジェファーソン（Jefferson）骨折：アトラス（C2）輪の破裂（飛び込み）
         (2) ハングマン（Hangman）骨折：C2椎弓根骨折とC2/C3亜脱臼
      b. 四肢麻痺と呼吸筋麻痺を伴う（横隔神経：C3, C4, C5）
   2. 下位頸椎
      a. 上腕二頭筋の筋力低下はC5, C6
      b. 上腕三頭筋，リストの伸展，回内筋の筋力低下はC7
      c. 手の筋力低下はC8, T1
      d. 腕の感覚脱失
   3. 胸椎
      a. 高位胸髄と下位頸髄は交感神経の障害（低血圧，徐脈，ホルネル（Horner）徴候（縮瞳，眼瞼下垂，発汗低下））を起こす
      b. 躯幹の感覚障害レベル
      c. さまざまの程度の下肢の筋力低下
   4. 腰椎
      a. 下肢の筋力低下
      b. 下肢とサドル領域の感覚障害
      c. 脊髄円錐：脊髄の尖端あるいは円錐部の障害は疼痛や筋力低下は少ないが，初期から膀胱直腸障害をきたす
   5. 馬尾
      a. L1以下では脊髄神経根のみの障害となる
      b. 下位運動ニューロン障害として筋力低下，腱反射消失，筋力低下がみられる。そして，膀胱直腸障害とサドル領域からL1までの感覚障害

C. 横断の局在診断
   1. 前脊髄症候群
      a. 脊髄視床路と皮質脊髄路を含み，障害部位以下の麻痺と温痛覚消失をみる
      b. 通常脊髄圧迫によって起こり，前脊髄動脈の梗塞にもよる
   2. 脊髄中央症候群
      a. 宙吊り型の痛覚消失（痛覚線維が脊髄の前交連で交叉するところの障害）と後

　　　　　索機能は保たれる
　　　b. 筋力低下は上肢＞下肢
　　　c. 残尿
　　　d. 多く頸椎過伸展で起こる
　3. 後脊髄症候群
　　　a. 主として後索の症状
　　　b. ビタミン$B_{12}$欠乏と梅毒で起こる
　4. ブラウン・セカール（Brown-Séquard）症候群
　　　a. 同側の筋力低下と触覚，固有感覚，振動覚の消失。対側の温痛覚の消失
　　　b. 脊髄半側障害で起こる

## Ⅴ　原　因
A. 機械的
　1. 変形性頸椎症
　　　a. 主として老人に見受けられる。
　　　b. 椎間板の突出，背側椎体の骨棘，部分的な亜脱臼，脊髄背部の靱帯肥厚などのさまざまな症候のとりあわせ
　　　c. 単純Ｘ線フィルムで脊柱管前後径が15mm以下だと問題を示唆する（正常16〜22mm頸椎・胸椎）
　　　d. 痙性対麻痺や運動失調に加え，頸椎が硬直し，疼痛がある。神経根の疼痛・知覚障害，上腕の腱反射低下
　2. 椎間板ヘルニア
　　　a. 最も多くL4/L5，L5/S1にみる。まれに胸椎
　　　b. 下肢の根性の疼痛と筋力低下をみ，少ないが脊髄障害を示唆する上位運動ニューロンの症状をみる
　　　c. 脊髄圧迫の徴候がなければ保存的に薬で疼痛の治療をする。そしてそれがうまくいかないときは脊椎の椎弓切除術や椎間板除去術を行う
　3. 外傷
　　　a. 外傷の種類，場所によりさまざまである
　　　b. 飛び道具でなければ，前屈，後屈，頸部後屈による障害が多い
　　　c. 脊髄ショックが起きれば，1〜2週間続く。腱反射消失，弛緩性膀胱と直腸，胃の拡張，血管運動の消失が起きる
　　　d. 上位運動ニューロンの徴候である痙性と反射亢進はのちに起きる
　　　e. 最初の2〜3時間における除圧が機能を助けるには欠かせない。ステロイドも急性期には役立つ
B. 腫瘍
　1. 硬膜外が最も多い
　　　a. 大多数は転移性である：前立腺癌，乳癌や肺癌，悪性リンパ腫と形質細胞異常

増殖症
		b. 最も多いのは胸髄である
		c. 疼痛が初発症状。夜，横臥位でより痛む。ヴァルサルヴァ（Valsalva）の手技で疼痛が増強する
		d. 局所の脊椎の圧痛
		e. 数日〜数週で神経変性が起こる
		f. 治療
			(1) デカドロン™100mgIV，次に20mgIVを6時間ごとに
			(2) 放射線治療
			(3) 外科的な除圧
	2. 硬膜内髄外腫瘍
		a. 髄膜腫（meningioma）か神経線維腫（neurofibroma）
		b. 初発症状は根性の感覚消失と非対称的な脊髄症状
	3. 硬膜内髄内腫瘍：まれ
		a. 神経膠腫（glioma）
		b. 非常にまれに転移性：悪性黒色腫，肺癌

C. 硬膜外膿瘍
	1. 背部や頭皮のせつ症または背部の小外傷に伴う。通常は菌血症が原因
	2. 脊椎結核とポット（Pott）病
	3. 骨髄炎の病巣は脊髄を圧迫するほど大きいことがある
	4. 症候は発熱，脊椎の疼痛，局所の圧痛，のちには根性の疼痛
	5. 治療は椎弓切除術と抗生物質

D. 感染
	1. 胸椎中下部が最も多い
	2. 原因は膠原病・血管炎，例えば全身性紅斑性狼瘡と風疹，流行性耳下腺炎，水痘に伴う感染後脱髄，多発性硬化症
	3. くも膜炎はくも膜の炎症とその後の線維性の肥厚で，脊髄圧迫を起こす。術後の二次的な変化あるいは過去の脊髄造影の造影剤による

E. 梗塞
	1. 通常は動脈硬化症ではなく，遠い血管の閉塞や血栓症や解離性動脈瘤，外科のクランプなどの大動脈の疾患による
	2. 時にはヘルニアを生じた髄核の顕微鏡的な断片による
	3. 動静脈奇形は梗塞をきたすことがある
		a. 多くは中年の男性で下位胸部か腰部である
		b. 運動や体位変換により症状が変動する

F. 感染
	1. 帯状疱疹：神経根性の疼痛。皮節に一致した疱疹
	2. 急性前灰白質炎（poliomyelitis）：前角細胞を破壊する

3. レトロウイルス：HTLV-I（HAM）とHIV-1
4. 神経梅毒：脊髄癆（tabes dorsalis）乱切痛，後索障害，足をうちつける歩き方

G. 変性疾患
1. 筋萎縮性側索硬化症（ALS）
2. 脊髄側索硬化症（primary lateral sclerosis）
3. 脊髄性進行性筋萎縮症（spinal muscular atrophy）
4. フリートライヒ(Friedreich)失調症
5. 脊髄空洞症
    a. 脊髄中心管の空洞形成
    b. 必ずしも変性疾患ではない。外傷，腫瘍，圧迫と壊死，壊死性脊髄炎，本態性，先天性（アーノルド・キアリ（Arnold-Chiari）奇形に併発）など
    c. 典型例は温痛覚の消失が宙吊り型に起き，首，肩，手に筋萎縮，腱反射低下

H. 代謝性：亜急性連合変性症
1. ビタミン$B_{12}$欠乏症で，後索の変性と二次的に皮質脊髄路が障害される
2. 末梢神経の障害が起こってもよい
3. 症候は，パレステジア，振動覚と位置覚の消失，下肢の筋力低下と痙性

## VI 治療

A. 急性期の治療は，前に述べたとおり，可能ならステロイドと緊急の除圧を行う
B. 2～3時間経過すると，障害をもとに戻すのはとても困難である
C. 慢性期の治療は動けないことによって二次的に生ずる問題にあてられる
1. 患者が動けないときは，褥瘡を予防するため体位交換を頻回に行う
2. 深部静脈血栓症や肺塞栓症を予防するため，ヘパリン皮下注が必要なことがある
3. イレウスや消化管潰瘍はしばしば起こる
4. 残尿から尿路感染を予防するために，フォーレカテーテルを頻回に交換する

# 神経叢と四肢

## I 腕神経叢（図10）

A. C5，C6，C7，C8，T1の前枝からなる
B. 部分
1. 前枝
2. 神経幹（上，中，下）
3. 神経幹の前後枝
4. 神経束（外側，内側，後）
C. 神経幹
1. 上神経幹：C5，C6と時にC4
2. 中神経幹：C7

図10 腕神経叢

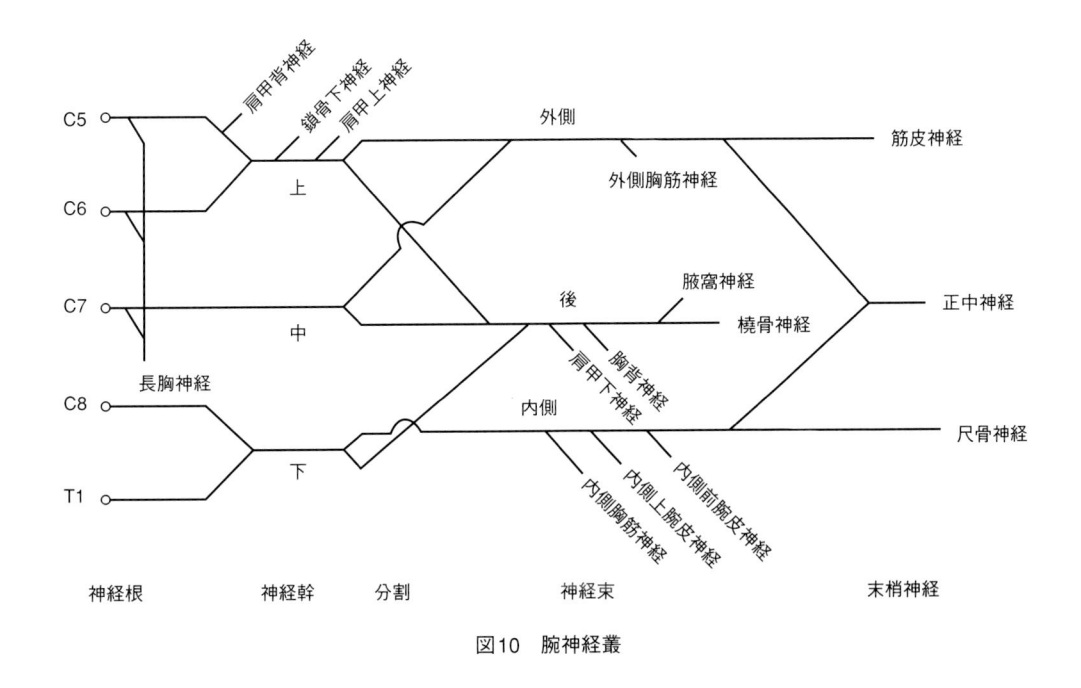

  3. 下神経幹：C8, T1と時にT2
D. 神経幹の前後枝
  1. 腹側の線維は前枝となる
  2. 背側の線維は後枝となる
E. 神経束
  1. 外側：上と中神経幹の前枝に由来する。これは筋皮神経と正中神経の外側根となる
  2. 内側：下神経幹の前枝に由来する。尺骨神経，前腕の内側皮神経，正中神経の内側根となる
  3. 後：上中外神経幹の後枝に由来する。腋下神経，橈骨神経，胸背神経，肩甲下神経となる
F. 前固定と後固定神経叢
  1. 前固定神経叢はすべての要素の脊髄レベルが1つ上がる。C4からC8からなる
  2. 後固定神経叢はすべての要素の脊髄レベルが1つ下がる。C6からT2からなる
G. マーチン・グルーバー（Martin-Gruber）吻合
  1. 人口の15〜30％にある
  2. 前腕の正中神経から尺骨神経への連絡枝である
  3. 第一背側骨間筋，母指内転筋，小指外転筋を支配する
H. 障害
  1. 腕神経叢神経炎/パーソネージ・ターナー（Parsonage-Turner）症候群/神経痛性筋萎縮症

            a. 原因：感染後神経炎
            b. 症候：局所の痛み，筋力低下，障害筋の筋萎縮
            c. 髄液は正常
            d. 予後：完全ないし部分的に軽快する
        2. エルプ・デュシェンヌ（Erb-Duchenne）症候群/上神経幹症候群
            a. 部位：C4, C5, C6, または上神経幹
            b. 原因：首への殴打または分娩外傷
            c. 症候：ウェイターのチップをもらう姿勢
            d. 予後：前腕の外転，肘の屈曲，前腕の回外，腕の回外ができない
        3. 中神経幹症候群
            a. 原因：C7または中神経幹の障害
            b. 症候：橈側筋の障害（腕橈骨筋，上腕三頭筋の一部を除く）。松葉杖の麻痺
        4. クルンプケ（Klumpke）症候群/下神経幹症候群
            a. 部位：C8とT1の麻痺（正中神経と尺骨神経の麻痺にみえる）
            b. 原因：突然腕を引っ張る，分娩時
            c. 症候：母指筋と屈筋の麻痺。平らな猿手

## II 上肢の末梢神経

   A. 長胸神経（long thoracic nerve）
      1. 神経根：C5, C6, C7
      2. 分布：前鋸筋（serratus anterior）
      3. 障害：翼状肩甲
   B. 胸神経（pectoral nerve）（前胸神経（anterior thoracic nerve））
      1. 内側胸神経
         a. 神経根：C8, T1
         b. 分布：小胸筋と下位の大胸筋
      2. 外側胸神経
         a. 神経根：C5, C6, C7
         b. 分布：大胸筋
   C. 肩甲背神経（dorsal scapular）
      1. 神経根：C5
      2. 分布：肩甲挙筋，大菱形筋，小菱形筋
   D. 鎖骨下神経（subclavian nerve）
      1. 神経根：C5, C6
      2. 分布：鎖骨下筋
   E. 肩甲上神経（suprascapular nerve）
      1. 神経根：C5, C6。上神経幹の枝
      2. 分布：棘上筋，棘下筋

3. 障害：肩甲上神経－上腕の外転が弱い
   棘下筋－上腕の外旋が弱い
F. 胸背神経（thoracodorsal nerve）
  1. 神経根：C6，C7，C8
  2. 分布：広背筋
G. 肩甲下神経（subscapular nerve）
  1. 神経根：C5，C6
  2. 分布：肩甲下筋，大円筋
H. 腋窩神経（axillary nerve）
  1. 神経根：C5，C6
  2. 分布：三角筋，小円筋
  3. 障害：三角筋の筋力低下と肩の外側に異常感覚
I. 筋皮神経（musculocutaneous nerve）
  1. 神経根：C5，C6，C7
  2. 分布：上腕二頭筋，上腕筋，烏口腕筋
  3. 障害：上腕を回外して屈曲するときの筋力低下
J. 正中神経（median nerve）
  1. 神経根：C6～T1（神経幹の3本のすべて）
  2. 正中神経だけが分布するもの
     a. 円回内筋（pronator teres）
     b. 橈側手根屈筋（flexor carpi radialis）
     c. 浅指屈筋
     d. 長掌筋
     e. 長母指屈筋
     f. 深指屈筋
     g. 短母指外転筋
     h. 母指対立筋
     i. 短母指屈筋
     j. 第1と第2虫様筋
  3. 前骨間神経は以下に分布する
     a. 長母指屈筋
     b. 深指屈筋Ⅰ，Ⅱ
     c. 方形回内筋
  4. 障害
     a. 手根管症候群
        (1) 疫学：40～60歳。女性のほうが3倍多い
        (2) 原因
           (a) 手根管の中の空間が減少

慢性関節リウマチ/ガングリオン（結節腫）/外骨腫/骨増殖/痛風/異常な筋肉，靱帯/先天性トンネル狭窄症
            (b) 圧感受性の亢進
                糖尿病/遺伝性圧脆弱ニューロパチー/頸部神経根障害を合併
            (c) 原因不明
                妊娠，授乳/甲状腺機能低下症または甲状腺機能亢進症/末端肥大症/アミロイドーシス/多発骨髄腫/慢性腎不全/家族性手根管症候群/仕事に関連/ビタミン$B_6$欠乏
            (d) 本態性
        (3) 症状
            (a) 腕，手，母指，1,2指の疼痛と感覚低下
            (b) 夜に症状が起こりやすい
        (4) 症候
            (a) ティネル（Tinel）徴候：腕関節の叩打でジンジンする
            (b) ファーレン（Phalen）徴候：腕関節を屈曲するとジンジンする
            (c) 母指球の筋萎縮
            (d) 正中神経領域の手掌の感覚脱失
            (e) 母指の外転と対立の障害
            (f) ローマ教皇の祝福の手
    b. 円回内筋症候群（pronator teres）
        (1) 原因：円回内筋による正中神経の圧迫
        (2) 症状：前腕の疼痛。活動や，特に回内で悪くなる
        (3) 症候：円回内筋にティネル（Tinel）徴候を認める。筋力低下はマイルド
    c. 前骨間神経症候群
        (1) 原因：線維性の鞘で前骨間神経が圧迫される
        (2) 症状：前腕の疼痛
        (3) 症候：長母指屈筋と半数以上の深指屈筋の筋力低下

K. 尺骨神経（ulnar nerve）
    1. 神経根：C8とT1－下神経幹
    2. 分布
        a. 尺側手根屈筋
        b. 深指屈筋Ⅲ，Ⅳ
        c. 母指内転筋
        d. 骨間筋
        e. 第3，第4虫様筋
        f. 短母指屈筋（深頭部）
        g. 短掌筋
        h. 小指外転筋
        i. 小指対立筋
        j. 小指屈筋

3. 障害
    a. 肘における圧迫（尺骨の溝，肘部管（cubital tunnel）症候群）
        (1) 手首の屈曲と内転ができない
        (2) 第3，第4指の屈曲ができない
        (3) 小指球の消失（対立と外転）
        (4) 母指の内転ができない
        (5) 指の外転と内転ができない
        (6) 小指球と骨間筋の萎縮
        (7) 第3指の外側と第4指の感覚消失
        (8) 鷲手（訳者注：ビールジョッキを持つ手）
    b. ギヨン（Guyon）管での圧迫：肘での圧迫と同様
    c. 検査手技：フロマン（Froment）徴候－内転筋の脱力を補うため，母指の屈曲がみられる

L. 橈骨神経（radial nerve）
1. 神経根：C5～C8－後枝と後神経束
2. 橈骨神経の分布
    a. 上腕三頭筋
    b. 肘筋
    c. 腕橈骨筋
    d. 長橈側手根伸筋（ECR）
3. 後骨間神経（最終枝）の分布
    a. 短橈側手根伸筋
    b. 回外筋
    c. 指伸筋
    d. 小指伸筋
    e. 尺側手根伸筋
    f. 長母指外転筋
    g. 長母指伸筋
    h. 短母指伸筋
    i. 示指伸筋
4. 障害
    a. 橈骨神経溝圧迫徴候（土曜の夜麻痺）
        (1) 前腕の屈曲が弱い（腕橈骨筋）
        (2) 手首，指が垂れ下がる
        (3) 遠位関節で指の伸筋は保たれる
        (4) 回外が消失
        (5) 手の内転が消失
        (6) 母指の外転が消失
        (7) 手の甲，母指，1指，2指の知覚消失
    b. 腋窩神経の圧迫徴候：橈骨神経溝の圧迫に加えて上腕三頭筋の麻痺

c. 後骨間神経症候群/回外筋症候群の徴候
   (1) 感覚障害はない

### 上肢の神経－筋の関係

| 節 | 筋 | 神経 |
|---|---|---|
| C5～C6 | 上腕二頭筋 | 筋皮神経 |
| C5～C6 | 上腕筋 | 筋皮神経と橈骨神経 |
| C5～C6 | 腕橈骨筋 | 橈骨神経 |
| C5～C6 | 烏口腕筋 | 筋皮神経 |
| C5～C6 | 三角筋 | 腋窩神経 |
| C5～C6 | 棘下筋 | 肩甲上神経 |
| C5～C6 | 肩甲下筋 | 上肩甲下神経, 下肩甲下神経 |
| C5～C6 | 棘上筋 | 肩甲上神経 |
| C5～C6 | 大円筋 | 肩甲下神経下部 |
| C5～C6 | 小円筋 | 腋窩神経 |
| C6～C7 | 長母指外転筋 | 橈骨神経 深枝 |
| C6～C7 | 短橈側手根伸筋 | 橈骨神経 深枝 |
| C6～C7 | 長橈側手根伸筋 | 橈骨神経 |
| C6～C7 | 短母指伸筋 | 橈骨神経 深枝 |
| C6～C7 | 橈側手根屈筋 | 正中神経 |
| C6～C7 | 長掌筋 | 正中神経 |
| C6～C7 | 円回内筋 | 正中神経 |
| C6～C7 | 回外筋 | 橈骨神経 深枝 |
| C6～C7 | 尺側手根伸筋 | 橈骨神経 深枝 |
| C6～C7 | 総指伸筋 | 橈骨神経 深枝 |
| C6～C7 | 示指伸筋 | 橈骨神経 深枝 |
| C6～C7 | 長母指伸筋 | 橈骨神経 深枝 |
| C6～C7 | 上腕三頭筋 | 橈骨神経 |
| C7～C8 | 肘筋 | 橈骨神経 |
| C7～C8 | 小指伸筋 | 橈骨神経 深枝 |
| C7～C8 | 深指屈筋 | 正中神経と尺骨神経 |
| C7～C8 | 浅指屈筋 | 正中神経 |
| C8～T1 | 小指外転筋 | 尺骨神経 深枝 |
| C8～T1 | 短母指外転筋 | 正中神経 |
| C8～T1 | 母指内転筋 | 尺骨神経 深枝 |
| C8～T1 | 尺側手根屈筋 | 尺骨神経 |
| C8～T1 | 小指屈筋 | 尺骨神経 深枝 |
| C8～T1 | 短母指屈筋 | 正中神経 |
| C8～T1 | 長母指屈筋 | 正中神経 |
| C8～T1 | 骨間筋 | 尺骨神経 深枝 |
| C8～T1 | 虫様筋 | 尺骨神経 深枝と正中神経 |
| C8～T1 | 小指対立筋 | 尺骨神経 深枝 |
| C8～T1 | 母指対立筋 | 正中神経 |
| C8～T1 | 短掌筋 | 尺骨神経 浅枝 |
| C8～T1 | 方形回内筋 | 正中神経 |

　　　　(2) 垂れ指
　　　　(3) 母指の伸展ができない

## III　下肢の末梢神経 (図11, 12)

A. 腸骨下腹神経 (iliohypogastric nerve)
   1. 神経根：T12, L1
   2. 分布：臀部と恥骨の上の皮膚
B. 腸骨鼠径神経 (ilioinguinal nerve)
   1. 神経根：T12, L1
   2. 分布：恥丘とペニスの基部の皮膚
C. 陰部大腿神経 (genitofemora nerve)
   1. 神経根：L1, L2
   2. 分布：挙睾筋
D. 外側大腿皮神経 (lateral femoral nerve)
   1. 神経根：L2, L3
   2. 分布：大腿外側の皮膚
   3. 病変
      a. 大腿皮神経錯痛 (meralgia paresthetica)
         (1) 神経の絞扼性障害。焼けるようなパレステジアを生じる
         (2) 肥満，長時間の歩行によって悪化する
E. 閉鎖神経 (obturator nerve)
   1. 神経根：L2, L3, L4
   2. 分布
      a. 臀部の内転：閉鎖筋，薄筋
      b. 大腿内側の皮膚
   3. 病変：胎児の頭部や鉗子で障害される
F. 大腿神経 (femoral nerve)
   1. 神経根：L2, L3, L4
   2. 分布
      a. 臀部の屈曲：腸腰筋，縫工筋，恥骨筋
      b. 膝の伸展：大腿直筋，広筋
      c. 大腿の前皮神経
      d. 伏在神経：膝以下の下肢内側の皮膚
   3. 病変
      a. 骨盤の中で大腿神経が障害されたときのみ，腰筋の筋力低下が起こる
      b. 臀部の内転をして大腿神経障害と神経叢障害の鑑別をする
      c. 鑑別
         (1) 糖尿病

　　　　　(2) 腫瘍
　　　　　(3) 外科
　　　　　(4) 外傷
　　　　　(5) 結節性動脈炎
G. 上殿神経（superior gluteal nerve）
　　1. 神経根：L4, L5, S1
　　2. 分布：小殿筋, 中殿筋
H. 下殿神経（inferior gluteal nerve）
　　1. 神経根：L4, L5, S1, S2
　　2. 分布：大殿筋
I. 坐骨神経（sciatic nerve）
　　1. 神経根：L4, L5, S1, S2, S3
　　2. 分布
　　　　a. 膝の屈曲：大腿二頭筋, 半膜様筋, 半腱様筋
　　　　b. 脛骨神経（tibial nerve）（足底屈と内転）
　　　　　(1) 足底屈：腓腹筋, ヒラメ筋, 長母指屈筋, 指屈筋
　　　　　(2) 腓腹神経：ふくらはぎ, かかと, 足の外側の感覚
　　　　c. 総腓骨神経（common peroneal nerve）
　　　　　(1) 深腓骨神経（deep peroneal nerve）
　　　　　　(a) 背屈：前脛骨筋, 母指伸筋, 指伸筋
　　　　　　(b) 母指のみずかきの皮膚
　　　　　(2) 浅腓骨神経（superficial peroneal nerve）
　　　　　　(a) 足の外反：長腓骨筋, 短腓骨筋
　　　　　　(b) 足背の皮膚
　　　　　(3) 皮枝
　　　　　　(a) 下肢の外側の皮膚
　　3. 病変：深腓骨神経と総腓骨神経の障害を足の外反で鑑別する
J. 後大腿皮神経（posterior femoral cutaneous nerve）（図13）
　　1. 神経根：S1, S2, S3
　　2. 分布：大腿の後面の皮膚
K. 陰部神経（pudendal nerve）
　　1. 神経根：S2, S3, S4
　　2. 下直腸神経は以下に分布する
　　　　a. 外肛門括約筋
　　　　b. S4
　　3. 陰茎背神経, 陰核背神経
　　4. 会陰神経は陰嚢または陰唇に分布
L. 交感神経：T1からL2
M. 副交感神経：S2からS4

## 下肢の神経と筋の関係　まとめ

| 節 | 筋 | 神経 |
|---|---|---|
| L2～L3 | 短内転筋 | 閉鎖神経 |
| L2～L3 | 長内転筋 | 閉鎖神経 |
| L2～L3 | 薄筋 | 閉鎖神経 |
| L2～L3 | 縫工筋 | 大腿神経 |
| L2～L4 | 腸骨筋 | 大腿神経 |
| L2～L4 | 腰筋 | 大腿神経（腰筋枝） |
| L3～L4 | 外閉鎖筋 | 閉鎖神経 |
| L3～L4 | 恥骨筋 | 大腿神経 |
| L3～L4 | 大腿四頭筋 | 大腿神経 |
| L3～S1 | 大内転筋 | 閉鎖神経と坐骨神経 |
| L4～L5 | 前脛骨筋 | 深腓骨神経 |
| L4～S1 | 中殿筋 | 上殿神経 |
| L4～S1 | 小殿筋 | 上殿神経 |
| L4～S1 | 下双子筋 | 大腿方形筋への分枝 |
| L4～S1 | 虫様筋 | 内側と外側足底神経 |
| L4～S1 | 足底筋 | 脛骨神経 |
| L4～S1 | 膝窩筋 | 脛骨神経 |
| L4～S1 | 大腿方形筋 | 大腿方形筋への分枝 |
| L4～S1 | 大腿筋膜張筋 | 上殿神経 |
| L4～S2 | 大腿二頭筋 | 坐骨神経 |
| L4～S2 | 半膜様筋 | 坐骨神経 |
| L4～S2 | 半腱様筋 | 坐骨神経 |
| L5～S1 | 長指伸筋 | 深腓骨神経 |
| L5～S1 | 長母指伸筋 | 深腓骨神経 |
| L5～S1 | 短腓骨筋 | 浅腓骨神経 |
| L5～S1 | 長腓骨筋 | 腓骨神経 |
| L5～S1 | 脛骨筋 | 脛骨神経 |
| L5～S2 | 大殿筋 | 下殿神経 |
| L5～S2 | 内閉鎖筋 | 内閉鎖筋への分枝 |
| L5～S2 | ヒラメ筋 | 脛骨神経 |
| L5～S2 | 上双子筋 | 内閉鎖筋への分枝 |
| L5～S2 | 大腿二頭筋 | 坐骨神経 |
| S1～S2 | 小指外転筋 | 外側足底神経 |
| S1～S2 | 母指外転筋 | 内側足底神経 |
| S1～S2 | 母指内転筋 | 外側足底神経 |
| S1～S2 | 短指伸筋 | 深腓骨神経 |
| S1～S2 | 短母指伸筋 | 深腓骨神経 |
| S1～S2 | 小指屈筋 | 外側足底神経 |
| S1～S2 | 短指屈筋 | 内側足底神経 |
| S1～S2 | 長指屈筋 | 腓骨神経 |
| S1～S2 | 短母指屈筋 | 内側足底神経 |
| S1～S2 | 長母指屈筋 | 腓骨神経 |
| S1～S2 | 腓腹筋 | 腓骨神経 |
| S1～S2 | 骨間筋 | 外側足底神経 |
| S1～S2 | 梨状筋 | 梨状筋への分枝 |
| S1～S2 | 足底方形筋 | 外側足底神経 |

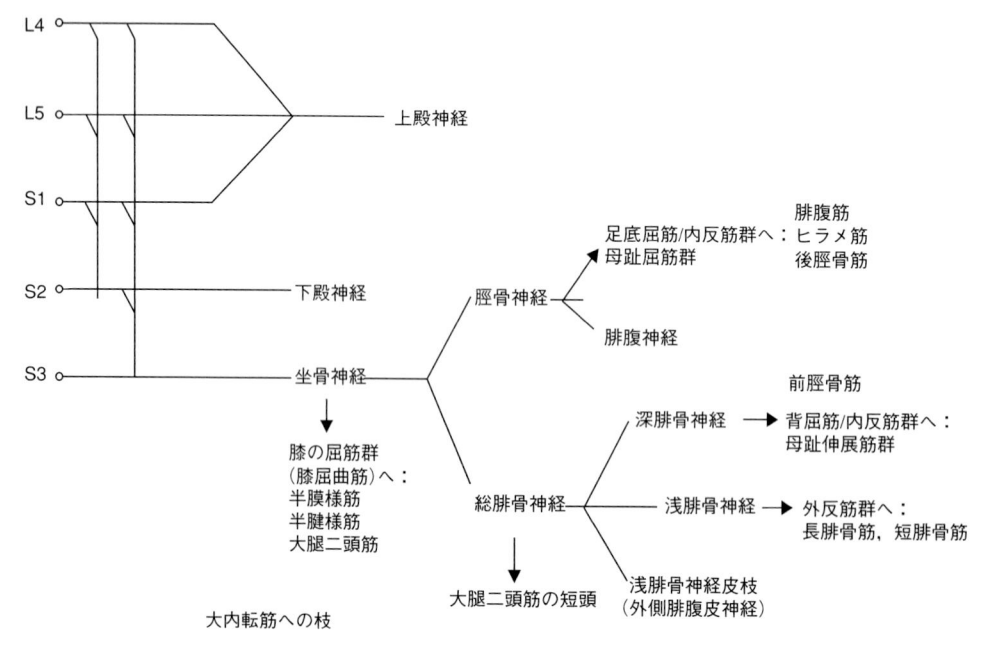

```
L4 ──┐
     ├──────┐
L5 ──┤      ├──────── 上殿神経
     ├──┐   │
S1 ──┤  │   │
     │  │   │
S2 ──┤  ├───┴──── 下殿神経
     │  │
S3 ──┘  └── 坐骨神経 ──┬── 脛骨神経 ──┬→ 足底屈筋/内反筋群へ：腓腹筋
                     │              │                  ヒラメ筋
                     │              │                  後脛骨筋
                     │              │                  母趾屈筋群
                     │              └── 腓腹神経
                     │
                     │                            前脛骨筋
                     │              ┌── 深腓骨神経 → 背屈筋/内反筋群へ：
                     │              │                  母趾伸展筋群
                     ├── 総腓骨神経 ─┼── 浅腓骨神経 → 外反筋群へ：
                     │              │                  長腓骨筋，短腓骨筋
                     │              └── 浅腓骨神経皮枝
                     │                  (外側腓腹皮神経)
                     ↓
                  膝の屈筋群
                  (膝屈曲筋)へ：
                  半膜様筋
                  半腱様筋        大腿二頭筋の短頭
                  大腿二頭筋

大内転筋への枝

               図11　腰仙骨神経叢


T12 ─────────────── 肋下神経
        ┌────────── 腸骨下腹神経
        │    ┌───── 腸骨鼠径神経
L1 ─────┤    │
        │    │
        └────┴───── 陰部大腿神経

L2 ──┐
     ├──────────── 外側大腿皮神経
L3 ──┤
     │     ┌── 閉鎖神経 → 大腿内転筋群へ：長内転筋，短内転筋，大内転筋
     │     │                              閉鎖筋，薄筋
L4 ──┴─────┤
           │                膝の伸展筋群へ：大腿四頭筋（広筋），大腿直筋
           └── 大腿神経 ──┬── 前大腿皮神経
                          └── 伏在神経

                股関節屈筋群へ：
                恥骨筋
                腸腰筋
                縫工筋

               図12　腰神経叢
```

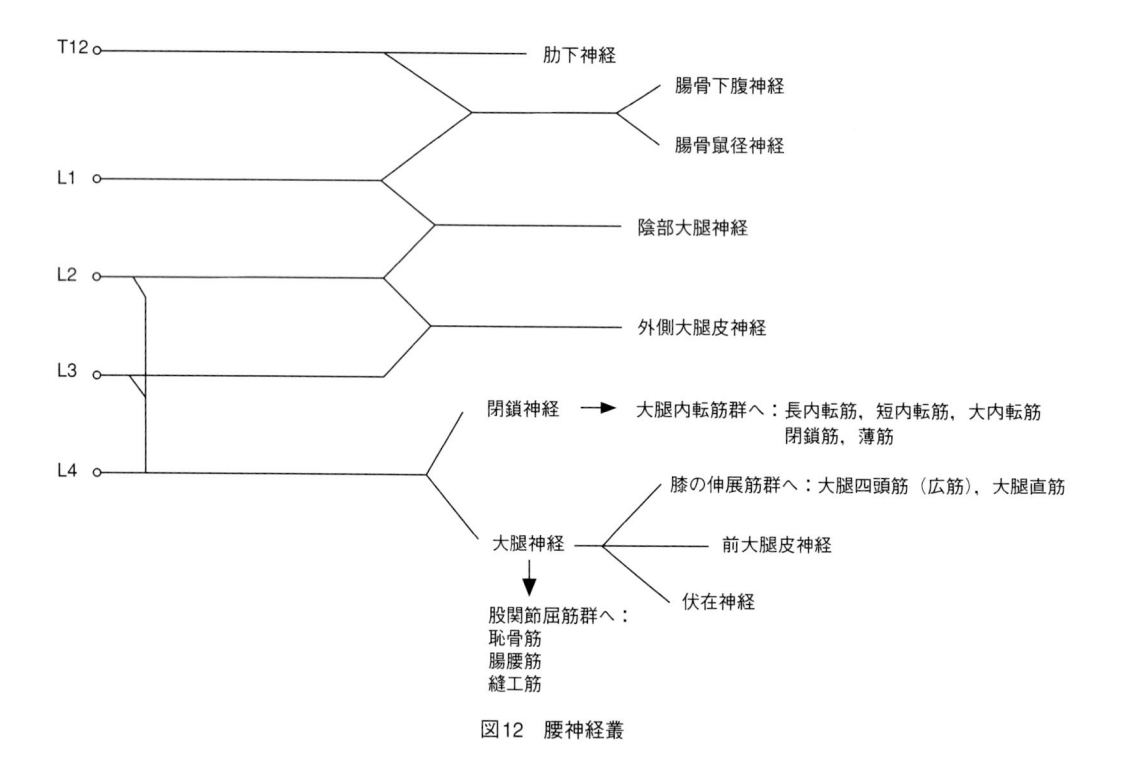

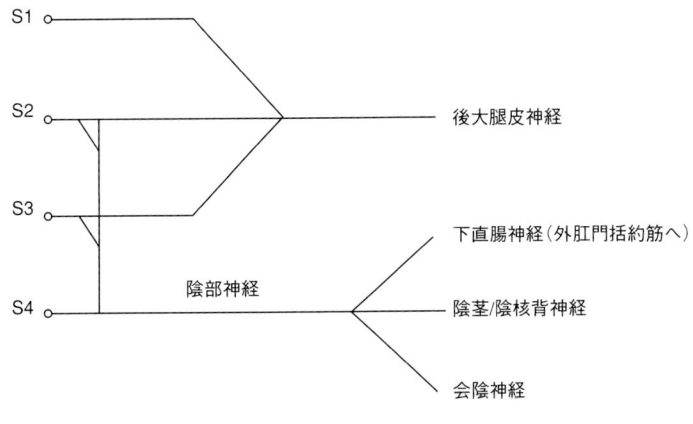

```
S1 ─┐
S2 ─┼──────── 後大腿皮神経
    │
S3 ─┤
    │    陰部神経 ┌── 下直腸神経(外肛門括約筋へ)
S4 ─┴──────────┼── 陰茎/陰核背神経
                └── 会陰神経
```

図13　仙骨神経叢

## IV　膀　胱

A. 排尿
  1. 排尿中枢は橋にある
  2. 交感神経はT11からL2まで
  3. 排尿筋を抑制する
  4. 膀胱三角を活性化する

B. 排泄のコントロール
  1. 副交感神経S2からS4
     a. 排尿筋を収縮する
  2. S2からS4の随意運動
     a. 外尿道括約筋

C. 治療
  1. 排尿反射の消失
     a. カテーテル
     b. クレデ法（無緊張性麻痺性膀胱での用手圧迫による排尿法）
     c. 留置カテーテル（Foley）
     d. 人工膀胱
  2. 排尿反射の亢進
     a. 抗コリン薬
     b. カテーテル
     c. バイオフィードバック
     d. 電気刺激
     e. 膀胱拡大術
     f. 除神経

3. 協働不全
    a. バクロフェン
4. 残尿
    a. αブロッカー
5. 1回尿量の減少（神経原性）
    a. 抗コリン薬
        注：ウロダイナミックスは非常に不快なものだから，絶対必要なときに限る

# 筋

## I 解剖学
### A. 筋線維
1. 筋は無数の線維からなる。線維は1つの細胞を構成している
2. 筋線維鞘：筋の細胞膜。多糖体を膠原線維がカバーしている。この外膜は線維の終わりで腱に合体する
3. 筋形質：筋細胞の細胞質
4. 筋小胞体：筋細胞には特別の小胞体がある

### B. 筋原線維
1. 1つ1つの筋線維は数百から数千の円柱状の筋原線維と呼ばれる構造を含む。これが細胞の収縮を行わせる単位である
2. 1つ1つの筋原線維はサルコメア（筋線維分節）が端と端を接して張っている
    a. サルコメア（筋線維分節）はその端をZ帯というタンパク質を含む帯に張っている
    b. Z帯についているのは，主としてアクチンからなる微細線維である
    c. アクチンフィラメントの間に，主としてミオシンからなっている太い微細線維がある
    d. 1つの筋線維分節は1,500のミオシンと3,000のアクチンからなる
    e. 光学顕微鏡でみると，オーバーラップしているアクチンとミオシンは一連の明るい帯と暗い帯からなっている。これらはI帯（明るい，アクチンだけ），A帯（暗い，ミオシンとオーバーラップするアクチン），H帯（明るい，筋が安静時以上に収縮しているときはA帯のセンターに現れる）がある
3. 1つ1つの筋原線維は筋小胞体に囲まれている。これは平らな袋状の構造をもっており，筋原線維をかこっている
4. 微細な陥入が筋線維鞘にあり，T-tubulesと呼ばれている．これも筋原線維に編み込まれている。T-tubulesは直接細胞外のスペースに交通している

### C. 筋フィラメント
1. 細いフィラメント
    a. 主としてアクチンが重合して長い鎖になり，二重らせん構造に編み上げられて

いる
   b. トロポミオシンは長い線維状のタンパクで，アクチンヘリックスのまわりに2つの間の溝に沿って巻きついている
   c. トロポニンは小さな分子で，トロポミオシンフィラメントに一定の間隔でついている
 2. 太いフィラメント
   a. 太いフィラメントは250のミオシン分子からなっている
   b. 1つ1つのミオシン分子は2つの絡み合う尾部と2つの球状の頭部をもっている。頭部はATPaseを含んでいる（ATPをADPとPiに加水分解する）

## II 筋収縮

1950年代まで，筋収縮は個々の筋タンパクの収縮で起こると考えられていた。1954年にフィラメントのスライド説が提唱された。太いフィラメントと細いフィラメントがスライドして，筋線維分節の長さが短くなる，というものである

### A. 活動電位
1. 神経筋接合部のアセチルコリンが筋の受容器に結びついて筋膜の活動電位を発生する
2. 活動電位は細胞内横行小管（T-tubule）を伝わり，筋線維中に広がる。細胞内横行小管（T-tubule）システムはすべての筋線維分節がほぼ同時に収縮し，なまけた筋線維分節でキャンセルしない仕組みとなっている

### B. カルシウムの役割
1. 細胞内横行小管（T-tubule）の脱分極は筋小胞体の中の電圧で堰をされているチャネルを活性化し，カルシウムの放出をする。カルシウムは正常では筋小胞体にまわりの細胞質よりも高い濃度で蓄えられている
2. カルシウムはトロポニンと結びつき，アクチン分子の構造的な変化を生じミオシンの頭部に対する受容体を表す

### C. スライドの機構
1. ミオシンの頭部は自然に露出したアクチンの位置に結合する。ミオシンの頭部の近くの場所は，それぞれアクチンの近くの場所に結合し，その結果ミオシンの頭部の回転が起きる
2. この回転はアクチンフィラメントを筋線維分節の中心にもっていき，筋線維分節の短縮が起こる
3. ミオシン頭部が回転したあと，それに含まれるATPaseがATPをADPに加水分解する。この反応で得たエネルギーによって，ミオシンの頭部がアクチンフィラメントから離れ，"撃鉄を引き"もとの場所に戻る
4. この結合し，回転し，離れるというプロセスを数回繰り返し，筋線維分節の短縮，筋の収縮を起こす

### D. 弛緩

1. 脱分極が終わると，カルシウムイオンは筋小胞体にポンプで戻され，トロポニンがアクチンと結合する場所をカバーする
2. ミオシンはもはや結合することができず，筋線維分節は安静時の長さに戻る

## III 筋収縮のエネルギー源
A. ATPは筋収縮を2～3秒間続けることができるだけであり，細胞内の蓄えが枯渇してしまう
B. リン酸化クレアチニンは高エネルギーのリン酸の帯をもっていてATP再生に使える。これは2～3秒間の筋収縮を行わせるにすぎない．
C. 解糖系は，グルコースを分解してエネルギーを供給できる。筋は嫌気性パスウェイ（速いが，乳酸がたまる）または酸化系パスウェイ（遅いが数時間の低いレベルの筋収縮を続けられる）のどちらかを使用する

## IV 筋線維の型
筋線維は筋収縮の速さと代謝の能力とで2つのタイプに分けられる
A. 速筋（II型）
 1. 横断面の面積が大きく，遅筋の10倍の筋力をだせる
 2. 筋小胞体が多く，カルシウムのリリースを早めている
 3. 解糖系酵素が多く，エネルギーの速やかな放出ができる
 4. おもに嫌気性の代謝によっているので，血液の供給は少ない
 5. 疲れやすい（分の単位）
 6. アルカリ性ATPase染色で濃く染まる
B. 遅筋（I型）　IRSと覚える（type I，Red，slow）
 1. 小さい
 2. 血管の支配がより多い
 3. 酸化の代謝に依るのでミトコンドリアが多い
 4. ミオグロビンが多い（鉄を含むタンパクで筋細胞内にあり，酸素と結合して蓄え，必要なときに放出する）
 5. ゆっくり疲労する（時間の単位）
 6. 酸性ATPase染色またはNADH染色で濃く染まる
C. 速筋で疲労しにくい線維：2つの線維型の中間型

## V 運動単位（motor unit）と筋収縮のコントロール
A. 1つの運動ニューロンと，その支配するすべての筋線維を運動単位という
B. 運動単位はいろいろの数の筋線維を含み，10（外眼筋）から100（手の筋肉）から2000（腓腹筋）までさまざまである。ユニットあたりの線維数が少ないほど，中枢神経は細かいコントロールができる
C. 1つ1つの運動ニューロンは複数の筋線維を支配しているが，1つ1つの筋線維はただ1

つの運動ニューロンによって支配される
D. 1つの運動単位内の筋線維はすべて同じタイプである（つまり速，遅）。しかしながら，筋は速筋と遅筋とがミックスしている。外眼筋は，例えば速筋が大部分であり，腓腹筋は遅筋が大部分を占めている
E. 中枢神経は筋収縮の強さを2つの機構で制御している
 1. 漸増：最も小さい運動ニューロンは脱分極しやすく，したがって最初に発火する。皮質脊髄路のインプットが増加するにつれ，徐々に大きい運動ニューロンも発火する。これはサイズの法則という
 2. 発火の頻度：運動単位が発火する頻度が増すにつれ，総量としての発火頻度が増加し，二次的に筋収縮の力が増加する。しかしながら頻度には8〜25Hzという制限がある。筋は生理条件下ではめったにテタヌスに至らない

## VI 筋紡錘

筋には2つのタイプの受容体があり，運動のコントロールに重要である。筋紡錘は筋の長さの変化を知り，ゴルジ（Golgi）腱器官（次の章で説明する）は力を測定する

A. 解剖
 1. 筋紡錘は鞘で包まれた構造で，長さは4〜10mmである。1つ1つの筋紡錘は3つの重要な要素からなる：特殊な筋線維（錘内線維という。通常の筋線維を錘外線維といって区別する），筋線維に終わる感覚の軸索，感受性を調整するための運動の軸索である。筋紡錘のカプセルは中心で厚く，端で薄くなり，ゼラチン様の液が詰まっている。筋紡錘の端はより大きな錘外線維についている。錘外線維が収縮すると錘内線維も収縮し，錘外線維が弛緩すると錘内線維も弛緩する。別の言葉で言えば，筋紡錘はパラレルについている
 2. 筋紡錘の線維は収縮しないセンターと，収縮する極が両端にある。3種類の筋紡錘の線維が知られている。それぞれ感受性が異なる
  a. 核鎖筋線維：すらっとしていて，核が一列にならんでいる
  b. 核袋筋線維：中央がふくれ，核は中央に集まっている。2種類の核袋筋線維があり，静的と動的という。一般には筋紡錘には2つの（どちらかのタイプの）核袋筋線維と約5本の核鎖筋線維がある
 3. 筋紡錘の神経支配
  a. 感覚神経：一次感覚神経終末はグループIaの軸索であり，線維の中心部にラセンを作りながら3種類の筋紡錘線維のすべてに終わる。二次感覚神経終末もあり，これは核鎖筋線維と静的な核袋筋線維にのみ分布している
  b. 運動神経：γ運動ニューロンの軸索は収縮極を支配して，感受性を調節する
B. 機能
筋紡錘は基本的に筋の長さの変化を知る。それはまた同時に長さの変化の速度を知る
 1. 筋紡錘をストレッチすると，筋紡錘は錘内線維の中央を長くすることになる。感覚神経終末を引き延ばし，引っ張り張力に感受性のあるチャネルを活性化し，膜を脱

分極し活動電位を発生する。発火の頻度はストレッチの強さに比例する
- a. 一次感覚神経終末は筋の長さの変化と絶対的な長さに著しく感受性が高い。一時的な長さの変化，例えば腱反射で起こるようなものをとらえるには理想的である
- b. 二次感覚神経終末は動的な変化には感受性が鈍いが，静的な長さに反応する。したがって，腱反射で起こるような速い一過性のインプットには影響を受けない

2. γ運動ニューロンによる筋紡錘の調節
- a. 筋肉が収縮して短くなることを想像せよ。その筋に含まれる錘内線維も同時にゆがむまで短くなる。このポイントにおいて，それは筋の収縮を知ることはできない。それはゆがんだ錘内線維の中心はもはや何も生じないからである
- b. 中枢神経系は，この問題をγ運動ニューロンを使って解決する。このニューロンが発火するとき，筋紡錘の収縮極は短くなり，しわを伸ばすことができる。このようにして，筋紡錘は再び筋の変化を感知することができる
- c. γ運動ニューロンはまた筋紡錘の感受性を中心部分にあらかじめストレッチをかけることで，よりストレッチしたときに感覚神経のアウトプットを普通より高めることができる
- d. γ運動ニューロンは通常高位のセンターによって大きな錘外筋に行くα運動ニューロンと同時に作動する。それはまた特別な運動のコントロールのレベルに応じて独立に作動することもできる

## VII 筋伸張反射

A. これは短シナプス反射であって，中枢神経系は筋トーヌスを調節し，神経科医は診断の手助けに使い，われわれは大きな堂々としたハンマーを使うのである。求心性のアーチは筋紡錘とIa線維の軸索であり，遠心性のアーチはα運動ニューロンと関連する筋である
B. 腱を叩くと一過性のストレッチが筋線維に与えられる。筋紡錘は（特に一次神経終末）このストレッチを感知し，Iaの軸索を経由して脊髄に信号を送る
C. Iaの軸索は直接その筋のα運動ニューロンにシナプスを作る。これは筋が収縮する信号を送る。同時に拮抗筋には脊髄内の介在ニューロンを介して相反性抑制がかかる
D. 腱反射は高位の中枢から調整されているが，従属的なものではない。それゆえに腱反射は脳死でもみられる

## VIII ゴルジ腱器官

A. 解剖
1. ほっそりした鞘をもった長さ1mm，径0.1mmの構造。典型的には筋と腱の移行部にあり，コラーゲン線維のメッシュワークにIb求心性線維の終末が絡んでいる
2. ゴルジ器官は筋に直列に配列している（筋紡錘は並列）

B. 機能

1. 筋の収縮はゴルジ腱器官を収縮し，これはIb求心性線維終末を伸ばす。これは脱分極し活動電位を起こす
2. 筋の受動的な収縮は少ししかIbを発火しない。しかし随意的な筋収縮はIbを十分に発火する。ゴルジ腱器官は筋の長さよりも筋の力に感受性がある
3. Ib求心線維は脊髄で抑制性の介在ニューロンにシナプスを作る。これはその筋の$\alpha$運動ニューロンにシナプスを作る。ゴルジ腱器官の刺激は筋への抑制になる。ゴルジ腱器官の働きは筋に危険な荷重がかからないようにする保護的なものと考えられている

　　例：痙性のジャックナイフ現象

# 3章

# 薬理学

## 神経伝達物質と受容器

I アセチルコリン
A. 合成：神経末端で起こる

コリン＋アセチルCoA ──コリンアセチルトランスフェラーゼ──→ アセチルコリン

これはアセチルコリン産生の律速段階である
コリンの供給が速度を決定する
B. 放出：電位依存性のカルシウムチャネルが脱分極で開き、カルシウムの流入を起こす。これがシナプス小胞の融合を起こし、神経伝達物質を放出する
C. 分解：シナプス間隙で起こる

アセチルコリン ──アセチルコリンエステラーゼ──→ コリン＋酢酸

D. 再取り込み：コリンはシナプス前ターミナルでリサイクルされる
E. 受容器
1. ムスカリン受容体（脳内、ムスカリン＞ニコチン）
a. すべての亜型はGタンパクに関係している
b. M1, 3, 5はホスフィチジルイノシトールヒドロキシラーゼを活性化する
c. M2, 4はアデニルシクラーゼを抑制する
d. ムスカリン作動物質（コリン類似薬、副交感神経興奮性）
(1) ベタネコール：膀胱（エステラーゼで分解されない）（ベサコリン™）
carbechol：腸
(2) ピロカルピン：目
(3) methacholine
e. ムスカリン遮断薬（抗コリン作用）
(1) アトロピン、スコポラミン、三環系抗うつ薬
(2) 瞳孔散瞳、頻脈、分泌減少、発汗減少、眼圧上昇

            (3) パーキンソンの振戦と固縮に効果あり
        2. ニコチン受容体（N1からN4）
            a. 神経筋接合部（NMJ）と神経の受容体は薬理学的に異なる
            b. ニコチン遮断薬
                (1) ツボクラーレ：NMJにおける競合的拮抗薬で自律神経をブロックし，低血圧を起こす
                (2) サクシニルコリン：脱分極性ブロッカー
                (3) atracurium：生体のpHで半減期が短い
F. 中枢神経系の供給源
    1. マイネルト核
    2. ブローカの対角帯
    3. 尾状核
G. 存在部位
    1. ニコチン様とムスカリン様
        a. すべての節前線維のシナプス（交感神経および副交感神経）
        b. 中枢神経（M＞N）
    2. ムスカリン様
        a. すべての副交感神経の節後線維
        b. 汗腺の交感神経の節後線維（その他の交感神経の節後線維はエピネフリンかノルエピネフリン）
    3. ニコチン様
        a. 神経筋接合部（NMJ）
        b. 副腎髄質
H. 疾患
    1. アセチルコリン欠乏
        a. 神経筋接合部（NMJ）での分泌のブロック（シナプス前の障害）
            (1) ボツリヌス毒素：シナプス前の小胞の運動性をブロックする
            (2) ランバート・イートン（Lambert-Eaton）症候群：シナプス前のカルシウムチャネルのブロック
            (3) ダニ麻痺
            (4) ウミヘビの毒素
        b. NMJ受容器のブロック（シナプス後膜の障害）
            (1) 重症筋無力症：アセチルコリン受容体
            (2) 脱分極によるブロック：サクシニルコリン
            (3) 非脱分極性のブロック：クラーレ，プロカインアミド，アミノグリコシド
            (4) $\alpha$ブンガロトキシン：非可逆性のアセチルコリン受容体のブロック
        c. アルツハイマー（Alzheimer）病
            (1) nucleus nasalisにおけるアセチルコリン作動性神経細胞の変性
            (2) 基底前脳系の萎縮

2. アセチルコリンの過剰
   a. 抗コリンエステラーゼ（アセチルコリンエステラーゼの拮抗薬）
      (1) アセチルコリンのシナプス間隙における崩壊を防ぎ，シナプス間隙における使えるアセチルコリンを増やす。次にいくつかの例をあげる
         (a) ピリドスチグミン（メスチノン™）：重症筋無力症で用いる
         (b) フィゾスチグミン
         (c) エドロホニウム（アンチレクス™）
         (d) tacrine, ドネペジル：アルツハイマー病に用いる
         (e) 有機リン，diiopropyl fluorophosphate, サリン，ソマン：非可逆性
   b. 黒後家蜘蛛（black widow spider）の毒
      (1) アセチルコリンの大量の放出を招く
   c. βブンガロトキシン
      (1) アセチルコリン放出を促す

## II ノルエピネフリン（NE）

### A. 合成

L-チロシン → レボドパ → ドパミン → NE
（チロシンハイドロキシラーゼ）（LAAデカルボキシラーゼ）（βハイドロキシラーゼ）

1. 律速段階はチロシンハイドロキシラーゼである
2. ノルエピネフリンはチロシンハイドロキシラーゼの抑制フィードバックをする
3. L-芳香族アミノ酸（LAA）デカルボキシラーゼはビタミン$B_6$を補酵素としている
4. ドパミンβハイドロキシラーゼは銅を含む酵素で，酸素とビタミンCを補酵素とする
5. NEは副腎の中のみでフェニルエタノラミン-N-メチル・トランスフェラーゼでエピネフリンに変換される

### B. 貯蔵
1. ドパミンとNEはマグネシウムとATP-依存プロセスで，シナプス小胞に輸送される
2. レセルピンとテトラベナジンでシナプス小胞への輸送が抑制される
3. ドパミンからNEへの酸化は，シナプス小胞の中で起きる
4. NEはシナプス小胞からアンフェタミンやエフェドリンによって追い出される

### C. 放出
1. シナプス小胞はカルシウムが入ることによる脱分極によって放出される
2. シナプス間隙のカテコールアミンはさらにシナプス小胞を放出することを抑制する
3. アンフェタミンは放出を増加する

### D. 代謝
カテコールアミンの代謝はアセチルコリンの代謝よりも遅い
カテコール-O-メチル・トランスフェラーゼ（COMT）とモノアミンオキシダーゼ（MAO）はカテコールアミンの2つの重要な代謝の酵素である

$$\text{NE} \xrightarrow{\text{COMT}} \text{NM} \xrightarrow{\text{MAO}} \text{MHPG} \xrightarrow{\text{Sulfo Transferase}} \text{MHPG-s}$$

1. モノアミンオキシダーゼ（MAO）
   a. シナプス前のミトコンドリアの外膜とシナプス後の細胞膜に見出されている。MAO$_b$は主として中枢神経内に認められている
   b. MAO$_a$はclorgylineとpargylineでブロックされる
   c. MAO$_b$はセレギリンとpargylineでブロックされる
2. カテコール-O-メチル・トランスフェラーゼ（COMT）
   a. シナプス後の細胞膜にのみ見出されている
   b. COMTはtropoloneでブロックされる

E. 再吸収
1. 再吸収はノルエピネフリンターミナルの主要な態様である
2. 再吸収はNa/ATPチャネルによって行われる
3. 再吸収はコカイン，ノルトリプチリン，アミトリプチリン，イミプラミンとdesipramineによって阻害される

F. 受容体
1. すべての受容体はGタンパクを介して働く
2. $\alpha$1はエピネフリンに最も感受性が高く，プラゾシンとクロニジンによってブロックされる。これはシナプス後である
3. $\alpha$2はアデニルシクラーゼを抑制する。そしてヨヒンビンとクロニジンによって抑制される。これはシナプス前である
4. フェントラミンとphenoxybenzamineは$\alpha$1と$\alpha$2受容体をブロックする
5. ラベタロールは$\alpha$と$\beta$受容体をブロックする

G. 局在
1. 青斑核
2. 視床下部
3. 網様体賦活系

## III ドパミン

A. 合成

$$\text{チロシン} \xrightarrow{\text{チロシン・ハイドロキシラーゼ}} \text{レボドパ} \xrightarrow{\text{LAA（B6）デカルボキシラーゼ}} \text{ドパミン}$$

チロシン・ハイドロキシラーゼ（TH）が律速酵素である
LAAデカルボキシラーゼはビタミンB$_6$に依存酵素である
ドパミンはTHとシナプス小胞の放出のフィードバック抑制をする

B. 放出：活動電位はカルシウムの流入を生じ，これはシナプス小胞の融解を生ずる
C. 代謝：再吸収後シナプス前のニューロン内のMAOがドパミンをDOPACに変える。ニュー

ロン外のシナプス後のCOMTとMAOがドパミンをホモバニリン酸（HVA）にする
D. 再吸収：シナプス前の終末はドパミントランスポーターと高い親和性を有する
E. 受容体
    1. D1, 5
        a. シナプス後Gタンパクと結合
        b. 興奮性
        c. cAMPを刺激する
    2. D2, 3, 4
        a. シナプス前：抑制性（高親和性）
        b. シナプス後：抑制性（低親和性）
F. ドパミンの神経路
    1. 黒質線条体：黒質から線条体へ
    2. 隆起漏斗
    3. mesolimbic:腹側被蓋部から辺縁帯へ/側座核
    4. mesocortical：腹側被蓋部から前前頭野へ
G. 投薬
    1. 抗精神病薬
        a. ドパミン（D2）ブロッカー：抗精神病薬は抑制性のD2受容体を抑制する。その結果興奮性の効果を出す。D2受容体との親和性は効果に比例する
    2. アンフェタミン
        a. 放出を増加し，再吸収を抑制する
    3. MAO阻害薬：抗うつ薬
        a. 代謝を抑制することでドパミンを増加する
        b. 例：セレギリン，pargyline
    4. コカインと三環系抗うつ薬
        a. 再吸収を抑制する
    5. レセルピンとtetrabenazine
        a. ドパミンとノルエピネフリンをとりこんでシナプス小胞にするところを抑制する
H. パーキンソン病のモデル（MPTP）
    1. MAOはMPTPをMPP＋（ドパミンニューロンに毒性あり）に変換する。これがセレギリンをパーキンソン病に用いる根拠である

IV セロトニン
A. 合成

トリプトファン ―（トリプトファン・ヒドロキシラーゼ）→ 5ヒドロキシトリプトファン ―（A.A.デカルボキシラーゼ）→ 5HT

トリプトファン・ヒドロキシラーゼが律速段階である

L-トリプトファンが増えると5-HT（5ヒドロキシトリプタミン）の生産が増える
アミノ酸酸脱炭酸酵素はビタミンB6を補酵素として要求する
B. 貯蔵
1. 5-HTはタンパク，2価の陽イオン，アデノシン2リン酸と顆粒中に複合物を作っている
2. 貯蔵はレセルピンとtetrabenazineによって断たれる
C. 放出
1. アンフェタミンとfenfluramineが5-HTの放出を生じる
2. クロミプラミンとアミトリプチリンは5-HTの放出と再吸収の抑制を生じる
D. 代謝

5-HT $\xrightarrow{\text{MAO}}$ ⟶ 5-HIAA（最終代謝物）

E. 再吸収：再吸収が不活化の主要な機構である
再吸収はクロミプラミン，アミトリプチリン，sertralineとfluoxetineによってブロックされる
F. 受容体
1. 5-HT1a
a. Gタンパクとリンクしアデニルシクラーゼを抑制する
b. 作動薬：buspirone
2. 5-HT1b/d
a. Gタンパクとリンクしアデニルシクラーゼを抑制する
b. 両者ともオートリセプターとして働く
c. 作動薬：スマトリプタン（5-HT1d）
3. 5-HT1c
a. 1型の受容体だけが拮抗薬を有する．5-HT2と似ている
b. Gタンパクとリンクし，PLCを活性化し，DAGとIP3を増加する
c. 作動薬：$\alpha$-メチル-5-HT, LSD
d. 拮抗薬：retanserine, pizotofem, clozapine
注：これは5-HT1受容体には拮抗薬はないという法則の例外である
4. 5-HT2
a. Gタンパクとリンクし，PLCを活性化し，DAGとIP3を増加する
b. 作動薬：$\alpha$-メチル-5-HT, LSD
c. 拮抗薬：retanserine, pizotofem, clozapine
5. 5-HT3
a. 作動薬：2-$\alpha$-5-HT
b. 拮抗薬：メトクロプラミド，コカイン（弱い），オンダンセトロン（強力）
G. CNS：中脳の縫線核

## V　グルタミン酸

A. 興奮性アミノ酸の神経伝達物質
B. 受容体
  1. N-メチル-D-アスパラギン酸（NMDA）
     a. 主としてカルシウムチャネルを活性化する
     b. 5つのバインディングサイトがチャネルの開口を変える
        (1) グルタミン酸：増加
        (2) グリシン：増加
        (3) ポリアミン：増加
        (4) マグネシウム：フローを減少する
        (5) 亜鉛：フローを減少する
     c. グルタミン酸とグリシンがチャネル開口に必要
     d. 電位依存性の拮抗薬：PCP，ケタミン，Mg，MK-801
     e. 電位非依存性の拮抗薬：亜鉛
     f. 海馬の錐体細胞に見出された
     g. 興奮毒性説：普通，NMDA受容体はマグネシウムによってブロックされている。十分量のグルタミン酸が結合するとマグネシウムによるブロックはうち消され，カルシウムが細胞内に入ることが許される。これが細胞内の細胞死に至る生化学プロセスを活性化する
  2. α-アミノ-3-ヒドロキシ-5-メチル-イソオキサゾールプロピオン酸（AMPA）
     a. 主としてナトリウムチャネルを活性化する
     b. CNSの早い興奮性シナプス後電位（EPSP）の主なソースである
     c. 受容体の親和性は AMPA＞グルタミン酸＞カイニン酸
     d. GluR3受容体がラスムッセン（Rasmussen）脳炎に関係がある
  3. カイニン酸
     a. 受容体の親和性：カイニン酸＞Glu＞AMPA
  4. APCD：GタンパクとIP3の連関反応
  5. L-AP4：GタンパクとAMPの連関反応
C. 不活化
  1. 再吸収が終止のための基本的なモードである

$$\text{グルタミン酸} \xrightarrow{\text{GAD}} \text{GABA}$$

グルタミン酸脱炭酸酵素（GAD）はビタミン$B_6$を必要とする酵素である

$B_6$反応性痙攣：$B_6$が減少すると，グルタミン酸が増加しGABAが減少する。理論的には痙攣が増加する

ビタミン$B_6$の投与は小児の痙攣を予防することがある

## VI GABA

A. 合成：抑制アミノ酸の神経伝達物質

グルタミン酸 $\xrightarrow{\text{GAD (B}_6\text{)}}$ GABA

B. 受容体
1. GABA-a：早い抑制性シナプス後電位（IPSP）。クロールイオンの伝導力を増す
   a. 次のような5つのバインディングサイトがある
      (1) ベンゾジアゼピンはクロールチャネルの開口の頻度を増す
      (2) バルビタールはクロールチャネルの開口の持続時間を増す
      (3) ステロイドサイト
      (4) ピクロトキシンサイト：ブロッカー（てんかんのモデル）
      (5) GABA
   b. 部位：大脳皮質，海馬，基底核
2. GABA-b：遅いIPSP。カリウムの伝導力を増す
   a. アデニルシクラーゼを2番目のメッセンジャーとするGタンパクとカップルする
   b. アゴニスト：バクロフェン
   c. アンタゴニスト：phaclofen
   d. 部位：小脳，脊髄

C. 不活化
1. 再吸収
2. 酵素の分解

GABA $\xrightarrow{\text{GABAトランスアミナーゼ}}$ succinic semialdehyde $\longrightarrow$ succinic acid $\longrightarrow$ TCAサイクルへ

D. GABAトランスアミナーゼの抑制
1. GABAの代謝が低下すると，GABAレベルの増加になり痙攣が少なくなる
2. いくつかの抗痙攣薬はこのメカニズムを有している
   a. バルプロ酸
   b. vigabitrin

## VII グリシン

A. 脊髄の抑制性神経伝達物質
B. 脊髄のα運動ニューロンを抑制する抑制性の介在ニューロン（Renshaw cell）の神経伝達物質として働く
C. ストリキニンでブロックされる
D. テタヌス毒素にて放出がブロックされる

## VIII タウリン

A. 抑制性の神経伝達物質

B. 身体にある最も豊富な神経伝達物質
C. 小脳の星状細胞が使う
D. ストリキニンでブロックされる

## IX アヘン様合成麻薬
A. ミュー受容体
  1. 作動薬：βエンドルフィン（最も強力），モルヒネ
  2. 拮抗薬：ナロキソン，naltrexone
  3. 麻酔薬
B. デルタ受容体
  1. 作動薬：leu-enkephalin（最も強力），met-enkephalin
  2. 拮抗薬：ナロキソン（弱い）
  3. 心筋効果
C. カッパ受容体
  1. 作動薬：dynorphins（最も強力），prodynorphins
  2. 拮抗薬：ナロキソン（とても弱い）
  3. 塩分と水の再吸収，麻酔薬
  4. ミューやデルタと違う点は，拮抗薬はモルヒネの禁断症状を消せない

## X サブスタンスP
A. 痛みの伝達物質
B. 放出はモルヒネにて抑制される
C. 放出はカルシウム依存性
D. カプサイシン：サブスタンスPを枯渇させる

## XI 神経軸索移送

| コンポーネント | 率（mm/日） | 構造 |
| --- | --- | --- |
| 早い移送 | | |
| 順行性 | 200〜400 | 神経伝達物質 |
| ミトコンドリア | 50〜100 | ミトコンドリア |
| 逆行性 | 200〜300 | ライソゾーム |
| 遅い移送 | | |
| SCb | 2〜8 | マイクロフィラメント |
| SCa | 0.2〜1 | マイクロチュブール，マイクロフィラメント |

# 抗うつ薬

## I うつ病：総合的な情報
A. 反応性うつ病60％，大うつ病25％，双極性うつ病15％
B. 生物学的アミン仮説：NEとセロトニンの代謝物質（MHPG, 5HIAA）がうつ病患者の中枢神経系では減少している

### 抗うつ薬

| | 抗アセチルコリン | 鎮静 | 低血圧 | 性機能障害 | コメント |
|---|---|---|---|---|---|
| **三環系** | | | | | |
| アミトリプチリン | ++++ | ++++ | +++ | | |
| クロミプラミン | ++++ | ++++ | ++++ | ++++ | 強迫神経症に使う |
| desipramine | ++ | ++ | ++ | +++ | NEの再取り込みをブロック |
| doxepin | ++++ | ++++ | ++++ | +++ | |
| イミプラミン | ++++ | +++ | ++++ | +++ | カタプレキシーに使う |
| ノルトリプチリン | ++ | ++ | ++ | +++ | |
| protriptyline | ++++ | + | ++ | +++ | |
| **SSRI** | | | | | |
| citalopram | 0 | + | 0 | ++++ | |
| fluoxetine | 0 | 0 | 0 | ++++ | |
| フルボキサミン | 0 | ++ | 0 | ++++ | |
| パロキセチン | + | + | 0 | ++++ | |
| sertraline | 0 | + | 0 | ++++ | |
| **MAO** | | | | | |
| phenelzine | ++ | ++ | ++++ | +++ | |
| **非可逆MAOインヒビター** | | | | | |
| tranylcypromine | ++ | 0 | ++++ | +++ | |
| **可逆的MAOインヒビター** | | | | | |
| アモキサピン | + | + | + | +++ | |
| bupropion | 0 | 0 | 0 | 0 | 痙攣 |
| mirtazapine | ++ | ++ | ++ | ++ | |
| nefazodone | 0 | +++ | 0 | 0 | |
| トラゾドン | + | ++++ | ++++ | 0 | |
| venlafaxine | 0 | + | + | +++ | |

## II 抗うつ薬の分類
A. 三環系（TCA）
   1. タイプ（表参照）
   2. メカニズム：NEとセロトニンの再吸収を阻害する
   3. 薬理動態：タンパクとよく結合し，脂質に溶けやすい
   4. 副作用

a. 心血管系：起立性低血圧（α-1ブロック），不整脈，心血管系抑制（抗コリン作用）
　　b. 中枢神経系：眠気，傾眠傾向，疲れ，昏迷，錯乱，幻覚（特に高齢者），痙攣の閾値を下げる，ミオクローヌス，錐体外路症状（ジスキネジア，振戦，固縮，アカシジア，ジストニアなど）
　　c. 抗コリン作用：口渇，便秘，尿閉，視力がぼやける
5. 三環系抗うつ薬の用い方：うつ病，慢性疼痛，夜尿症，強迫神経症，カタプレキシー，ナルコレプシー，注意欠陥・多動性障害（ADHD），パニック発作，過敏性腸症候群，仮性球麻痺

B. 第二世代の抗うつ薬
1. タイプ（表参照）
2. メカニズム
　　a. NE，セロトニン，ドパミンの再吸収をいろいろな組み合わせで阻害する

C. MAO阻害薬
1. MAOa型（表参照）
2. MAOb型（表参照）
3. メカニズム：モノアミンの酸化的脱アミンを抑制する
　　NE ⟶ MHPG（MAOa）
　　5HT ⟶ 5HIAA（MAOa）
　　ドパミン ⟶ HVA（MAOb）
4. 副作用
　　a. 多い：起立性低血圧，躁病，興奮
　　b. まれ：高血圧のクリーゼ。チラミンを含む食べ物（ワイン，チーズ，魚の保存食）をとることで引き起こされる。小腸の中のMAOaによるブロックはチラミンの不活性化をせず，より多くが吸収される。同様に興奮薬，交感神経様作動物質，三環系抗うつ薬，レボドパを避けること
5. 使用法：ナルコレプシー（MAO阻害薬はREM睡眠を抑制する），うつ病，恐怖症，外傷後ストレス障害，強迫神経症，食欲異常亢進

D. 中枢神経興奮薬：メチルフェニデート（リタリン™）
1. 使用法：注意欠陥・多動性障害，ナルコレプシー
2. 副作用：禁断症状はREM睡眠の増加，食欲亢進，疲れ，筋肉痛

E. リチウム
1. 使用法：双極性疾患，躁病，群発頭痛
2. 薬理：腎排泄，狭い治療域
3. 副作用
　　a. 早期：白血球増多，TSH増加
　　b. 腎間質性線維症
　　c. 乾癬症の患者に使わないこと

       d. ミオクローヌス，失調症，せん妄，眼振（クロイツフェルト・ヤコブ病に似ている）
       e. 中毒量では脳波もクロイツフェルト・ヤコブ病に似る
       f. 重症筋無力症を悪化させる
  F. buspirone：抗不安薬。低〜中等度の効果。メカニズムは5HT1a受容体のアゴニスト。静穏作用はない

# 抗精神病薬

## I 分　類
  A. フェノチアジン
       1. ピペラジン：フルフェナジン（フルメジン™）（効果が高い）/trifluoperazine（効果が高い）/ペルフェナジン（ピーゼットシー™，トリオミン™）
       2. アリファティクス：クロルプロマジン（ウインタミン™，コントミン™）
       3. ピペラジン：チオリダジン（メレリル™）
  B. チオキサンテン
       1. thiothixine
  C. ブチロフェノン
       1. ハロペリドール（セレネース™）：強力
  D. ヘテロサイクリックほか
       1. molindone
       2. loxapine
       3. ピモジド（オーラップ™）：強力
       4. clozapine：D3, D4拮抗作用
       5. リスペリドン（リスパダール™）：D3, D4拮抗作用

### 抗精神病薬の副作用

| | EPS | 作用 | 起立性低血圧・鎮静 |
|---|---|---|---|
| ハロペリドール（セレネース） | +++ | +++ | + |
| フルフェナジン | +++ | +++ | + |
| trifluoperazine | +++ | +++ | + |
| thiothixine | ++ | ++ | ++ |
| クロルプロマジン（コントミン） | + | ++ | ++/+++ |
| チオリダジン（メレリル） | + | + | ++/+++ |
| クエチアピン（セロクエル） | ± | | ++ |
| loxapine | +++ | | +++ |
| clozapine | ± | | ++ |
| リスペリドン（リスパダール） | ± | | ++ |
| オランザピン（ジプレキサ） | ± | | ++ |

EPS：錐体外路系の副作用

## II 一般的な副作用

A. 最も強力な薬剤（ハロペリドール，フルフェナジン，trifluoperazine）は錐体外路系の副作用も強いが，抗コリンの副作用は弱い
B. 最も弱い薬剤（クロルプロマジン，チオリダジン）は錐体外路系の副作用は少ないが，抗コリンの副作用は強い
C. たいていはD2受容体をブロックすることで働く。clozapineとリスペリドンはD3とD4受容体をブロックし，これまでの抗精神病薬に比して，錐体外路系の副作用が少ないといわれている
D. 最も多い副作用
    1. 神経系：ジストニア，パーキンソニズム，アカシジア，遅発性ジスキネジア，悪性症候群，痙攣の閾値の低下（特に効果の弱い薬）
    2. 抗コリン作用：口渇，発汗減少，インポテンス，残尿，便秘，輻湊調節障害（目のかすみ），心拍亢進
    3. 心循環系：起立性低血圧・反射性頻拍（α1ブロック），キニジン様の不整脈（QT延長），特にメレリル™
    4. 内分泌：無月経，乳汁分泌，女性化乳房，性欲の変化（プロラクチン抑制ホルモン（ドパミンなど）のブロックによって，プロラクチンが増加して）
    5. 鎮静：ヒスタミン拮抗作用により

## III 神経系の副作用

A. 急性
    1. 急性ジストニア
        a. 疫学：患者の2％
        b. 発症：治療開始の1～5日目
        c. 症候：通常，舌，顔，首，背
        d. 治療：抗コリン薬（benadryl）
B. 早期
    1. パーキンソニズム
        a. 疫学：患者の20～40％
        b. 発症：治療開始後5～30日後
        c. 症候：通常無動症，固縮が多い。振戦はまれ。後期の異型は，口のまわりのラビット症候群が治療開始の数カ月から数年後に起きるが，まれ
        d. 治療：抗精神病薬をやめる。抗パーキンソン病薬を使用
    2. アカシジア
        a. 疫学：患者の20％
        b. 発症：治療開始後5～60日後
        c. 症候：運動に落ち着きがない（遅発性ジスキネジアの異型の可能性あり）
        d. 治療：抗精神病薬を減量。プロプラノロール，ベンゾジアゼピン。抗コリン薬

はかえって悪くすることがある
- C. 後期
    1. 遅発性ジスキネジア
        a. 疫学；患者の20％。通常老人
        b. 発症：治療開始の3カ月から数年
        c. 症候：口，顔面のヒョレア・アテトーシスが多い。しかしながら遅発性チック，ジストニア，バリズム，アカシジアなども起こりうる。意思によってとめることができる。薬を増やすことで一時的に改善することがある。必ずしも薬をやめても改善しない
        d. 治療：抗コリン薬をやめる（悪化することもある），ドパミン枯渇薬（レセルピン，tetrabenazine），コリン作動薬
- D. 危険
    1. 抗精神病薬による悪性症候群
        a. 疫学：患者の0.5～1％。女性より男性が多い（1.4：1）。死亡率22％
        b. 症候：すべての4徴候は現れなくてもよい
            (1) 発熱
            (2) 固縮
            (3) 意識障害，昏迷
            (4) 自律神経の不安定さ
            (5) 検査：CK，白血球，肝機能検査上昇，ミオグロビン尿症
        c. 治療
            (1) 抗精神病薬，抗コリン薬をやめる
            (2) 水分供給，体温を冷やす。テレメーター
            (3) ブロモクリプチン，ダントロレン。±アマンタジン

## IV 薬に特徴的な副作用
- A. クロルプロマジン：胆汁うっ滞性の黄疸。光感受性の皮膚変化
    1. 重症筋無力症に禁忌
    2. 最も抗コリン作用
- B. チオリダジン（メレリル™）：網膜への沈着（網膜色素変性症），視野の褐色化／不整脈（キニジンのようなQT延長）
- C. clozapine：無顆粒球症（0.5～1％），頻脈，唾液分泌過多，鎮静

## V 抗精神病薬の使用法
- A. 精神分裂病，精神病
- B. トゥーレット（Tourette）病（ハロペリドール）：メチルフェニデートは悪化する
- C. 嘔気：ドパミン受容体をブロックする
- D. 鎮静・かゆみ：抗ヒスタミン作用
- E. パーキンソン病の精神症状：clozapineとリスペリドン（D3，D4に働く）

## VI ドパミン経路
- A. 黒質線条体：黒質から線条体へ
- B. 隆起漏斗系：視床下部の弓状核から漏斗（下垂体茎）
- C. 中脳辺縁系：腹側被蓋部から辺縁系・側坐核
- D. 中脳皮質系：腹側被蓋部から前前頭野

## VII 統合失調症の陽性説と陰性説
- A. 陽性症状：中脳辺縁系のドパミン過量による幻覚，精神病
- B. 陰性症状：中脳皮質系のドパミンが少ないため情動が平坦，意欲の減少

注：たいていの抗精神病薬はドパミンの受容体をブロックすることで働く．統合失調症の陽性症状にはよく効くが，陰性症状には効かない

# 神経疾患を生じる薬剤

## I 悪性症候群
抗精神病薬　　　非定型抗精神病薬
その他：アンフェタミン/コカイン/抗うつ薬/fenfluramine/アマンタジン/リチウム/レボドパ/メトクロプラミド/カルバマゼピン/phencyclidine（PCP）

## II 良性頭蓋内圧亢進

| | |
|---|---|
| アミオダロン | アムホテリシンB |
| アスピリン | シプロフロキサシン |
| 副腎ステロイド使用中止 | シトシンアラビノシド |
| ダナゾール | 成長ホルモン |
| リチウム | 非ステロイド系消炎鎮痛薬 |
| 経口避妊薬 | フェニトイン |
| レチノイド | |
| 　サルファ薬 | |
| 　テトラサイクリン | |
| 　ビタミンA | |

## III 小脳失調

| | |
|---|---|
| アルコール | 抗うつ薬 |
| シクロスポリン | シトシンアラビノシド |
| イソニアジド（INH） | リチウム |
| メトロニダゾール | フェニトイン |
| プロカインアミド | ワクチン接種 |

## IV ミオパチー

| | |
|---|---|
| アミオダロン（抗不整脈） | クロロキン |
| 抗高脂血症薬 | シメチジン |
| コルヒチン | 副腎ステロイド |
| シクロスポリン | ペニシラミン |
| 金 | 成長ホルモン |
| インターフェロン | トコン（麻薬） |
| ラベタロール（降圧薬） | フェニトイン |
| プロピルチオウラシル（抗甲状腺薬） | レチノイド |
| ビンクリスチン | ジドブジン（抗HIV） |

## V 筋肉痛

| | |
|---|---|
| ACE阻害薬 | 抗コリンエステラーゼ |
| β作動薬 | カルシウムチャネルブロッカー |
| carbimazole | シメチジン |
| クロフィブラート（抗高脂血症薬） | コルヒチン |
| 副腎皮質ホルモン使用中止 | 細胞毒性物質 |
| ダナゾール（抗ゴナドトロピン） | 利尿薬 |
| フィルグラスチム | リチウム |
| ペニシラミン | プロカインアミド |
| ジドブジン | |

## VI 神経筋接合部障害

麻酔薬：ジアゼパム/ハロタン/ケタミン/リドカイン/メトキシフルラン
抗生物質：アミノグリコシド/シプロフロキサシン/クリンダマイシン/コリスチン/ペニシリン/ポリミキシンB/スルホンアミド/テトラサイクリン/バンコマイシン
抗痙攣薬：バルビタール/カルバマゼピン/エトスクシミド/フェニトイン
心臓血管薬：抗不整脈/カルシウムチャネルブロッカー/βブロッカー

| | |
|---|---|
| 副腎皮質ステロイド | 甲状腺ホルモン |
| 神経筋接合部ブロック薬 | ボツリヌス毒素 |

抗精神病薬：クロルプロマジン/リチウム

| | |
|---|---|
| クロロキン | 利尿薬 |
| カルニチン | ヨード造影薬 |
| ケトプロフェン | 乳酸ナトリウム |
| テタヌス抗毒素 | トリヘキシフェニジル |

## VII 耳毒性物質

| | |
|---|---|
| アミノグリコシド（抗生物質） | 消炎剤 |

非アミノグリコシド（抗生物質）：アンピシリン/アジスロマイシン/セファロスポリン/クロラムフェニコール/エリスロマイシン/ポリミキシン/スルフォンアミド/バンコマイシン

抗マラリア薬　　　　　　　　　　利尿薬

抗癌薬：シスプラチン/シトシンアラビノシド

その他：βブロッカー/カルシウムチャネルブロッカー/カルバマゾール/desferoxamine/インターフェロン/リドカイン/metrizamide/経口避妊薬

## VIII 眼振

| | |
|---|---|
| アミオダロン | アミトリプチリン |
| アスピリン | バクロフェン |
| バルビタール | ベンゾジアゼピン |
| ブピバカイン | カルバマゼピン |
| セファロスポリン | 塩酸 |
| クロロキン | クロルプロマジン |
| シトシンアラビノシド | ジスルフィラム |
| フェンフルラミン | 5-フルオロウラシル |
| glutethimide | イブプロフェン |
| イソニアジド | ケタミン |
| リチウム | メペリジン |
| メプロバメート | メトリザマイド |
| ナリジキシン酸 | ニトロフラントイン |
| perhexiline | phenelzine |
| フェニトイン | ピペラジン |
| ストレプトマイシン | バルプロ酸 |

## IX パーキンソニズム

| | |
|---|---|
| アミオダロン | アムロジピン |
| アンフォテリシン | 抗癌薬 |
| カルシウムチャネルブロッカー | ジスルフィラム |
| fluoxetine | リチウム |
| マンガン | meperidine |
| メチルドパ | メチルフェニデート |
| 抗精神病薬 | phenelzine |
| プロカイン | レセルピン |
| tacrine | ワクチン |
| バルプロ酸 | |

## X 生理的振戦
抗痙攣薬：lamotrigine/バルプロ酸
$\beta$作動薬：カフェイン/fenfluramine/アンフェタミン/エフェドリン

| | |
|---|---|
| カルシウムチャネルブロッカー | $H_2$ブロッカー |
| レボドパ | リチウム |
| メチルドパ | メトクロプラミド |
| 抗精神病薬 | レセルピン |
| 三環系抗うつ薬 | ビダラビン |

離脱症状：バルビタール/ベンゾジアゼピン/$\beta$ブロッカー/麻薬

## XI ミオクローヌス

| | |
|---|---|
| 抗うつ薬 | カルバマゼピン |
| メトクロプラミド | 抗精神病薬 |
| 麻薬 | フェニトイン |
| プロパフェノン | |

## XII Restless leg症候群（下肢静止不能症候群）

| | |
|---|---|
| ベンゾジアゼピン | カルバマゼピン |
| ドロペリドール | $H_2$ブロッカー |
| レボドパ | 抗精神病薬 |

## XIII チック

| | |
|---|---|
| カルバマゼピン | コカイン |
| デキストロアンフェタミン | メチルフェニデート |
| ペモリン | 三環系抗うつ薬 |

## XIV ジストニア

| | |
|---|---|
| 抗ヒスタミン薬 | バクロフェン |
| ベサネコール | カルバマゼピン |
| クロロキン | fluoxetine |
| $H_2$ブロッカー | レボドパ |
| メトクロプラミド | ミダゾラム |
| オンダンセトロン | フェニトイン |

## XV ヒョレア

| | |
|---|---|
| アンフェタミン | アモキサピン |
| アナボリックステロイド | 抗コリン薬 |
| バクロフェン | コカイン |

抗痙攣薬：カルバマゼピン/エトサクシマイド/フェノバルビタール/フェニトイン/バルプロ酸

| | |
|---|---|
| シクロスポーリン | H₂ブロッカー |
| レボドパ | リチウム |
| methadone | 抗精神病薬 |
| 経口避妊薬 | テオフィリン |
| 三環系抗うつ薬 | |

## XVI アステリクシス

抗てんかん薬：カルバマゼピン/フェノバルビタール/プリミドン/バルプロ酸

| | |
|---|---|
| セフタジジム（モダシン™） | メチルドパ |

## XVII アカシジア

| | |
|---|---|
| 抗うつ薬 | ベンゾジアゼピン |
| buspirone | カルバマゼピン |
| レボドパ | リチウム |
| 抗精神病薬 | |

## XVIII 白質脳症

| | |
|---|---|
| アンフォテリシン | 副腎皮質ステロイド |
| シクロスポリン | FK-506 |

抗癌薬：シスプラチン/サイトシンアラビノシド/5-FU/フルダラビン/メスナ/メトトレキセート

| | |
|---|---|
| ヘロイン | インターフェロン |
| インターロイキン-2 | |

# *4*章

# 中枢神経感染症

## I 化膿性髄膜炎
### A. 起因菌は年齢と免疫の状態で異なる

**髄膜炎の起因菌**

| 新生児（1カ月未満） | 小児（1カ月～15歳） | 成人（15～60歳） | 高齢者（60歳以上） |
|---|---|---|---|
| グラム陰性桿菌（50～60％） | インフルエンザ菌（50％） | 肺炎球菌（50％） | 肺炎球菌 |
| B群レンサ球菌（30％） | 髄膜炎菌（30％） | 髄膜炎菌（25％） | グラム陰性桿菌 |
| リステリア（2～10％） | 肺炎球菌（20％） | ブドウ球菌（15％） | リステリア |

　細菌は血行性，副鼻腔や耳からの直接の進展，外傷，外科，シャント，膿瘍の破裂，または静脈洞から髄膜を侵す．細菌は一度血液脳関門を越えると繁殖する．これは積極的な免疫反応を起こす

### B. 臨床的経過
1. 発熱，頭痛，光過敏，痙攣，吐き気，嘔吐，意識障害と項部硬直をみる
2. 小児では，嘔吐，不機嫌と痙攣が最も多い
3. 高齢者では，微熱と意識障害が前景にたつ
4. 髄膜刺激症状，ケルニッヒ徴候，ブルジンスキー徴候をみる
5. 点状出血は髄膜炎菌性髄膜炎を示唆する

### C. 診断の手順
1. 血算，頭部のCT，髄液検査，血液培養，血清と髄液の抗体検査

### D. 治療
1. ただちに治療を開始する
2. 検査結果が出るのを待つことは，病気を悪化させ，死亡率を高くする
3. セフトリアキソン（ロセフィン™）を2 g/12時間ごと，またはセフォタキシム（クラフォラン™，セフォタックス™）を2 g/4時間ごと
4. リステリアを疑うときはABPCを加える（3カ月未満，または50歳以上）
5. ブドウ球菌が疑われるときは，バンコマイシンを加える

6. グラム陰性桿菌が疑われるときは，アミノグリコシドを加える
7. 小児の場合には，デキサメサゾン 15mg/kg/日を用いる
8. 髄膜炎菌に曝露した場合，予防的にリファンピシンを投与する
9. ヘルペスをカバーするためにアシクルビルを加える

E. 合併症
1. 脳卒中：通常は，血栓性静脈炎に二次的に生じる
2. 水頭症：くも膜絨毛の閉塞か，くも膜と脳の癒着による
3. 脳神経障害
4. 痙攣
5. DIC（播種性血管内凝固）：髄膜炎菌とグラム陰性桿菌が多い
6. SIADH（ADH分泌異常症候群）
7. 脳膿瘍あるいは硬膜下膿瘍
8. 脳室炎：通常は新生児

## II 硬膜下膿瘍

A. 硬膜下膿瘍は硬膜下腔の膿性滲出液である
1. 硬膜下膿瘍は典型的には静脈洞，骨髄炎，脳膿瘍あるいは脳外科の手技からの直接の延長である

B. 臨床症状
1. 頭痛，発熱，嘔気，嘔吐，精神症状
2. 徴候は多くは局所的な失語症や片麻痺，局所てんかん

C. 検査方法
1. 頭部CT
2. ルンバールをしないこと（脳ヘルニアの危険）

D. 治療
1. 外科的な排液が必要
2. 適当な抗生物質

## III 脳膿瘍

A. 脳膿瘍は脳実質内の局所的な膿性滲出液である
　　血行性，副鼻腔や中耳（最も多い）からの直接経路，外傷，まれには髄膜炎から生じる

B. 臨床症状
　　頭痛，嘔気，嘔吐，発熱，精神症状と進行性の神経症状。多くの場合，患者は感染の徴候なしに進行性の神経症状を示す。理学検査では，局所的な神経徴候と脳圧亢進症状（うっ血乳頭）が明らかになる

C. 検査方法
1. ルンバールをやってはいけない：脳膿瘍を破り，脳室炎やくも膜炎を生じることがある

        2. 脳CT（±造影剤）は灰白質と白質の境に増強効果を示す
    D. 治療
        1. 浅い膿瘍は外科的に排液すべきである
        2. そののちに抗生物質の静注（ペニシリンGとflagylとセファロスポーリン）
        3. 圧排効果のあるときはデカドロンを使う

IV ウイルス性髄膜炎
    A. ウイルス性髄膜炎はしばしば無菌性髄膜炎と呼ばれる
    B. 原因ウイルスは広汎にわたる。エンテロウイルス（コクサッキー，エコー，ポリオ），パラミクソウイルス（ムンプス），ヘルペスウイルス（エプスタイン-バー，サイトメガロウイルス，単純ヘルペス），HIVウイルス。ウイルス以外の無菌性髄膜炎の原因として，中途半端に治療された化膿性髄膜炎，結核性髄膜炎，ライム病，梅毒，アメーバ，真菌，リケッチャ，サルコイドーシス，くも膜下出血，SLE，脱髄性疾患がある
    C. 臨床経過
        1. ウイルス性髄膜炎はしばしば風邪の症状が先行する
        2. 頭痛，発熱，痙攣，嘔気，嘔吐，項部硬直
        3. 徴候はケルニッヒ（Kernig）とブルジンスキー（Brudzinski）徴候
    D. 診断
        1. 髄液は糖が軽度上昇とタンパクの上昇をみる
        2. 細胞数増加（初期は好中球，ついでリンパ球）
        3. ウイルス培養やPCRはまれに陽性となる
    E. 治療
        1. 対症的

## 非典型的細菌感染

I 結　核
    A. 原因：結核菌（*Mycobacterium tuberculosis*）
    B. 発症：危険因子はエイズとアルコールである
    C. 疾病（神経）
        1. 脳底髄膜炎と多発性脳神経炎
        2. 結核腫形成
        3. 実質炎
    D. 病理
        1. 脳底髄膜炎と下位脳神経麻痺
        2. チーズ様の肉芽腫
        3. CSF：抗酸菌染色陽性，糖著減
    E. 治療：三者併用

## II 癩

A. 原因：癩菌（*Mycobacterium leprae*）
B. 発症：長期，直接の接触により感染する
C. 疾病（神経）
   1. 皮膚と末梢神経
   2. 感染した神経の結節
   3. 繰り返す神経痛の発作が無感覚に先行する
D. 病理
   1. 感染した神経は結節様に肥厚する
   2. 菌は神経周膜にある
   3. 33％はRPR（rapid plasma reagin）偽陽性である
E. 治療：ダプソン，リファンピシン，クロファジミンを2年間投与する

## III マイコプラズマ

A. 原因：マイコプラズマ（*Mycoplasma pneumoniae*）
B. 発症：呼吸器空気感染
C. 疾病（神経）
   1. 髄膜炎
   2. 脳炎
   3. 横断性脊髄炎
   4. 急性小脳性運動失調症
   5. 感染後白質脳症
D. 病理
   1. 髄液：糖とタンパク正常。多型核白血球と単球
   2. 寒冷凝集反応は50％陽性
   3. 培養は通例，陰性
   4. 抗マイコプラズマ抗体は通常，陽性になる
E. 治療：エリスロマイシン

## IV レジオネラ

A. 原因：レジオネラ菌（*Legionella pneumophila*）
B. 発症：流行性。感染した空気，水または土
C. 疾病（神経）
   1. 急性脳脊髄炎
   2. 急性小脳性失調症
   3. ヒョレア
   4. 末梢神経炎
D. 病理：ミオグロビン尿。抗体が陽性になる

E. 治療：エリスロマイシン静注を2〜3週間，アジスロマイシン（ジスロマック™）

## スピロヘータ感染症

### I 梅毒
A. 原因：梅毒スピロヘータ（*Treponema pallidum*）
B. 発症：HIV感染症とともに増加している
C. 感染：セックスによる
D. 疾病
  1. おおいなる"詐称者"
  2. 3〜8カ月で中枢神経を障害する
  3. 25％で髄膜炎が起こり，時に慢性になる
  4. 肉芽腫やゴム腫の形成：局所徴候
  5. 血管内膜炎からの脳卒中
  6. 脊髄癆
     a. 後根，後索，脳幹
  7. 視神経炎
  8. 進行麻痺
E. 病理
  1. 髄液：単球とリンパ球浸潤，ワッセルマン陽性。タンパク増，IgGインデックス増加
  2. MHA-TP，FTA-ABS（フロレスシン・トレポネーマ抗体吸収）陽性，VDRL/RPRは三期梅毒では陰性になることもある
F. 治療
  1. ペニシリンG，400万単位静注，4時間ごと
  2. 髄液検査を6週，3カ月，6カ月，12カ月，24カ月に行う

### II ライム病
A. 原因：ボレリア・ブルグドルフェリ（*Borrelia burgdorferi*）
B. 発症：初夏の感染が最も多い
C. 感染：マダニの幼虫から媒介
D. 疾病
  1. 慢性遊走性紅斑
  2. 頭痛
  3. 筋肉痛
  4. 髄膜症
  5. 脳神経麻痺：ベル麻痺が最も多い
  6. 多発単神経炎

         7. 脱髄性疾患
　E. 病理：髄液—オリゴクローナルバンド陽性，PCR陽性
　F. 治療：アジスロマイシン，セフトリアキソン

## ウイルス疾患

### I　ポリオ
　A. 原因：エンテロウイルス（ピコルナ・ウイルス）；ポリオ，コクサッキー，エコーウイルス
　B. 発症：米国ではワクチン接種が広く行われているのでまれ
　C. 感染：大便—口
　D. 疾患：広範なスペクトラム
　　1. マイルドな中枢神経症状を伴わない感冒症状95％
　　2. 麻痺のないポリオ
　　　a. 感冒症状
　　　b. 筋肉痛（大腿二頭筋）
　　　c. 背筋痛
　　　d. 無菌性髄膜炎
　　　e. 麻痺を伴うポリオに進展することがある
　　3. 麻痺を伴うポリオ
　　　a. 急速な四肢筋と球麻痺
　　　b. 筋線維束攣縮
　　　c. 腱反射は最初は活発だが，やがて消失する
　　　d. たいていの患者は完全に寛解する
　　　e. 麻痺を残す人もいる（四肢の萎縮）
　　　f. 球麻痺は完全に回復する
　　　g. 死亡率は5〜10％
　E. 病理
　　1. 神経食作用
　　2. 視床，視床下部，運動性脳神経核，脊髄前角，小脳核に対する免疫反応
　　3. 脊髄前角細胞のカウドリー（Cowdry）B型封入体
　　4. 髄液からコクサッキーとエコーウイルスが分離されることがある
　F. 治療：対症療法。Salk（筋注）ワクチン，Sabin（経口）ワクチン

### II　帯状疱疹
　A. 原因：Varicella zoster
　B. 発症：1000対5。高齢ほど増加する。免疫抑制にて増加
　C. 発症：潜伏した帯状疱疹ウイルスによる自発的な再活性化
　D. 疾患

1. T5〜T10皮節が最も多い（66％）
2. 皮節の中の水疱と神経根痛
3. 水疱から数日たって痛みが始まることもある
4. ラムゼイ ハント（Ramsay Hunt）症候群の特徴は第7脳神経麻痺と外耳道内の水疱

E. 病理
1. 髄液の細胞増多とタンパク増加
2. 後根神経節内の炎症細胞
3. ツァンク（Tzanck）法陽性：多核の巨細胞が水疱内にある

F. 治療
1. アシクロヴィル800mg，1日5回，1週間
2. アシクロビルは病気の期間を短くする
3. アシクロビルはヘルペス後の神経痛を少なくする
4. 眼ヘルペスはアシクロビル静注
5. 疼痛のコントロールはgabapentinの投与かリドカインの塗布による

## III ヘルペス脳炎

A. 原因：成人は単純ヘルペスI型，新生児ではII型
B. 発症：米国では年間2,000例
C. 感染：散発的
1. 成人では感冒に併発して
2. 新生児では母親の陰部ヘルペス感染により

D. 疾患
1. しばしば感冒症状が先行する
2. 発熱，全身倦怠感，嘔気，嘔吐
3. 辺縁系（側頭葉と帯状回）と眼前頭回の出血性髄膜脳炎
4. 痙攣がしばしばある
5. 記憶障害
6. 行動の変化
7. 幻覚：嗅覚と味覚
8. クリューバー・ビューシー（Klüver-Bucy）症候群*

　　　*訳者注：記憶障害，情動の減弱，視覚失認，過度変形視，口唇傾向，異食症，性的機能亢進

9. 50％が死亡するか重篤な後遺症
10. 後遺症：記憶障害，痙攣，痴呆，失語症

E. 病理
1. 髄液：リンパ球増多，赤血球，キサントクロミア（黄色調）
2. PCRは培養よりも信頼がおける
3. 脳波：側頭葉の2〜3Hzのスパイク，または周期性一側てんかん型発射（PLEDs）
4. CTとMRIは辺縁系または眼窩前頭回の髄膜脳炎を明らかにできる

            5. Cowdry A 封入体
    F. 治療：アシクロビル 10mg/kg，8時間ごと，2週間

## Ⅳ Human Immunodeficiency Virus（AIDS，エイズ）
    A. 原因：HIVウイルス
    B. 頻度：広く行き渡っている
    C. 感染：セックス，体液
    D. 疾患
        1. 急性
            a. 伝染性単核球症様の疾患
            b. 無菌性髄膜炎，血清反応反転（seroconversion）の時期に多い
                (1) 患者の5～10％に起こる
                (2) HIV抗体試験はしばしば陰性。p24抗原PCRは陽性
                (3) 脳神経Ⅴ，Ⅶ，Ⅷがしばしば障害される
                (4) 髄液の細胞増多は20～300の単核球を含む
            c. ギラン・バレー（Guillain-Barré）症候群
            d. ベル（Bell）麻痺
        2. 慢性
            a. HIV痴呆
                (1) エイズ（AIDS）の最も多い神経症候群
                (2) 75％以上にみられる
                (3) 皮質下痴呆
                    (a) 遅い（精神運動遅滞）
                    (b) 短期記憶の障害
                    (c) 集中障害
                    (d) 無感情
                    (e) 忘れっぽさ
                    (f) 皮質の痴呆の徴候はない（失語など）
                (4) 著明な生理振戦
                (5) MRIはしばしばまだらの白質障害を示す
                (6) 病理
                    (a) 血管周囲細胞浸潤
                    (b) 多核の巨細胞
                    (c) 髄鞘淡染化
                    (d) マイルドな神経細胞の脱落
                    (e) 前頭葉が特に障害される
            b. 日和見感染
                (1) トキソプラズマ症
                    (a) エイズ患者の5～15％に起こる
                    (b) CD4が100～500で最も多く起こる

            (c) CTまたはMRIで浮腫と造影/輪状の造影効果
            (d) 治療はpyramethamine，クリンダマイシン，アジスロマイシンを使う
            (e) 治療に反応しなければ，中枢神経の悪性リンパ腫を考えること
        (2) 進行性多巣性白質脳症（PML）
        (3) クリプトコッカス髄膜炎
        (4) サイトメガロウイルス脳炎
            (a) 典型的にはCD4が非常に低くなったときに起きる（＜50）
            (b) 急速進行性の痴呆
            (c) 治療はガンシクロビルまたはホスカルネット（ANC＜500ならば）
        (5) 帯状疱疹
        (6) 結核
        (7) 梅毒
    c. 腫瘍
        (1) 原発性中枢神経（CNS）悪性リンパ腫（B細胞）
            (a) エイズ患者の2％にみられる
            (b) 最も多くCD4＜100で起きる
            (c) タリウムSPECTがホットスポットを示すことがある
            (d) 脳への放射線照射が3～6カ月，予後を延長することもある
            (e) ステロイドを投与すると病変が"溶ける"ので，診断を困難にする
        (2) 悪性リンパ腫による髄膜炎
        (3) カポージ（Kaposi）肉腫
            (a) 中枢神経はまれにおかされる
    d. 空胞形成ミエロパチー
        (1) エイズ患者の20％に起きる
        (2) 痙性対麻痺，知覚障害性失調症，尿失禁
        (3) 後索と側索の脱髄
            (a) 亜急性連合変性症に類似している
    e. 神経炎
        (1) CIDP（慢性炎症性脱髄性多発神経炎）：普通は腰仙部
        (2) 多発性単神経炎
        (3) 多発神経根炎：通常はサイトメガロウイルスによる
        (4) 遠位性多発神経炎：最も多い
            (a) HIV
            (b) 低用量のジダノシン：感覚性ニューロパチー
            (c) 高用量のジダノシン：有痛性ですばやい進行
            (d) イソニアジド（INH）
            (e) ザルシタビン，サニルブジン，ラミブジン：有痛性感覚性ニューロパチー
    f. 脳卒中：血管炎
    g. 痙攣
    h. 筋障害（ミオパチー）
        (1) 多発性筋炎：ステロイドが奏効することもある

(2) AZTによる赤色ぼろ繊維
　(a) アザチオプリンはミトコンドリアに毒性あり
　(b) AZTを中止すれば自然治癒する
(3) ネマリン杆状様ミオパチー（nemaline rod-like myopathy）

HIVの神経症状

| | 初期（CD4＞500） | 末期（CD4＜500） |
|---|---|---|
| 感染 | 無菌性髄膜炎 | 日和見感染 |
| 脳症 | 抑うつ的仮性痴呆<br>神経梅毒 | HIV痴呆<br>サイトメガロウイルス脳症 |
| 神経炎 | ギラン・バレー症候群<br>Bell麻痺<br>CIDP<br>脳神経炎<br>絞扼性ニューロパチー | HIV神経炎<br>中毒性神経炎<br>多発単神経炎 |
| 筋症 | 多発性筋炎 | 多発性筋炎<br>中毒性ミオパチー（アザチオプリン） |
| 脊髄障害 | HTLV-I<br>硬膜外膿瘍 | 空胞形成性ミエロパチー<br>腰仙部脊髄神経根炎<br>トキソプラズマ脊髄炎 |

## V　ヒトTリンパ球向性ウイルス脊髄症
（HTLV-I associated myelopathy；HAM/tropical spastic paraparesis）
A. 原因：HTLV-Iウイルス
B. 頻度：男女比は1：3。日本とカリブ海沿岸諸国に多い
C. 感染経路：性交，体液
D. 疾患：痙性対麻痺
E. 病理：抗体陽性患者の4分の1にみられる
F. 治療：対症療法的

## VI　セントルイス脳炎，東部馬脳炎
A. 原因：アルボウイルス（arbovirus）
B. 頻度：流行性
　1. セントルイス脳炎のほうが頻度が高い
　2. 東部馬脳炎は頻度が低い
C. 感染経路：蚊媒介ウイルス
D. 疾患：東部馬脳炎は最も早く，致死的である
E. 病理：炎症，神経食作用，カウドリーA型封入体
F. 治療：対症療法

## VII 狂犬病

A. 原因：ラブドウイルス（rhabdovirus）
B. 頻度：散発性
C. 感染経路：狂犬病にかかった動物（スカンク，コウモリ，アライグマ，犬）の咬傷
D. 疾患：長い潜伏期（20～60日）
    1. ウイルスは神経を逆向性に広がり，中枢神経に達する
    2. 前駆症状は頭痛，発熱，倦怠感，不安
    3. 嚥下困難（口元に泡）
    4. 恐水病（水分をとると喉頭痙攣が起きる）
    5. 痙攣
    6. 死
E. 病理：ネグリ小体（好酸性の細胞質内の封入体）が錐体細胞と小脳プルキンエ細胞にみられる
    1. バーベス（Babes）結節：局在性のミクログリアの結節
F. 治療
    1. 傷口を石鹸水で洗う
    2. 免疫グロブリン
    3. 狂犬病ワクチンを1，3，7，14，28日に投与
    4. ひとたび臨床症状が現れると致死的である

## VIII 亜急性硬化性全脳炎（SSPE）

A. 原因：麻疹ウイルス。通常2歳以前に麻疹に罹患
B. 頻度：100万分の1以下
C. 疾患
    1. 最初は成績低下，不機嫌，言葉がたどたどしい
    2. のちに知能低下，痙攣，ミオクローヌス，運動失調
    3. 除皮質
    4. 1～3年で死亡
D. 病理
    1. 斑状の脱髄とグリオーシス
    2. 好酸性の核内封入体（細管）
    3. 髄液はIgGの増加と麻疹抗体の増加
    4. 脳波は周期性同期性放電（periodic synchronous discharge）または群発抑制交代（burst suppression）：徐波の不規則な群発と低振幅抑制期とが交代性に現れる
E. 治療：αインターフェロン髄腔内投与が有効なことがある

## IX 進行性多巣性白質脳症（PML）

A. 原因：パポバウイルス（JCウイルスとSV-40ウイルス）（papovavirus）

B. 頻度
      1. エイズの患者に最も多い
      2. まれにホジキン病や白血病（CLL）にみる
   C. 疾患
      1. 進行性の片麻痺
      2. 視力低下
      3. 痴呆
      4. 80％は9カ月以内に死亡する
   D. 病理
      1. 多巣性の脱髄巣（後頭葉に始まる）
      2. 奇異な星状膠細胞
      3. オリゴデンドロサイトは好酸性の核内封入体をもつ
      4. MRIは増強効果を示さない
   E. 治療：シタラビン2 mg/kg/日を5日間，毎月。支持療法

# 真菌感染症

## I クリプトコッカス症
   A. 原因
      1. 中枢神経真菌感染症で最も多い
      2. 通常は免疫抵抗力の落ちた患者に起きる
   B. 疾患
      1. 慢性髄膜炎，精神状態の変容
      2. 脳圧亢進
   C. 病理
      1. 慢性髄膜炎
      2. 局所の肉芽腫
      3. 髄液：墨汁（India ink）染色陽性
         a. クリプトコッカス抗原発応陽性
         b. カプセルをもたない菌は墨汁染色で陰性
   D. 治療
      1. アンフォテリシンBまたはフルコナゾール

## II ムコール真菌症
   A. 原因：通常は糖尿病の患者に起きる
   B. 疾患
      1. 副鼻腔炎または眼窩蜂窩織炎
      2. 血栓症による脳梗塞

3. 髄膜脳炎
C. 病理：菌糸が血管壁を侵害する
D. 治療
1. アンフォテリシンB
2. 外科的挫滅壊死組織除去
3. イトラコナゾール

## III アスペルギルス症
A. 原因：慢性副鼻腔炎の患者に最も多い
B. 疾患
1. 慢性副鼻腔炎
2. 骨髄炎
3. 脳神経の圧迫障害
4. 脳膿瘍
C. 病理
1. 中隔のある菌糸
2. 脳膿瘍：菌球
D. 治療
1. アンフォテリシンB
2. 切除
3. イトラコナゾール

## IV コクシジオイド真菌症
A. 原因：米国南西部の地方で流行
B. 疾患
1. 通常は良性である
2. 慢性髄膜炎を起こすことがある
C. 病理：未発芽の小球
D. 治療：アンフォテリシンB，フルコナゾール

## V カンジダ症
A. 原因：非常に重篤な免疫抵抗力の落ちた患者
B. 疾患：微小膿瘍
C. 病理：多くで血液培養陽性
D. 治療：アンフォテリシンB

# プリオン病

## I クロイツフェルト・ヤコブ（Creutzfeldt-Jakob）病
A. 原因：プリオン
B. 頻度：100万人に1人。散発性。15％は家族性。角膜移植，深部電極，成長ホルモンで感染
C. 疾患
    1. 初期には不眠症
    2. 著明な幻覚と強迫妄想
    3. 痴呆の早期発現：ハイデンハイム痴呆
    4. 刺激によるミオクローヌス：ビックリ反応が増加する
    5. 錐体路徴候と錐体外路徴候
    6. 痙攣
    7. 90％は1年以内に死亡する
D. 病理：大脳皮質と基底核の空胞変性
    1. 脳波：周期性同期性放電。1～2Hzで高電位。12週までに80％にPSDが現れる。徐々にび慢性の徐波化に進む
    2. 画像：CTは80％で正常。MRIは基底核と視床がT2で高信号
E. 治療：支持療法。プリオンは1時間のオートクレーブまたは漂白で死ぬ

## II ゲルストマン・シュトロイスラー（Gerstmann-Straeussler）病
A. 原因：常染色体優性遺伝のプリオン病
B. 頻度：まれ
C. 疾患：2～10年の長い経過
    1. 不眠症
    2. 多幸症
    3. 錐体路徴候
    4. 核上性注視障害
D. 病理：萎縮，アミロイドプラック（大きく，囲む神経突起を欠く）
    1. 脳波はPSDはまれ。徐波化が多い
    2. 画像
        a. 小脳萎縮
        b. MRIは基底核のT2低信号（鉄）
E. 治療：支持療法

## III クールー（Kuru）
A. 原因：食人の習慣に関係するプリオン病。ニューギニアの先住民
B. 疾患

1. 数カ月から数年にわたり進行性
2. 下肢の疼痛
3. 顔面神経麻痺
4. 多幸症
5. のちに痴呆症

C. 病理：大脳皮質と小脳の神経脱落。小脳のアミロイドクールー斑

## IV 家族性致死的不眠症（fatal familial insomnia）
A. 原因：常染色体優性のプリオン病
B. 疾患：不眠症，振戦，運動失調，構音障害，自律神経障害，記憶障害
C. 病理：視床の変性（VAとMD亜核）

# 寄生虫疾患

## I ネレリア・ファウレリ髄膜脳炎（*Naegleria Fowlerii*）
A. 原因：アメーバ（ネレリア・ファウレリ）
B. 頻度：まれ。湖で泳いだ既往歴がある
C. 疾患
   1. 急激に進行する出血性髄膜脳炎
   2. アメーバは篩板を通って中枢神経に入る
   3. 通常は致死的
D. 病理
   1. 出血性髄膜脳炎
   2. 寄生虫は髄液の湿式封入で見える
E. 治療：アンフォテリシンBとリファンピシン

## II トキソプラズマ症
A. 原因：トキソプラズマゴンディ（*Toxoplasma gondii*）。小さな細胞内の寄生虫
B. 頻度：HIVなど免疫抵抗力の低下した患者
C. 疾患：通常は脳膿瘍。まれに脳炎
D. 病理
   1. 被嚢した寄生虫と局所の壊死
   2. CTとMRIは輪状の増強効果を示す
   3. 先天性のトキソプラズマ症は脳室周囲の石灰化を示す
E. 治療
   1. pyrimethamine, スルファジアジンとfolinic acid
   2. 改善しないときは悪性リンパ腫を除外するために脳生検

## III 旋毛虫症（trichinosis）

A. トリヒネラ・スピラリス（*Trichinella spiralis*）（腸管線虫）
B. 頻度：豚肉をよく料理せずに食べた既往歴がある
C. 疾患
    1. 倦怠感
    2. 衰弱
    3. 定型的な頭蓋筋と心臓を含む，自然軽快する多発筋炎
    4. 筋が障害されると深部腱反射の低下
    5. 髄膜炎が起きることがある
D. 病理
    1. 中枢神経や筋に被囊した旋毛虫を認める
E. 治療：チアベンダゾール

## IV 囊虫症

A. 原因：有鉤条虫（ブタ条虫）（*Taenia solium*）
B. 頻度：中央アメリカにおけるてんかんの主要疾患
C. 疾患：痙攣が最も多い
D. 病理
    1. 石灰化した幼虫の囊胞
    2. CTはしばしば多発性の脳内石灰化囊胞を示す
    3. 迷入した脳室内の囊胞があれば確定診断できる
E. 治療：プラジカンテルとステロイド

伝染病における髄液異常

| | 圧 (cmH2O) | 白血球 | 細胞 | タンパク | 糖 | 培養 | その他 |
|---|---|---|---|---|---|---|---|
| 化膿性髄膜炎 | 上昇 | 10万まで | 好中球 | 100~500 | <40 | + | LDHと乳酸の増加 |
| ウイルス性髄膜炎 | 正常 | 増加 | リンパ球・単球 | やや増加 | 正常 | − | |
| ヘルペス脳炎 | 上昇 | 10~500 | リンパ球 | 増加 | 正常 | + | PCR |
| SSPE | | 少ない | リンパ球 | 中等度増加 | | − | +OCB, IgG増加 |
| 風疹後脳炎 | | やや増加 | リンパ球 | | | | IgG増加, +OCB, 風疹抗体価 |
| 結核性髄膜炎 | 上昇 | 50~500 | リンパ球 | 100~200 | <40 | AFB+ | 抗体+ |
| マイコプラズマ | 正常 | 正常 | リンパ球 | 増加 | 正常 | − | |
| 硬膜下膿瘍 | 上昇 | 50~1000 | 好中球 | 75~300 | 正常 | ± | |
| 硬膜外膿瘍 | 正常 | 20~100 | 好中球・リンパ球 | やや増加 | 正常 | ± | |
| 脳膿瘍 | のちに著明上昇 | 20~300 | 好中球 | <100 | 正常 | ± | |
| サルコイドーシス | | 10~200 | リンパ球 | 増加 | 正常/低下 | 無菌 | +ACE, +IgG, 血沈増加 |
| 神経梅毒 | | 200~300 | リンパ/形質細胞/単球 | 40~200 | 正常 | − | +VDRL, +FTA, +IgG |
| ライム病 | 正常 | 3000まで | リンパ球 | 400まで | 正常 | + | +OCB |
| 真菌性髄膜炎 | 上昇 | <1000 | リンパ球 | 増加 | 減少 | + | 抗原 |
| 脊椎硬膜瘍 | ブロック | <100 | リンパ/好中球 | 100~400 | 正常 | ± | |
| 感染後脊髄炎 | | 20~200 | リンパ球 | 正常増加 | 正常 | − | |

ACE：angiotensin converting enzyme　　ESR：erythrocyte sedimentation rate　　FTA：a treponemal antibody test　　IgG：immunoglobulin G　　LDH：lactate dehydrogenase
OCB：oligoclonal bands　　PCR：polymerase chain reactions　　SSPE：subacute sclerosing panencephalitis　　AFB：acid-fast bacteria

# 5章

# 代謝性疾患

## 糖原病

### I 酸性マルターゼ欠損症（ポンペ（Pompe）病，糖原病II型）
A. 乳児型
1. 発症：数週
2. 臨床症状
    a. ぐにゃぐにゃ乳児，全身および球筋筋力低下
    b. 巨舌
    c. 心肥大
    d. 肝腫大
    e. 2歳までに死亡
B. 成人型
1. 発症：20〜30代
2. 臨床症状
    a. 呼吸筋筋力低下＞四肢筋力低下
    b. 脳動脈瘤（血管へのグリコーゲン蓄積による）
C. 検査
1. 阻血運動負荷試験：正常
2. CK上昇
D. 筋電図：筋原性変化，ミオトニー放電（臨床的ミオトニーは伴わない）
E. 遺伝：常染色体劣性（AR）
F. 病理：筋細胞内空胞。ライソゾーム内にPAS陽性物質の蓄積

### II 筋フォスフォリラーゼ欠損症（マッカードル（McArdle）病，糖原病V型）
A. 発症
1. 小児期：易疲労性
2. 成人：有痛性筋攣縮（cramp）

B. 臨床症状
　　1. 易疲労性，筋力低下
　　2. 筋痛
　　3. 有痛性筋攣縮
　　4. 休息による症状の消失
　　5. 急性筋細胞壊死
　　6. ミオグロビン尿（運動後の褐色尿）
　　7. 3分の1の症例では固定化した筋力低下がみられる
C. 検査
　　1. 阻血運動負荷試験：陽性（阻血運動負荷後の乳酸上昇なし）
　　2. CK上昇（90％）
　　3. ミオグロビン尿（50％）
D. 筋電図：通常は正常，second wind現象（運動継続により脱力，筋痛，筋攣縮などの症状が回復）をみることがある
E. 遺伝：常染色体劣性
F. 病理
　　1. 筋細胞膜下のグリコーゲン蓄積（ブレブ，PAS陽性）
　　2. 筋原線維間の空胞
　　3. 抗フォスフォリラーゼ抗体による免疫染色陰性

### III 筋フォスフォフルクトキナーゼ欠損症（垂井病，糖原病Ⅶ型）

A. 発症：小児期
B. 臨床症状
　　1. 易疲労性，筋力低下，運動により誘発される筋硬直
　　2. 筋痛
　　3. 有痛性筋攣縮
　　4. 休息による症状の消失
C. 検査
　　1. 阻血運動負荷試験：陽性
　　2. CK上昇
　　3. 溶血（軽度）
D. 筋電図：正常，筋原性変化，あるいは易刺激性
E. 遺伝：常染色体劣性
F. 病理
　　1. 筋細胞膜下のグリコーゲン蓄積（ブレブ，PAS陽性）
　　2. 筋原線維間の空胞
　　3. 抗フォスフォフルクトキナーゼ抗体による免疫染色陰性

## IV ラフォラ (Lafora) 病
A. 発症：小児期
B. 臨床症状
　1. てんかん
　2. ミオクローヌス
　3. 痴呆
　4. 25歳までに死亡
C. 遺伝：常染色体劣性
D. 病理：好塩基性，PAS陽性の細胞質内封入体（ラフォラ小体，ポリグルコサンからなる）

## V 糖原病のまとめ

| タイプ | 元名称 | 欠損酵素 | 障害臓器／組織 | 特徴 |
|---|---|---|---|---|
| I | von Gierke | グルコース-6-フォスファターゼ | 肝，腎 | 低血糖発作 |
| II | Pompe | 酸性マルターゼ | 全身 | ぐにゃぐにゃ乳児 |
| III | Forbe | 脱分枝酵素 | 全身 | |
| IV | | トランスグルコシダーゼ（分枝酵素） | 全身 | |
| V | McArdle | 筋フォスフォリラーゼ | 筋肉 | 有痛性筋攣縮，筋力低下 |
| VI | | 肝フォスフォリラーゼ | 肝，白血球 | 低血糖 |
| VII | Tarui | フォスフォフルクトキナーゼ | 筋肉，赤血球 | 有痛性筋攣縮，筋力低下 |
| VIII | | フォスフォリラーゼ キナーゼ | 肝 | |

# アミノ酸代謝異常

## I アミノ酸血症
A. 病型
　1. プロピオン酸血症
　2. メチルマロン酸血症
　3. 多脱炭酸酵素欠損症
　4. イソ吉草酸血症
　5. 3-Oxothiolase欠損症
B. すべてのアミノ酸血症に共通する特徴
　1. 発症：乳児
　2. 臨床症状
　　a. 嘔吐
　　b. 食思不振
　　c. 傾眠
　　d. ケトアシドーシス
　　e. 脱水

　　　　f. 高アンモニア血症
　　　　g. 白血球減少
　　　　h. 成長障害
　　　　i. 髄鞘形成不全
　　　　j. 痙攣
　　　　k. 精神発達遅滞
　　　　l. 昏睡
　　　　m. 死亡
　　3. 遺伝：常染色体劣性
　　4. 検査
　　　　a. 高アンモニア血症
　　　　b. 高グリシン血症
　　　　c. 尿中・血清中の有機酸
C. 病型特異的な特徴
　　1. ビオチニダーゼ欠損症：失調，視神経・聴神経変性，対麻痺，痙攣
　　2. プロピオン酸血症：筋緊張低下，痙攣，ミオクローヌス
　　3. メチルマロン酸血症：大脳基底核血管障害，痙縮，ジストニア，舞踏病様運動
D. 治療
　　1. 多脱炭酸酵素欠損症：ビオチン 10mg/日
　　2. メチルマロン酸血症：ビタミン$B_{12}$
　　3. イソ吉草酸血症：グリシン経口投与

## II グルタル酸尿症 I 型

A. 発症：乳児期
B. 臨床症状
　　1. 痙縮
　　2. ジストニア
　　3. ヒョレオアテトーシス
　　4. 後弓反張
　　5. 発達遅延
　　6. 巨大頭蓋症
C. 検査：尿中・血清中の有機酸，酵素活性測定
D. 画像：脳萎縮。尾状核と被殻のグリオーシス。尾状核萎縮
E. 遺伝：常染色体劣性
F. 治療
　　1. 低タンパク食
　　2. カルニチン補給
　　3. ビタミン$B_2$補給

## Ⅲ γ-ハイドロキシブチル酸尿症
A. 発症：乳児期（まれ）
B. 臨床症状
   1. 筋緊張低下
   2. 痙攣
   3. 精神発達遅滞
C. 遺伝：常染色体劣性
D. 治療：抗痙攣薬

## Ⅳ フェニルケトン尿症（phenylketonuria；PKU）
A. 欠損酵素
   1. PKU：フェニルアラニン水酸化酵素活性低下（フェニルアラニンをチロシン転換）
   2. 悪性PKU（stiff baby型）：ジハイドロプテリン還元酵素（ビオプテリン）欠損
B. 発症：乳児期
C. 臨床症状
   1. 出生時は正常。食物中のフェニルアラニンを摂取後に発症する
   2. 精神発達遅滞
   3. 皮膚蒼白（メラニン色素の不足のため）
   4. 虹彩の色素低下（メラニン色素の不足のため）
   5. 赤毛（メラニン色素の不足のため）
   6. 腱反射亢進
   7. 多動
   8. 光線過敏
   9. 発赤
   10. 痙攣
   11. カビ様体臭（フェニル酢酸による）
D. 検査
   1. 血清フェニルアラニン・スクリーニング陽性（＞20mg/dlの場合）
      a. 出生時と生後2週で検査
      b. フェニルアラニン高値の場合にはビオプテリンのチェックを要する
   2. チロシン低値
E. 脳波
   1. 未治療：発作性放電。ヒプサリスミア
   2. 治療後：正常
F. 画像：尾状核と淡蒼球での代謝低下；脳萎縮
G. 遺伝
   1. PKU：常染色体劣性，第12染色体
   2. 悪性PKU：常染色体劣性，第4染色体

H. 治療
　　1. 低フェニルアラニン食
　　2. 悪性PKUに対してビオプテリン投与（予後不良）

## V 非ケトン性高血糖
A. 発症：新生児期
B. 臨床症状
　　1. 吃逆
　　2. 呼吸停止
　　3. 昏睡
　　4. 痙攣
　　5. 小頭症
　　6. 筋緊張低下，その後筋緊張亢進
　　7. 通常新生児期に死亡
C. 検査：髄液グリシン/血清グリシン比＞0.10
D. 脳波：バースト-サプレッション，ヒプサリスミア，焦点性てんかん発作波
E. 画像：脳萎縮，髄鞘形成不全
F. 治療：抗痙攣薬

## VI 尿素サイクル異常症
A. 酵素欠損
　　1. オルニチントランスカルバミラーゼ欠損症（OTC）
　　　　a. 最も頻度が高い
　　　　b. 伴性劣性遺伝
　　2. カルバモイルリン酸合成酵素欠損症
　　　　a. 最も重篤
　　　　b. 常染色体劣性遺伝
　　3. アルギノコハク酸合成酵素欠損症（シトルリン血症）
　　　　a. 常染色体劣性遺伝
　　4. アルギノコハク酸分解酵素欠損症
　　　　a. 常染色体劣性遺伝，第9染色体
B. すべての尿素サイクル異常症に共通する特徴
　　1. 発症：新生児期
　　2. 臨床症状
　　　　a. 昏睡
　　　　b. 痙攣
　　　　c. 筋緊張低下
　　　　d. 呼吸停止

            e. 出血
            f. 嘔吐
            g. 無治療では死亡
            h. 早期治療により正常化
        3. 検査
            a. 血清アンモニア＞500（glycine units umol/L）*   *（訳注）意味が不明。
            b. 血清アミノ酸：グルタミン上昇
        4. 画像：脳浮腫，時に脳出血
        5. 病理
            a. 脳浮腫
            b. アルツハイマーⅡ型細胞
            c. 髄鞘の減少
            d. 神経細胞脱落
        6. 治療
            a. 透析によるアンモニア除去
            b. 低窒素食（低タンパク食）
            c. 抗痙攣薬としてはバルプロ酸は避ける（アンモニアを増加させるため）

## Ⅶ ハートナップ（Hartnup）病（アミノ酸輸送障害）
A. 発症：乳児期
B. 臨床症状
    1. 気分の易変異性
    2. 成長障害
    3. 光線過敏性の皮膚発赤
    4. 間歇性の失調
    5. 眼振
    6. 振戦
C. 検査：尿中中性アミノ酸，血清中トリプトファン低下
D. 病因：小腸・腎尿細管におけるNa依存性の中性アミノ酸輸送障害。そのために尿・便中へのアミノ酸排泄が増加
E. 治療
    1. 高タンパク食
    2. ニコチン酸補給（ナイアシン）
    3. 加齢とともに全般的な症状は軽減をみる

## Ⅷ ローウェ（Lowe）症候群（眼脳腎症候群）
A. 発症：新生児期
B. 臨床症状

        1. 精神発達障害，成長障害
        2. 緑内障
        3. 白内障
        4. ミオパチー
        5. 振子様眼振
        6. 女性保因者では水晶体の点状の透過性低下が唯一の症状であることがある
        7. 腎不全のため死亡
    C. 遺伝：伴性劣性
    D. 病理：中枢および末梢の有髄神経脱落
    E. 病因：膜輸送の障害によると考えられている

## IX　メープルシロップ尿症

    A. 発症：新生児期
    B. 臨床症状
        1. 筋緊張亢進
        2. 後弓反張
        3. 外眼筋麻痺（血清ロイシン濃度に相関して変動する）
        4. クローヌス
        5. 全般性痙攣発作
        6. 発達遅延
        7. 最終的には弛緩性麻痺・腱反射消失を呈する
        8. 昏睡
    C. 検査：血清中ロイシン・イソロイシン・バリンの上昇。尿2,4-ジニトロフェニルヒドラジン反応（DNPH反応）陽性。特徴的な尿臭気（メープルシロップ様）
    D. 画像：脳浮腫。特に小脳深部白質と脳幹で最も顕著
    E. 病理：白質の嚢胞性変性。グリオーシス
    F. 病因：αケト酸脱水素酵素欠損により異常な酸化的脱炭酸反応と分枝鎖アミノ酸の蓄積が生ずる
    G. 予後：生後5日以内に治療を開始すれば正常な知能を獲得することがある
    H. 遺伝：常染色体劣性
    I. 治療
        1. ビタミン$B_1$補給
        2. 分枝鎖アミノ酸摂取制限

## X　ホモシスチン尿症

    A. 発症：さまざま
    B. 臨床症状
        1. マルファン（Marfan）症候群様の体形

    2. タラ様椎骨（biconcave）
    3. 眼球異常
        a. 水晶体亜脱臼（90％）：下方への脱臼（マルファン症候群では上方への脱臼）
        b. 近視
        c. 緑内障
        d. 視神経萎縮
    4. 中枢神経
        a. 精神発達遅滞
        b. 痙攣
        c. 行動異常
        d. 脳血管障害（生後5～9カ月から始まる）
C. 検査
    1. 血清・尿中ホモシステインの増加
    2. メチオニン負荷試験陽性
D. 病理：血管内膜の肥厚と繊維化。このために動静脈血栓症をきたす
E. 病因：シスタチオニンβ合成酵素欠損によりホモシステインとメチオニンの蓄積をきたす。酵素欠損あるいは補酵素であるビタミン$B_{12}$の欠損によりホモシステインとメチオニンのメチル化も障害されている
F. 遺伝：常染色体劣性，染色体21
G. 治療
    1. メチオニン摂取制限
    2. ビタミン$B_6$補給
    3. ビタミン$B_{12}$補給
    4. システイン補給

# 核酸代謝障害

## I　レッシュ・ナイハン（Lesch-Nyhan）症候群

A. 発症：生後6カ月
B. 臨床症状
    1. 尿中尿酸結晶
    2. 発達障害
    3. ヒョレオアテトーシス
    4. ジストニア
    5. 後弓反張
    6. 腱反射亢進
    7. 精神発達遅滞
    8. 自咬症

- C. 検査：高尿酸血症
- D. 病因：ヒポキサンチン-グアニン フォスフォリボシルトランスフェラーゼ欠損
- E. 遺伝：伴性劣性
- F. 治療
    1. アロプリノール 20mg/kg/日（尿酸産生阻害）
    2. 拘束
    3. 5-HT（hydroxytryptophan）＋レボドパ
    4. フルフェナジン（自傷行為の抑制）

## リポタンパク代謝障害

### I 無βリポタンパク血症（バッセン・コーーンツヴァイク（Bassen-Kornzweig）症候群）
- A. 臨床症状
    1. 12歳までに神経症状発症
    2. 下痢と脂肪便を伴う脂肪吸収障害
    3. 有棘赤血球
    4. 網膜症
    5. ビタミンA, D, E, K欠乏症
    6. 末梢神経障害：腱反射低下，固有覚低下，感覚障害
    7. 進行性失調
    8. ロンベルク（Romberg）徴候陽性
    9. 夜盲（網膜色素変性症）
    10. 筋力低下
- B. 検査
    1. 有棘赤血球
    2. βリポタンパク欠損（カイロミクロン，LDL，VLDL）
    3. 中性脂肪・コレステロール低下
    4. ビタミンA, D, E, K（脂溶性ビタミン）低下
    5. プロトロンビン時間延長
- C. 末梢神経伝導速度：低下
- D. 病理
    1. 大径有髄線維の脱落
    2. 脊髄小脳路と後索変性
- E. 病因：アポリポタンパクβの合成後修飾の障害
- F. 遺伝：常染色体劣性
- G. 治療
    1. 中性脂肪摂取制限
    2. ビタミンE補給

## II タンジール病（Tangier's disease）
A. 臨床症状
   1. 橙色巨扁桃
   2. リンパ節腫大
   3. 脾腫
   4. 角膜浸潤
   5. 多発単神経炎（再発性）
   6. 温痛覚障害
   7. 末梢神経障害（50％）：脱髄性－感覚性，感覚運動性，あるいは運動性
B. 検査
   1. 総コレステロール，LDL：低下
   2. 中性脂肪：正常～上昇
   3. HDL：著明低下
C. 病理
   1. シュワン（Schwann）細胞および網内系細胞内の脂肪滴
   2. 末梢神経障害：脱髄/再髄鞘化
   3. 脊髄空洞症：軸索変性を伴う症候群様
D. 病因：αリポタンパク欠損
E. 遺伝：常染色体劣性
F. 治療：なし

## III 脳腱黄色腫症
A. 臨床症状
   1. 痴呆
   2. 失調
   3. 痙攣
   4. 麻痺
   5. 末梢神経障害
   6. 若年性白内障
   7. 黄色腫
   8. 動脈硬化
   9. 精神発達遅滞
B. 検査：コレスタノール高値
C. 末梢神経伝導速度：低下
D. 画像
   1. MRI：全般性の髄鞘形成不全
   2. CT：全般性の髄鞘形成不全，小脳の高吸収域
E. 病理：広範な脱髄（小脳・脳幹で最も顕著）

F. 病因：ケノデオキシコール酸（胆汁酸）の合成障害
G. 遺伝：常染色体劣性
H. 治療：ケノデオキシコール酸 750mg/日

# ポルフィリア

<u>Ⅰ</u> 病型：急性間歇性ポルフィリア，遺伝性コプロポルフィリア，異型ポルフィリア

<u>Ⅱ</u> 一般的特徴
A. 臨床症状（別表）
B. 検査
    1. 尿中ポルフォビリノーゲン（PBG）上昇
    2. 尿中・便中アミノレブリン酸，PBG，ポルフィリン体定量
C. 病理：斑状の脱髄・軸索変性
D. 鑑別診断：ギラン・バレー（Guillain-Barré）症候群，鉛中毒，遺伝性チロシン血症
E. 治療
    1. 疼痛：鎮痛剤，モルヒネ，クロルプロマジン
    2. 低Na血症：生理食塩水＋利尿剤
    3. 痙攣：バルプロ酸
    4. グルコース投与：400g/日
    5. ヘマチン投与：1.5〜2 mg/kg IV

### ポルフィリアの自覚症状と他覚所見

| 自覚症状 | 頻度（％） | 他覚所見 | 頻度（％） |
| --- | --- | --- | --- |
| 腹痛 | 95 | 頻拍 | 80 |
| 四肢の疼痛 | 50 | 褐色尿 | 74 |
| 背部痛 | 29 | 運動麻痺 | 60 |
| 胸痛 | 12 | 　四肢近位部 | 48 |
| 吐気・嘔吐 | 43 | 　全身 | 42 |
| 便秘 | 48 | 　四肢遠位部 | 10 |
| 下痢 | 43 | 精神状態の変化 | 40 |
|  |  | 低血圧 | 36 |
|  |  | 感覚障害 | 26 |
|  |  | 痙攣 | 20 |

## ポルフィリア患者における薬剤使用

| | 危険 | おそらく安全 |
|---|---|---|
| 抗痙攣薬 | バルビツール酸系<br>カルバマゼピン<br>クロナゼパム<br>エトサクシマイド<br>フェニトイン<br>プリミドン<br>バルプロ酸 | ブロマイド<br>ジアゼパム<br>硫酸マグネシウム |
| 催眠薬 | バルビツール酸系<br>クロルジアゼポキサイド<br>ethchlorvynol<br>glutethimide<br>メプロバメート<br>methyprylon | 抱水クロラール<br>クロルプロマジン<br>ジフェンヒドラミン<br>リチウム<br>ロラゼパム<br>meclizine<br>trifluoperazine |
| その他 | αメチルドーパ<br>ダナゾール<br>エルゴタミン<br>エストロジェン<br>グリセオフルビン<br>イミプラミン<br>ペンタゾシン<br>ピラジナミド | ACTH<br>アロプリノール<br>アミノグリコシド<br>アスピリン<br>コデイン<br>コルヒチン<br>フロセミド<br>イブプロフェン<br>インスリン<br>メペリジン<br>モルフィン<br>ナプロキセン<br>ペニシリン<br>ワーファリン |

# 金属代謝障害

## I ウィルソン (Wilson) 病 (肝レンズ核変性症)
A. 病因：銅輸送ATPase欠損
B. 臨床症状
   1. 発症：通常11〜25歳
   2. 肝硬変
   3. 羽ばたき振戦（アステリクシス）
   4. 固縮, ジストニア, ヒョレア
   5. カイザー・フライシャー (Kayser-Fleischer) 輪（神経症状を呈する患者では必発）

            6. 痙攣
            7. 精神症状
    C. 検査
            1. セルロプラスミン低下（96％）
            2. カイザー・フライシャー輪（神経症状を呈する患者では必発）
            3. アミノ酸尿
    D. 画像
            1. 尾状核と被殻萎縮
    E. 病理
            1. 赤レンガ様大脳基底核
            2. 被殻の海綿状変性
            3. アルツハイマー型星状膠細胞
            4. 神経細胞脱落と軸索変性
    F. 遺伝：常染色体劣性，第13染色体
    G. 治療
            1. 低銅食
            2. 硫化物 20mg/日
            3. D-ペニシラミン 500～1000mg，1日3回
            4. レボドパ（ジストニアに対して）

## II  Kinky hair病（メンケス（Menkes）病）

    A. 病因：銅輸送ATPase欠損
    B. 臨床症状
            1. 発生率：250,000出生児に1人
            2. 低体温
            3. 摂食不良
            4. 痙攣
            5. 筋緊張低下
            6. ふくよかな顔
            7. 低色素の脆い毛髪
            8. 水腎症
    C. 検査
            1. セルロプラスミン値の経時的変化：低下
    D. 画像
            1. 脳萎縮：巣状の脳萎縮
            2. 硬膜下血腫
    E. 脳波：ヒプサリスミア
    F. 病理

1. 巣状の皮質萎縮
2. 顕著な小脳神経細胞脱落
3. 枝垂れ柳状の樹状突起
4. ミトコンドリア増加

G. 治療
1. ヒスチジン銅投与

## ムコ多糖症

| 病型 | 遺伝 | 精神発達遅滞 | 小人症 | 角膜混濁 | その他 |
|---|---|---|---|---|---|
| ハーラー（Hurler） | 常劣 | ＋ | ＋ | ＋ | 脊髄圧迫<br>網膜症<br>ゼブラ小体 |
| ハンター（Hunter） | 伴劣 | ± | ＋ | ± | 結節性皮膚病変<br>進行性難聴<br>水頭症<br>心疾患 |
| サンフィリッポ（Sanfilippo） | 常劣 | ＋ | ± | ＋ | 臓器腫大<br>多毛<br>失調<br>多発性骨形成不全症<br>痙攣<br>難聴 |
| モルキオ（Morquio） | 常劣 | － | ＋ | ± | 脊髄圧迫 |
| シャイエ（Scheie） | 常劣 | － | － | ＋ | 鷲手<br>網膜変性<br>手根管症候群 |
| マロトー・ラミー（Maroteaux-Lamy） | 常劣 | － | ＋ | ＋ | 水頭症<br>心臓弁膜症<br>手根管症候群 |
| スライ（Sly） | 常劣 | ＋ | ＋ | ± | 水頭症 |

## スフィンゴリピドーシス

### I GM2ガングリオシドーシス

A. テイ・サックス（Tay-Sachs）病
1. 酵素欠損：ヘキソサミニダーゼA欠損，ヘキソサミニダーゼBは活性上昇
2. 遺伝：常染色体劣性，第15染色体
3. 臨床症状
    a. 生後4～6カ月の発達は正常
    b. ミオクローヌス

            c. 眼底のさくらんぼ赤色斑（cherry-red spot）
            d. ぐにゃぐにゃ乳児（floppy baby）
            e. 腱反射亢進
            f. 痙攣
            g. 除皮質硬直
            h. 巨大頭蓋症
            i. 3歳までに死亡
        4. 病理
            a. 神経細胞の膨化（ballooned neuron）
            b. ライソゾーム内に層板構造小体
        5. 治療：なし
    B. ザントホフ（Sandhoff）病
        1. 酵素欠損：ヘキソサミニダーゼAおよびB欠損
        2. 遺伝：常染色体劣性，第5染色体
        3. 臨床症状：テイ・サックス病と同様
        4. 病理：テイ・サックス病と同様
        5. 治療：なし

## II ファブリ（Fabry）病
A. 酵素欠損：αガラクトシダーゼA欠損
B. 遺伝：伴性劣性
C. 臨床症状
    1. 小児期発症
    2. 四肢の乱刺痛
    3. 無汗症
    4. 不明発熱
    5. 被角血管腫（angiokeratoma）（臀部，鼠径）
    6. 腎不全
    7. 脳梗塞
    8. 末梢神経障害
D. 病理
    1. 血管への糖脂質蓄積
    2. 泡沫細胞
E. 治療
    1. フェニトイン（疼痛に対して）
    2. 腎移植（腎不全に対して）

## III ゴーシェ（Gaucher）病
A. 酵素欠損：グルコセレブロシドβグルコシダーゼ欠損
B. 遺伝：常染色体劣性，第1染色体
C. 臨床症状
　　1. 乳児型
　　　　a. 発達退行
　　　　b. 喘鳴
　　　　c. 摂食不良
　　　　d. 痙攣
　　　　e. 痙縮（やがて筋緊張低下）
　　　　f. 眼底のcherry-red spot
　　　　g. 2歳までに死亡
　　2. 若年型
　　　　a. 小児期発症
　　　　b. 痴呆
　　　　c. 痙攣
　　　　d. 協調運動障害
　　　　e. チック
　　　　f. 脾腫
　　3. 成人型
　　　　a. 脾腫
　　　　b. 血小板減少
D. 病理
　　1. 骨髄ゴーシェ細胞

## IV ニーマン・ピック（Niemann-Pick）病
A. 酵素欠損：スフィンゴミエリナーゼ欠損
B. 遺伝：常染色体劣性，C型は第18染色体
C. 臨床症状
　　1. 乳児型（A型）
　　　　a. 発達退行
　　　　b. 肝腫大
　　　　c. 痴呆
　　　　d. 筋緊張低下
　　　　e. 眼底のcherry-red spot
　　　　f. 2歳までに死亡
　　2. 若年型（C型）
　　　　a. 出生から2歳時までは正常

   b. 進行性痴呆
   c. 痙攣
   d. 痙縮
   e. 垂直方向の注視麻痺
   f. 失調
 D. 病理
   1. マルベリー（Mulberry）細胞
   2. sea blue histiocyte*（C型で出現）　　*訳者注：Wright染色で細胞質が青色に染まる泡沫細胞

## 代謝性疾患における皮膚異常

| | |
|---|---|
| 皮膚色素増加 | 副腎白質ジストロフィー |
| 毛細血管拡張 | Ataxia-telangiectasia |
| 口周囲皮疹 | 多カルボキシラーゼ欠損症 |
| 脂肪組織欠損 | コケイン（Cockayne）症候群 |
| 被角血管腫（angiokeratoma） | ファブリ（Fabry）病 |
| | シアリドーシス |
| 黄色腫 | 脳腱黄色腫症 |
| 魚鱗癬 | レフスム（Refsum）病 |
| 体/尿の異臭 | |
|  かび様 | フェニルケトン尿症 |
|  メープルシロップ様 | メープルシロップ尿症 |
|  汗足様 | イソ吉草酸血症 |
| | グルタル酸血症2型 |
|  猫尿様 | 多カルボキシラーゼ欠損症 |
| 毛髪異常 | |
|  脱毛症 | 多カルボキシラーゼ欠損症 |
| | 色素失調症 |
|  縮れ毛 | Menkes kinky hair病 |
| | 多カルボキシラーゼ欠損症 |
| | 巨大軸索ニューロパチー |
| 顔貌異常 | |
|  粗大 | ハーラー/ハンター（Hunter/Hurler）病 |
| | GM1ガングリオシドーシス |
|  やや粗大 | サンフィリッポ（Sanfilippo）病 |
| | シアリドーシス2型 |
| 眼球異常 | |
|  白内障 | ガラクトース血症 |
| | 脳腱黄色腫症 |
| | ホモシスチン尿症 |
| | コケイン（Cockayne）症候群 |
|  角膜混濁 | ハーラー（Hurler）病 |
| | ハンター（Hunter）病 |
| | モルキオ（Morquio）病 |
| | マロトー・ラミー（Maroteaux-Lamy）病 |
| | シアリドーシス2型 |
|  眼底のcherry-red spot | テイ・サックス（Tay-Sachs）病 |
| | ザントホフ（Sandhoff）病 |
| | GM1ガングリオシドーシス |
| | ニーマン・ピック（Niemann-Pick）病 |
| | ゴーシェ（Gaucher）病（乳児型） |
| | シアリドーシス |
| | ファーバー（Faber）病 |
| | 異染性白質ジストロフィー |

# 白質ジストロフィー

[I] **異染性白質ジストロフィー**
  A. 欠損酵素：アリルサルファターゼA
  B. 遺伝：常染色体劣性，第22染色体
  C. 臨床症状
    1. 生下時正常
    2. 生後12〜18カ月で発症
    3. 筋力低下
    4. 失調
    5. 進行性痴呆
    6. 視神経萎縮
    7. 聴性脳幹反応異常
    8. 痙攣はまれ
    9. 眼底のcherry-red spot
    10. 成人発症例では分裂病様症状
    11. 末梢神経障害
    12. 腱反射低下
  D. 検査
    1. 髄液タンパク増加
    2. 尿スルファチド試験陽性
  E. 画像
    1. 広範な脱髄（前頭葉から始まり後頭葉に進行）
    2. 皮質下U線維は保たれる
  F. 病理
    1. 異染性小体
    2. 広範な脱髄
  G. 治療
    1. 骨髄移植は進行を遅らせる

[II] **クラッベ（Krabbe）病（グロボイド細胞白質ジストロフィー）**
  A. 欠損酵素：ガラクトシルセラミドβガラクトシダーゼ
  B. 遺伝：常染色体劣性，第14染色体
  C. 臨床症状
    1. 生下時正常：生後3〜6カ月で発症
    2. 易刺激性（気難しい赤ん坊）
    3. 熱発
    4. 痙攣

        5. はじめは痙縮，やがて筋緊張低下
        6. 精神発達遅滞
        7. 腱反射消失
        8. 視神経萎縮
        9. 末梢神経障害
        10. 2歳までに死亡
    D. 検査：髄液タンパク増加
    E. 末梢神経伝導速度：低下
    F. 画像
        1. 脱髄
        2. 白質は浮腫状
        3. CTでは視床は高吸収域を呈す
    G. 病理
        1. 脾臓・骨髄・脳でPAS染色陽性顆粒をもつグロボイド細胞（globoid cell）
        2. 脱髄（中枢・末梢）

### Ⅲ 副腎白質ジストロフィー（ズダン好性大脳硬化症）

    A. 欠損：ペルオキシソームにおける脂肪酸β酸化障害
    B. 遺伝：伴性劣性
    C. 臨床症状
        1. 発症：5〜8歳
        2. ブロンズ色の皮膚色素沈着
        3. 行動異常
        4. 痴呆
        5. 視神経萎縮
        6. 痙攣
        7. 副腎不全
        8. 痙性対麻痺
        9. 性腺機能低下症
        10. 末梢神経障害
    D. 検査
        1. 髄液タンパク増加
        2. 髄液細胞（白血球）増加
        3. 血中コルチゾール低下をみることもある
        4. 極長鎖脂肪酸の増加
    E. 画像
        1. 脱髄（後頭葉から始まり前頭葉に進展）
    F. 病理

1. 脱髄
2. 皮質下U線維は保たれる
3. マクロファージ，シュワン細胞中にズダン好性封入体

## Ⅳ ペリツェウス・メルツバッハー (Pelizaeus-Merzbacher) 病（豹紋状白質ジストロフィー）

A. 欠損：髄鞘形成障害
B. 遺伝：伴性劣性
C. 臨床症状
    1. 発症：3カ月もしくはそれ以降
    2. 乳児の眼振
    3. 発達遅延
    4. 視神経萎縮
    5. 痙縮
    6. 失調
    7. 全般性小脳障害
    8. 不随意運動
D. 検査：髄液タンパク正常
E. 末梢神経伝導速度：正常
F. 画像
    1. 脳室拡大
    2. 脱髄
    3. 小脳萎縮
G. 病理
    1. 脱髄
    2. 皮質下U線維も障害される
    3. ワイゲルト (Weigert) 髄鞘染色：白質の全般的脱髄の中に豹紋状に髄鞘の残存域あり，黒く染まる
    4. 残存オリゴデンドログリア中に封入体

## Ⅴ カナヴァン (Canavan) 病

A. 欠損：アスパルトアシラーゼ欠損
B. 遺伝：常染色体劣性
C. 臨床症状
    1. 発症：生後2〜4カ月
    2. 発達障害
    3. はじめは筋緊張低下，その後痙縮を呈する
    4. 巨大脳症

          5. 視神経萎縮
    D. 検査：髄液正常
    E. 末梢神経伝導速度：正常
    F. 画像
          1. 脱髄
          2. 白質の嚢胞状変化
    G. 病理
          1. 白質の嚢胞状変性
          2. 髄鞘間に空胞形成

## Ⅵ アレキサンダー（Alexander）病（フィブリノイド白質ジストロフィー）
    A. 欠損：不明
    B. 遺伝：不明
    C. 臨床症状
          1. 発症：生後1年以内
          2. 発達遅滞
          3. 痙縮
          4. 巨大脳髄症
          5. 痙攣
    D. 検査：正常
    E. 画像：前頭葉優位の脱髄
    F. 病理
          1. ローゼンタール（Rosenthal）線維（硝子状，エオジン好性，嗜銀性フィブリノイド）が軟膜下・上衣下に出現
          2. 脱髄

## Ⅶ ツェルウェーガー（Zellweger）症候群
    A. 欠損：極長鎖脂肪酸の代謝障害
    B. 遺伝：常染色体劣性
    C. 臨床症状
          1. 発症：出生時
          2. 子宮内発育遅延
          3. 発達障害
          4. 四肢拘縮
          5. 肝腫大
          6. ぐにゃぐにゃ乳児
          7. 顔貌異常
    D. 検査

                1. ビリルビン上昇
                2. 血清鉄上昇
                3. 髄液タンパク増加
                4. 極長鎖脂肪酸増加
    E． 画像/病理
                1. 脱髄
                2. 脳萎縮
                3. 神経細胞層構築の乱れ（発生における神経細胞の移動障害）

## VIII 末梢神経障害を伴う疾患
    A． 異染性白質ジストロフィー
    B． クラッベ（Krabbe）病
    C． カナヴァン（Canavan）病
    D． 副腎白質ジストロフィー

## IX 白質ジストロフィーのまとめ

| 疾患 | 遺伝 | 原因 | 髄液 | 特徴 |
|---|---|---|---|---|
| 異染性白質ジストロフィー | 常劣<br>第22染色体 | アリルサルファターゼA欠損 | タンパク増加 | 脱髄は前頭葉から始まる |
| クラッベ（Krabbe）病 | 常劣<br>第14染色体 | βガラクトシダーゼ欠損 | タンパク増加 | MRIで視床高信号 |
| 副腎白質ジストロフィー | 伴劣 | 長鎖脂肪酸のβ酸化障害 | タンパク・細胞増加 | 脱髄は後頭葉から始まる |
| ペリツェウス・メルツバッハー<br>（Pelizaeus-Merzbacher）病 | 伴劣 | 髄鞘形成障害 | タンパク正常 | 眼球動揺<br>豹紋状髄鞘残存 |
| カナヴァン（Canavan）病 | 常劣 | アスパルトアシラーゼ欠損 | | 囊胞状変性；巨頭 |
| アレキサンダー（Alexander）病 | 不明 | 不明 | | ローゼンタール<br>（Rosenthal）線維；巨頭 |

# アルコール

## I 軽度離脱症状/アルコール性幻覚
    A． 発症：アルコール摂取中止数時間後
    B． 48時間後までに消失
    C． 症状
                1. アドレナリン系亢進症状
                    a． 振戦
                    b． 発汗

        c. 頻拍
        d. 血圧上昇
    2. 頭痛
    3. 焦燥
    4. 興奮
    5. 抑うつ
    6. 不眠
    7. 一過性の幻覚（視覚性，触覚性，聴覚性）
  D. 治療
    1. ベンゾジアゼピン
    2. バルビツール酸系薬剤

## II 痙攣
  A. 発症：通常，離脱後12〜48時間
  B. 症状
    1. 大発作（全般性強直－間代発作）
    2. 通常発作は1回
  C. 評価
    1. 頭部CT：通常，正常（神経学的所見も正常）
  D. 治療
    1. 抗痙攣薬の長期内服は不要
    2. ベンゾジアゼピン
    3. バルビツール酸系薬剤
    4. 急性期にはカルバマゼピンとバルプロ酸が効果的のこともある

## III 振戦せん妄
  A. 発症：通常，離脱後48〜96時間
  B. 臨床症状
    1. アドレナリン系亢進症状
    2. せん妄
    3. 持続する幻覚
    4. 高熱
    5. 暴力行為
  C. 治療
    1. ベンゾジアゼピン
    2. バルビツール酸系薬剤
    3. クロニジン
    4. $\beta$ブロッカー

5. カルバマゼピン
6. 補液

## IV ベンゾジアゼピン

|  | 吸収（経口投与） | 分解 | 1錠 |
|---|---|---|---|
| クロルジアゼポキサイド | 中間 | 緩徐 | 5, 10mg |
| ジアゼパム | 急速 | 緩徐 | 2, 5, 10mg |
| ロラゼパム | 中間 | 中間 | 0.5, 1mg |
| オキサゾラム | 緩徐 | 急速 | 5, 10mg |

＊用量は添付文書を参照

## V ウェルニッケ・コルサコフ（Wernicke-Korsakoff）症候群

A. ウェルニッケ（Wernicke）脳症
1. 痴呆（90％）
2. 嗜眠
3. 無感情
4. 健忘
5. 外眼筋麻痺
6. 歩行失調（80％）
7. 自律神経症状

B. コルサコフ（Korsakoff）症候群
1. 痴呆
2. 作話（次第に消失する）
3. 健忘（前向性・逆向性）

C. 脳波：全般性徐波

D. 病理
1. 神経細胞脱落
2. 軸索変性
3. 脱髄
4. 毛細血管増殖
5. グリオーシス
6. 病変分布
   a. 視床（背側正中核，視床枕内側部）
   b. 視床下部（乳頭体）
   c. 中脳（動眼神経核，中脳水道周辺部）
   d. 橋（外転神経核，内側前庭神経核）
   e. 小脳

E. 治療：ビタミン$B_1$ 100mg/日，3日間（最低）

1. 眼球運動障害軽快（65％）
2. 失調軽快（50％）
3. 健忘軽快（20％未満）
4. 治療した場合の死亡率（10％）

## Ⅵ アルコール性小脳変性症
A. 臨床症状
   1. 体幹失調
   2. 上肢失調は体幹失調ほどは顕著ではない
   3. 眼振と構音障害はまれ
B. 病理
   1. 小脳3層すべてにおいて神経細胞脱落とグリオーシス
   2. 小脳虫部上部に最も変化が強い
   3. 下オリーブ核と小脳基底核の二次変性
C. 画像：小脳虫部萎縮

## Ⅶ アルコール性ポリニューロパチー
A. 病因：ビタミンB欠乏による二次的な障害が最も考えられる
B. 臨床症状
   1. アルコール中毒者の20％でみられる
   2. 緩徐に発症
   3. 初発症状：振動覚低下
   4. 四肢遠位部の錯感覚と乱切痛（腓腹部・足底部）
   5. 腱反射消失
   6. 筋力低下：強いこともある
   7. 絞扼性末梢神経障害がしばしばみられる
   8. 起立性低血圧
C. 病理：軸索変性と付随する脱髄

## Ⅷ マルキアファーヴァ・ビニャミ（Marchiafava-Bignami）病
A. 臨床症状
   1. 緩徐に始まる脳障害
   2. 痴呆
   3. 抑うつ
   4. 無感情
   5. 妄想
   6. 緩徐進行性：3～6年で死亡
B. 病理

1. 脳梁中央部の壊死
2. 炎症性変化を伴わない
3. 巣状病変が融合し広範な病変を形成する
4. 対称性の脱髄と壊死が以下の場所でもみられることがある
   a. 前交連
   b. 後交連
   c. 半卵円中心
   d. 皮質下白質
   e. 長い連合線維
   f. 中小脳脚
C. 画像：脳梁の壊死と対称性の脱髄
D. 治療：なし

## IX 橋中心髄鞘崩壊（central pontine myelinolysis）

A. 病因：低ナトリウム血症の急速補正
B. 臨床症状
   1. 行動異常
   2. 眼球運動障害
   3. 四肢麻痺
   4. 腱反射亢進
   5. 球麻痺・仮性球麻痺
   6. 痙攣
   7. 昏睡
   8. 通常，数日のうちに死亡
C. 病理
   1. 橋底部の脱髄
   2. 10％の症例で橋以外の部分に脱髄病変を認める
D. 画像：橋底部の脱髄
E. 聴性脳幹反応：Ⅰ～Ⅴ波，Ⅲ～Ⅴ波潜時の延長
F. 治療：なし

# 6章

# 脱髄疾患

## 多発性硬化症

### I 疫 学
- A. 好発年齢：女性20〜35歳，男性35〜45歳
- B. 男：女＝1：2
- C. 人種：白人に最も多い
- D. 1親等内の親族は10〜20倍の発症の危険度
- E. 15歳までの居住地が発症の危険度を決める

### II 病 因
- A. 不明
- B. 遺伝因子：HLA DR2, A3, B7, DQW1, b1, a1
- C. 環境因子

### III 病 理
- A. 脱髄巣（プラーク）
    1. 深部白質に発生することが多い
    2. 脳室近傍，脳梁，視神経に多い
    3. 脊髄，灰白質，脳幹に生ずることもある
- B. 急性期
    1. 脱髄
    2. 軸索は保たれる
    3. 脱髄巣伸展部近傍の血管周囲への細胞（浸潤リンパ球，マクロファージ，形質細胞）
    4. 血管周囲の浮腫
    5. 脱髄巣境界部に活性化星状膠細胞と過形成オリゴデンドログリア
- C. 慢性期
    1. オリゴデンドロサイトの消失

    2. 軸索変性
    3. 星状膠細胞（アストロサイト）の肥大・過形成（硬化）

## IV 臨床症状

| 症状 | 頻度（%） |
|---|---|
| 筋力低下 | 26 |
| 感覚異常 | 25 |
| 視神経炎 | 21 |
| 失調 | 14 |
| 膀胱障害 | 14 |
| その他 | 10 |

## V 臨床経過

| 臨床経過 | 頻度（%） |
|---|---|
| 良性 | 30 |
| 神経障害 | 60 |
| 悪性 | 10 |
| 再発一寛解 | 35 |
| 再発進行 | 45 |
| 慢性進行 | 20 |

## VI 予後

A. 予後良好群：女性，感覚障害優位，再発後の後遺障害が少ない
B. 予後不良群：男性，多巣性病巣，進行型
C. カーツキー（Kurtzke）の5年則：5年目の機能障害が軽ければ15年目の機能障害も軽い

## VII 診断

A. シューマッハ（Schumacher）の診断基準
    1. 2カ所の独立した中枢神経病巣
    2. 2回の発作あるいは6カ月間の進行
    3. 客観的な神経所見
    4. 白質病変
    5. 年齢：10〜50歳（通常）
    6. 他疾患の除外
B. 諸検査による診断を固める
C. ポサー（Poser）のMS診断基準

| カテゴリー | 再発 | 病変の数（症候性/潜在性） | 髄液（OCB/IgG）* |
|---|---|---|---|
| 臨床的に確実 | 2 | （1〜2/0〜1） | NA |
| 検査所見が支持する確実 | 1〜2 | （1〜2/0〜1） | ＋ |
| 臨床的に疑い | 1〜2 | （1〜2/0〜1） | ― |
| 検査所見が支持する疑い | 2 | （0/0） | ＋ |

＊オリゴクローナルバンド，あるいはIgGの髄腔内産生

## VIII 神経所見

A. 数時間から数日のうちに進行する神経症状・所見（典型例）
B. 多彩な神経症状・所見（病変部位による）
C. 視神経炎
  1. 視神経乳頭ははじめ発赤・腫脹し，その後蒼白化
  2. 視力低下，中心暗点
  3. マーカス ガン（Marcus Gunn）瞳孔（求心性視覚入力の左右差）
D. 麻痺
E. 痙縮（特に慢性型）
F. 失調
G. 疲労
H. 高温に敏感（ウートホフ（Uhthoff）徴候）
I. 抑うつ
J. 多幸症
K. 三叉神経痛
L. レルミット（Lhermitte）徴候（他動的頸前屈にて電撃痛）
M. 強直性痙攣
N. 複視
O. 疼痛（しばしば異常感覚性）
P. 膀胱障害
  1. 無抑制性膀胱：頻尿
  2. 弛緩性膀胱：尿閉
Q. 直腸障害
R. 性的機能障害
S. 腱反射亢進

## IX 画像検査

A. MRI：proton density, T2, FLAIR
  1. definite MSの85〜97％で異常所見あり
  2. suspected MSでは60〜85％で異常所見
  3. 異常所見

a. 脳室周囲白質の多発性病巣
b. しばしば脳室のcapping
c. 5 mm以下の卵形病巣（ドーソン（Dawson）指）
d. 脳梁の菲薄化あるいは辺縁の虫食い状不整（93％）
e. 脳萎縮（慢性期）
f. 活動性病巣の造影剤による増強効果

## X 髄液

A. 初圧は正常
B. 細胞数は通常20/μl未満（単核球優位），まれに50～100
C. タンパクは軽度上昇：通常50～60mg/dl，100を越えることはまれ
D. ミエリン塩基性タンパクの増加は再発の最初の2週間にみられる
E. オリゴクローナルバンドはdefinite MSの90％で陽性
F. IgG産生率＞3（80～90％の症例で）
G. IgG index：（髄液IgG/血清IgG）/（髄液Alb/血清Alb）
　1. ＞0.7（90％の症例で）
　2. 髄液中に現れる最初の異常
H. ミエリン塩基性タンパク上昇（80％の症例で4ng/mlまで上昇）

## XI 誘発電位

A. 視覚誘発電位（VEP）
　1. 視神経炎の後しばしば数年間異常が続く
　2. 潜時の延長の出現率は：
　　　possible MSで40％，probable MSで60％，definite MSで85％
B. 体性感覚誘発電位（SEP）
　1. 潜時の延長の出現率は：
　　　possible MSで50％，probable MSで70％，definite MSで80％
C. 聴性脳幹誘発電位（BAEP, ABR）
　1. 潜時の延長の出現率は：
　　　possible MSで30％，probable MSで40％，definite MSで70％

## XII 治療

A. 免疫学的治療
　1. ステロイド大量投与：漸減療法
　　a. 再発の持続の短縮と重症度の軽減
　　b. 再発の頻度と予後を変えることはない
　　c. methylprednisolone 500mg，1日2回，5日間
　　d. prednisolone漸減

(1) 60mg連日，7日間
(2) 60mg隔日，7日間
(3) 40mg隔日，7日間
(4) 20mg隔日，7日間
(5) 終了
 e. 消化性潰瘍予防としてH$_2$ブロッカー投与
 f. 血糖チェック
 g. 感染症状のチェック
 h. 尿一般・培養と細菌の抗生剤感受性のチェック
2. インターフェロン
 a. インターフェロン$\beta$-1b
  (1) 再発の頻度と重症度の軽減
  (2) MRI病巣数増加の軽減
  (3) 用量：800万単位，皮下注射，隔日
  (4) 注射部位は大腿前面―臀部―腹部をローテーション
  (5) 投与4時間前，投与時，投与4時間後にアセトアミノフェン650mgを内服
  (6) 血算，肝機能チェック（3カ月ごと）
  (7) 注意：避妊
  (8) 副作用
   (a) 注射部反応：炎症，肥厚，壊死
   (b) 感冒様症状（使用開始最初の2週間）
   (c) 疲労感
   (d) 白血球・血小板・血色素の減少
   (e) GOT, GPT上昇＞Alp
   (f) 抑うつ
 b. interferon $\beta$-1a
  (1) 神経症状の進行の抑制と再発頻度の減少
  (2) 用量：30mg，筋注，週1回
  (3) 血算，腎機能，電解質，体重（最低6カ月ごと）
  (4) 注意：避妊，痙攣，心疾患，抑うつ
  (5) 副作用
   (a) 感冒様症状（61％）
   (b) 注射部反応
   (c) 筋痛
   (d) 発熱，悪寒
   (e) 頭痛
   (f) 抑うつ
   (g) 気管支攣縮
   (h) 焦燥感
 c. glatiramer acetate（copaxone™）
  (1) 再発頻度の減少

      (2) 用量：20mg，皮下注射，連日
      (3) ルーチンの血液検査は通常不要
      (4) 副作用
         (a) 注射部反応
         (b) 注射直後の反応（10％）
         (c) 一過性の胸痛（26％）
         (d) 焦燥感
         (e) 関節痛
         (f) 無力感
         (g) 血管拡張
         (h) 筋緊張亢進
  3. 他の有効性未確定の免疫学的治療
     a. アザチオプリン
     b. メトトレキサート
     c. シクロホスファミド
     d. シクロスポリン
     e. linomide（心毒性，心筋虚血あり）
     f. sulfasalazine
     g. ロイスタチン™
  4. ミトキサントロン*　　　　　　　　　　　　　　　＊訳者注：適応外
     a. 適応：二次進行型MSの神経症状の軽減
     b. 用量：$12\ mg/m^2$を3カ月ごとに経静脈投与（15分間かけて静注）。生涯積算最大投与量は$140\ mg/m^2$
     c. 臨床観察事項
        (1) 心エコー：左室機能の評価
        (2) 各回投与前に肝機能検査
        (3) 各回投与前に血算
        (4) 各回投与前に水分in-outバランスチェック
     d. 副作用
        (1) 吐気
        (2) 脱毛
        (3) 月経異常
        (4) 上気道感染
        (5) 尿路感染
        (6) 不整脈
        (7) 白血球減少
B. 対症療法
  1. 痙縮
     a. バクロフェン：眠前10mgより開始。適宜調節
     b. ベンゾジアゼピン系薬剤

c. ダントロレン：25mg，連日より開始。適宜調節
   d. バクロフェン持続髄注（難治性の場合）
   e. ボツリヌス毒素
   f. チザニジン
2. 疲労
   a. アマンタジン：100mg 1日，分2，連日
   b. ペモリン：20mg，連日（短期間）
   c. 3,4DAP（3,4ジアミノピリジン）と4AP（4アミノピリジン）は検討中
   d. modafinil：200mg，朝1回または朝夕2回
3. 抑うつ
   a. desipramine：25mg 眠前より開始。適宜調節
   b. sertraline：50mg，連日より開始。適宜調節
4. 三叉神経痛
   a. カルバマゼピン：200mg，連日より開始。適宜調節
   b. バクロフェン
   c. フェニトイン
   d. 神経根切断術
5. 発作性症状
   a. カルバマゼピン：疼痛
   b. ヒドロキシジン：搔痒
6. 疼痛
   a. アミトリプチリン：25mg，眠前より開始。適宜調節
   b. カルバマゼピン：200mg，連日より開始。適宜調節
7. 無抑制性膀胱（抗コリン薬）
   a. プロパンテリン：15mg，1日4回より開始。適宜調節
   b. オキシブチニン：5mg，1日2回より開始。適宜調節
   c. 導尿
8. 弛緩性膀胱（コリン薬）
   a. ベタネコール
   b. バクロフェン
   c. 導尿

## XIII 鑑別診断

A. MSの亜型
   1. デビック（Devic）病（横断性脊髄炎＋視神経炎）
   2. 悪性MS（マールブルグ（Marburg）病）
B. 他の鑑別すべき疾患
   1. 急性散在性脳脊髄炎

2. 視神経炎
3. 急性横断性脊髄炎
4. エルスバーグ（Elsberg）仙髄神経根炎（性的機能・膀胱機能障害）
5. デビック（Devic）型
6. ビタミン$B_{12}$欠乏症
7. 慢性関節リウマチ（血管炎）
8. サルコイドーシス
9. HAM（HTLV-I associated myelopathy）
10. 成人型副腎白質ジストロフィー
11. 原発性側索硬化症
12. ライム病
13. HIV感染
14. シェーグレン（Sjögren）症候群
15. SLE
16. 進行性多巣性白質脳症
17. ベーチェット病

# 7章

# 脳血管障害

## 一過性脳虚血発作（TIA）

### I 疫学
A. TIA後の脳梗塞発症の危険度
　1. 1カ月以内：4～8％
　2. 1年以内：12％
　3. 5年以内：24～29％
B. 脳梗塞発症前のTIAの頻度
　1. アテローム性血栓症：25～50％
　2. 心原性塞栓症：10～30％
　3. ラクナ梗塞：10～15％

### II 臨床症状
A. 突然発症
B. 症状は5～20分持続（定義上は24時間以内に消失）
　1. 1時間以上続く場合には小梗塞に伴うことが多い

## 脳梗塞

### I 疫学
A. 発生数：＞50万/年（米国）
B. 米国では死亡原因の3位
C. 65歳未満の割合は25％

### II 脳血流
A. 正常値：55ml/100g/分
B. 20ml/100g/分になると電気生理学的変化が出現

C. 10ml/100g/minで非可逆的虚血が生ずる
D. 脳血流の増加により側副血行が増加する
E. 酸素供給量（$DO_2$）は脳血流（CBF）と血中酸素濃度（$CaO_2$）の積に比例する
    1. $DO_2 = CBF \times CaO_2$

## III　病　型

A. アテローム性血栓症
    1. 診断基準
        a. 発症・進行様式：突然，進行性，階段状，症状の変動
        b. 心原性塞栓源はない
        c. 同じ血管支配領域のTIAの先行
        d. 冠動脈，末梢動脈疾患の合併
    2. 画像
        a. CT：非出血性あるいは出血性梗塞
            (1) 閉塞動脈が高吸収域を呈することがある
        b. MRI：非出血性あるいは出血性梗塞
            (1) 閉塞動脈のflow voidがみえないことがある
        c. 頸動脈エコー：50％以上の狭窄，あるいは2mm以上の潰瘍
        d. 動脈造影：50％以上の狭窄，あるいは2mm以上の潰瘍
        e. 経頭蓋ドップラー：正常，側副血行路，あるいは血流消失

B. 心原性塞栓症
    1. 診断基準
        a. 突然発症（時に症状の段階的/進行性を示すこともある）
        b. ハイリスク：心房細動，人工弁，左心室内血栓，左房内血栓，拡張型心筋症，洞不全症候群，心筋梗塞（発症後4週間以内）
        c. 中等度リスク：うっ血性心不全，心房粗動，僧帽弁逸脱，心房中隔欠損，卵円孔開存症，生体弁，心室運動低下，心筋梗塞（発症後4～6週間）
        d. 他の血管領域での最近のTIAあるいは梗塞
        e. 他の身体領域での動脈塞栓症の存在
    2. 画像
        a. CT：非出血性あるいは出血性梗塞
            (1) 閉塞動脈が高吸収域を呈することがある
        b. MRI：非出血性あるいは出血性梗塞
            (1) 閉塞動脈のflow voidがみえないことがある
        c. 頸動脈エコー：さまざま。狭窄は通常50％以下
        d. 頸動脈造影：血管閉塞がみられることもある
        e. 経食道エコー：左心系内血栓を認めることがある
        f. 経頭蓋ドップラー：正常，血流消失，あるいは遠位部での閉塞

## C. ラクナ梗塞

1. 診断基準
   a. 突然あるいは進行性の発症
   b. 高血圧，糖尿病の既往
   c. 皮質症状なし
   d. ラクナ症候群
   e. 塞栓源なし
2. 画像
   a. CT：径1.5cm以下の梗塞巣
   b. MRI：径1.5cm以下の梗塞巣
   c. 経頭蓋ドップラー：正常，あるいは有意な所見なし
   注：脳梗塞は，その原因と血管支配領域により記述することが最も有意義である。「皮質」と「皮質下」という用語がしばしば用いられるが，その区分は必ずしも明確ではない
   ●皮質梗塞：大脳半球の灰白質の梗塞。しばしば皮質下白質も含んでいる。皮質機能障害は梗塞血管により決まる
   中大脳動脈：反対側の片麻痺と感覚障害（上肢・顔面優位），同名半盲，失語，失韻律，注視障害，消去現象，立体覚障害，失行
   前大脳動脈：反対側の片麻痺と感覚障害（下肢優位），左右大脳半球離断症状，行動異常（無為，無動性無言）
   後大脳動脈：反対側の同名半盲（黄斑回避，視運動性眼振は保たれている），皮質盲，左右大脳半球離断症状
   ●皮質下梗塞：大脳白質および大脳基底核・脳幹の諸核の梗塞。失語のような皮質症状は通常はみられない
   ●ラクナ症候群
     1. 純粋感覚麻痺
        a. 視床後腹側核
        b. 反対側の感覚障害
     2. 純粋運動麻痺
        a. 内包後脚，大脳脚，橋，あるいは大脳白質
        b. 反対側の筋力低下
     3. 失調性片麻痺
        a. 橋底部（責任病巣は確定されていない）
        b. 反対側の筋力低下と失調
     4. 構音障害：手先不器用症候群（dysarthria clumsy hand syndrome）
        a. 内包膝部
        b. 反対側の手指巧緻運動障害と構音障害
     5. 視床性痴呆
        a. 視床
        b. 皮質下痴呆
     6. 感覚運動障害
        a. 視床と内包後脚

b. 反対側の感覚障害と筋力低下
7. 片側バリズム
    a. 視床下核
    b. 反対側の片側バリズム
8. 多発ラクナ梗塞
    a. 広範な領域に多発しているラクナ梗塞
    b. パーキンソン症候群，痴呆
9. クロード（Claude）症候群
    a. 中脳被蓋，赤核，動眼神経
    b. 同側の動眼神経麻痺
    c. 反対側の失調，赤核振戦
10. ベネディクト（Benedikt）症候群
    a. 中脳被蓋，赤核，動眼神経，大脳脚
    b. 同側の動眼神経麻痺
    c. 反対側の失調，赤核振戦，筋力低下
11. ウェーバー（Weber）症候群
    a. 中脳腹側，動眼神経，大脳脚
    b. 同側の動眼神経麻痺
    c. 反対側の筋力低下
12. パリノー（Parinaud）症候群
    a. 中脳吻側の背側部と後交連
    b. 上方注視麻痺，輻輳：後退性眼振，眼瞼後退，対光反射と近見反射の解離
13. ノートナーゲル（Nothnagel）症候群
    a. 中脳背側，結合腕（上小脳脚），動眼神経，内側縦束（MLF）
    b. 反対側の失調，動眼神経麻痺，垂直方向注視麻痺
14. レーモン・セスタン（Raymond-Cestan）症候群
    a. 橋中位部，中小脳脚，皮質脊髄路
    b. 同側の失調
    c. 反対側の筋力低下
15. one-and-a-half症候群
    a. 傍正中橋網様体（PPRF）あるいは外転神経と，MLF
    b. 同側への水平注視麻痺
    c. 反対側への核間性水平注視麻痺
16. フォヴィル（Foville）症候群
    a. PPRF，外転神経，顔面神経，皮質脊髄路
    b. 同側への水平注視麻痺と顔面神経麻痺
    c. 反対側の筋力低下と感覚障害，核間性水平注視麻痺
17. ミヤール・ギュブレ（Millard-Gubler）症候群
    a. 橋腹側，外転神経と顔面神経の髄内根，皮質脊髄路
    b. 同側の外転神経麻痺と顔面神経麻痺
    c. 反対側の筋力低下
18. レーモン（Raymond）症候群

a. 橋腹側，外転神経髄内根，皮質脊髄路
   b. 同側の外転神経麻痺
   c. 反対側の筋力低下
19. バビンスキー・ナジョット（Babinski-Nageotte）症候群
   a. 橋延髄接合部背外側部
   b. 同側の失調，顔面感覚障害，Horner症候群
   c. 反対側の筋力低下，頸部以下の感覚障害，回転性眩暈，嘔吐，眼振
20. ワレンベルク（Wallenberg）症候群
   a. 延髄背外側部，下小脳脚，三叉神経，舌咽神経，迷走神経
   b. 同側の失調，Horner症候群，顔面感覚障害
   c. 反対側の頸部以下の温痛覚障害
21. セスタン・シュネ（Cestan-Chenais）症候群
   a. 延髄外側部
   b. 同側の失調，Horner症候群，顔面感覚障害
   c. 反対側の頸部以下の感覚障害と筋力低下
22. アヴェリス（Avellis）症候群
   a. 延髄外側部，舌咽神経，迷走神経，外側脊髄視床路
   b. 同側の軟口蓋・声帯・咽頭後壁筋麻痺
   c. 反対側の片麻痺と頸部以下の感覚障害
23. ヴェルネ（Vernet）症候群
   a. 延髄外側部，舌咽神経，迷走神経，副神経
   b. 同側の口蓋・胸鎖乳突筋麻痺，舌後部の味覚低下
   c. 反対側の片麻痺
24. ジャクソン（Jackson）症候群
   a. 延髄外側部，舌咽神経，迷走神経，副神経，舌下神経
   b. 同側の口蓋・声帯・胸鎖乳突筋・舌の麻痺
   c. 反対側の片麻痺と感覚障害
25. 下オリーブ核前方部
   a. 延髄腹側，舌下神経，錐体
   b. 同側の舌の麻痺
   c. 反対側の片麻痺

## 球麻痺と仮性球麻痺

|  | 球麻痺 | 仮性球麻痺 |
|---|---|---|
| 舌 |  |  |
| 　萎縮 | あり | なし |
| 　運動 | 減少 | 遅い |
| 　筋繊維側攣縮 | あり | なし |
| 構音障害 | 麻痺性 | 痙性 |
| 顔面 | 筋力低下 | 筋力低下 |
| 感情失禁 | なし | あり |
| 下顎反射 | なし | あり |
| 咽頭反射 | なし | 亢進 |
| 眼球運動 | 減少 | 減少 |

## IV 皮質機能局在

A. 後頭葉
  1. 内側面：視覚障害，失認，幻覚
     a. 失書を伴わない失読
     b. アントン（Anton）症状（両側障害，患者は盲であることを否定する）
  2. 外側部：失読失書，視運動性眼振の解発不良，同側への視覚的走査の障害

B. 頭頂葉
  1. 中心後回：反対側の感覚障害，触覚消去現象
  2. 内側面：超皮質性感覚失語，失韻律
  3. 外側面
     a. 優位半球（ゲルストマン（Gerstmann）症候群）
        (1) 手指失認，失算，左右失認，失書（縁上回），失読失書（角回），観念失行
     b. 非優位半球：病態失認，半側空間無視，構成失行，着衣失行

C. 頭頂－後頭葉（両側性障害）
  1. バリント（Balint）症候群：視覚同時失認（視野全体の意味を了解ができない），注視失行，視覚失調，水平性空間無視，視覚性注意障害

D. 後頭－側頭葉
  1. 多視（1つのものがいくつにもみえる）
  2. 反復視（視覚保続，対象を除去してもその物体がみえ続ける）
  3. 視覚転移（別の部位に対象がみえる）

E. 側頭葉
  1. 両側側頭葉前部（クリューバー・ビューシー（Klüver-Bucy）症候群）：従順，口唇傾向，性行動亢進，運動量低下，視覚性過敏反応，視覚失認
  2. 下内側部（海馬/扁桃体）：健忘
  3. 下外側部
     a. 優位半球：超皮質性感覚性失語，失名辞（事物の概念を言い表すことの障害）
     b. 非優位半球：広範な失韻律
  4. 上外側部
     a. 優位半球：純粋語聾，感覚性失語
     b. 非優位半球：感覚性失音楽症，感覚性失韻律
     c. 両側：聴覚失認

F. 側頭葉の発作性兆候
  1. 内側面：心窩部症状，恐怖感，既視感，小視症
  2. 外側面：幻覚，受容性失語，回転性眩暈

G. 前頭葉
  1. 内側面：（帯状回）無動，保続，超皮質性運動性失語
  2. 外側面：反対側への衝動性追視障害，純粋失書，運動性失語
  3. 前頭極：感情鈍麻，インポテンス，発語失行，目的行動の障害

4. 非優位半球前頭眼窩野：焦燥，抑うつ
5. 優位半球背側部：怒り，敵意

## V 失　語

|  | 復唱 | 流暢性 | 理解 | 呼称 |
| --- | --- | --- | --- | --- |
| ブローカ（Broca）失語 | × | × | ○ | × |
| ウェルニッケ（Wernicke）失語 | × | ○ | × | × |
| 伝導失語 | × | ○ | ○ | △ |
| 超皮質性運動失語 | ○ | × | ○ | × |
| 超皮質性感覚失語 | ○ | ○ | × | × |
| 超皮質性混合性失語 | ○ | × | × | × |
| 全失語 | × | × | × | × |

## VI 血管支配

A. 後大脳動脈
1. 中脳穿通動脈
    a. 中脳視蓋
    b. 大脳脚
2. 後視床穿通動脈
    a. 視床下部
    b. 視床腹側部
    c. 視床正中核・内側核
3. 後内側脈絡叢動脈
    a. 四丘体
    b. 松果体
    c. 脈絡叢
    d. 視床背内側核
4. 後外側脈絡叢動脈
    a. 脈絡叢
    b. 脳弓
    c. 視床背内側核
    d. 視床枕
    e. 外側膝状体の一部

B. 前脈絡叢動脈
1. 近位部
    a. 視索
    b. 脳梁膝部
    c. 淡蒼球内節

2. 外側部
    a. 梨状野
    b. 鉤
    c. 海馬
    d. 尾状核尾部
3. 内側部
    a. 大脳脚
    b. 黒質
    c. 視床前腹側核
    d. 視床外側腹側核
    e. 赤核
4. 遠位部
    a. 外側膝状体
    b. 内包後脚
    c. 視放線起始部
C. 前大脳動脈
  1. ホイブナー（Heubner）反回動脈
      a. 尾状核頭部
      b. 被殻
      c. 内包前脚
D. 中大脳動脈
  1. 内側レンズ核線条体動脈
      a. 淡蒼球外節
  2. 外側レンズ核線条体動脈
      a. 被殻
      b. 内包上部
      c. 尾状核
      d. 放線冠

## Ⅶ 若年性脳梗塞
A. 疫学
    頻度：(10万人あたり) 0〜14歳 0.6人，35歳未満 3人，35〜44歳 20人
B. アテローム硬化，血管障害，塞栓が原因の70％を占める
C. 原因
  1. 動脈解離（外傷，絞扼，関節炎）
  2. モヤモヤ病（大血管閉塞）
  3. 線維筋性異形成症
  4. 血管炎

- a. 感染
- b. 壊死性
    - (1) 結節性動脈周囲炎，ウェジナー(Wegener)肉芽腫，チャーグ・ストラウス(Churg-Strauss)症候群，リンパ腫症
- c. 膠原病
    - (1) SLE，RA，シェーグレン(Sjögren)症候群，強皮症
- d. 全身性疾患
    - (1) ベーチェット(Behçet)病，サルコイドーシス，潰瘍性大腸炎
- e. 巨細胞動脈炎
    - (1) 高安病，側頭動脈炎
- f. 過敏症（薬剤，化学物質）
- g. 腫瘍性
- h. 原発性中枢神経血管炎

5. 片頭痛（除外診断）
6. 心原性塞栓
7. 凝固能亢進（原発性）
    - a. ATIII欠損症
    - b. プロテインC欠損症
    - c. プロテインS欠損症
    - d. 異常フィブリノーゲン血症
    - e. 第XII因子欠損症
    - f. 抗リン脂質抗体症候群
    - g. 線溶系異常
    - h. 活性化プロテインC抵抗性，第V因子-Leiden変異（第1染色体q23）
    - i. 高ホモシステイン血症（第1染色体q36）
    - j. CADASIL（第19染色体p13）：再発性皮質下梗塞，U fiberは保たれる
8. 凝固能亢進（二次性）
    - a. 悪性腫瘍
    - b. 妊娠
    - c. 経口避妊薬
    - d. 播種性血管内凝固症候群
    - e. ネフローゼ症候群
9. 血小板異常
    - a. 骨髄増殖性疾患
    - b. 糖尿病
    - c. ヘパリン誘発性血小板減少症
10. 血液流動性異常
    - a. ホモシスチン尿症（シスタチオン合成酵素欠損）

        b. 真性多血症
        c. 鎌状赤血球症
        d. 血栓性血小板減少性紫斑病
    11. 高脂血症
    12. 結合織疾患エーラース・ダンロス（Ehlers-Danlos）症候群，メンケス（Menkes）病，ホモシスチン尿症）
    13. 有機酸性血症
    14. ミトコンドリア脳筋症（MELAS）
    15. ファブリ（Fabry）病（$\alpha$-galactosidase A 欠損）
    16. 血管攣縮（コカイン）

## VIII 評価
- A. 画像
    1. 頭部単純CT
    2. MRI, MRA
        a. 拡散強調画像により発症数分以内に虚血巣の同定が可能
        b. 拡散循環画像により乏血領域の同定が可能
    3. 頸動脈エコー
    4. 経頭蓋ドップラー
    5. 経食道エコー
    6. 脳血管撮影
- B. 心電図
- C. 胸部レントゲン
- D. 初期血液・尿検査
    1. 血算，生化学，凝固，血清梅毒反応，$\beta$ HCG
    2. 心原性酵素，尿薬物スクリーニング
- E. 病態に応じて追加項目
    1. 血管炎：RA, ANA, CRP, 血沈，補体（CH50, C3, C4），P-ANCA, C-ANCA, Scl-70，抗セントロメア抗体，ACE，免疫グロブリン，クリオグロブリン，クームステスト，シルマー（Schirmer）テスト，髄液
    2. 凝固能亢進：血液粘度，フィブリノーゲン，ATIII，プロテインC，プロテインS，出血時間，SPEP, HIV, 第5因子 Leiden 変異因子，第VII, VIII, IX, X, XI, XII, XIII因子，トロンビン時間，FDP，鎌状赤血球検索，抗リン脂質抗体

## IX 治療
- A. バイタルサイン：4時間ごと
- B. 神経学的評価：4時間ごと
- C. 体重測定：毎日

- D. In-Outバランスチェック：4時間ごと
- E. 経口摂取禁止：最初の24時間
- F. 床上安静：最初の24時間
- G. 水分バランスチェック：毎日午前中に
- H. 酸素投与
- I. 生食のボーラス投与：15ml/kg，その後は100ml／時（うっ血性心不全，肺水腫患者を除く）
- J. 血圧管理（収縮期血圧＞220，あるいは拡張期血圧＞130で治療）
    1. ニトログリセリンのテープ
    2. ラベタロール
    3. ACE阻害薬
    4. nitroprusside
    5. Caチャネル拮抗薬は使用しない
- K. 体温管理
    1. 熱発にはアセトアミノフェン投与
    2. 原因検索（肺炎，尿路感染など）
- L. 脳浮腫対策（脳浮腫は梗塞後72〜96時間後に最も強くなる）
    1. 25％アルブミン100mlとLasix 20mg，6時間ごと
    2. 過換気（緊急時のみ施行）
- M. 抗凝固療法
    1. ヘパリン
        a. 使用基準（絶対的に有効というわけではない）
            (1) 梗塞巣の大きさは小〜中
            (2) 最初の頭部CTで出血を認めない
            (3) 拡張期血圧が十分にコントロールされている
            (4) 意識が昏迷状態ではない
            (5) 抗凝固療法禁忌となる他の病変なし
            (6) 病態悪化がなければ出血性梗塞に移行してもヘパリンは継続する
        b. 使用法
            (1) ボーラスは行わない
            (2) 18単位/kgで開始
            (3) 部分トロンビン時間を6時間ごとにチェック
            (4) 部分トロンビン時間が55〜75になるように調節
    2. ワーファリン
        a. INRを2〜3にコントロール
        b. ビタミンK制限食
        c. ワーファリン内服中であることを示す腕輪の着用
    3. アスピリン
        a. cyclooxygenaseの阻害により血小板凝集を抑制する
        b. 用量：81〜650mg/日

c. 効果発現：内服後1時間
　　　d. 最大効果：内服後2時間
　　　e. 副作用：消化器症状
　4. チクロピジン
　　　a. ADPと血小板凝集因子による血小板凝集を抑制する
　　　b. 用量：250mg，1日2回，食後＊　　　＊訳者注：日本では200mg/日，分2
　　　c. 効果発現：内服開始後4日
　　　d. 最大効果：内服後8〜11日
　　　e. 副作用：顆粒球減少，消化器症状
　　　f. 検査：投与開始後3か月間は2週ごとに血算をチェック
　5. クロピドグレル
　　　a. ADP受容体拮抗による血小板凝集抑制
　　　b. 用量：75mg，連日
　　　c. 最大効果到達日数：5日
　6. アスピリン＋ジピリダモール徐放薬
　　　a. シクロオキシゲナーゼとフォスフォジエステラーゼ阻害による血小板凝集抑制
　　　b. 用量：アスピリン25mg＋ジピリダモール徐放薬200mg
　　　c. 頻度の高い副作用：頭痛，悪心，出血
　7. 組織プラスミノーゲンアクチベーター（t-PA）
　　　a. 発症後3時間以内の脳梗塞超急性期の治療
　　　b. 適応基準：虚血性脳血管障害，発症後3時間以内，年齢18歳以上
　　　c. 除外基準：急速に症状改善，発症時の痙攣，最近の手術・頭部外傷歴，最近の出血，ヘパリン使用中，PT＞15，PT-INR＞1.7，血小板数＜100,000，血糖＜50あるいは＞400，拡張期血圧＞110，収縮期血圧＞185
　　　d. 用量：0.9mg/kg（体重は最高90kgまでで計算）。10％をボーラスで静注し，残り90％を1時間以上かけて点滴投与する
N. 血管内膜剥離術
　1. 頸動脈狭窄＞70％
　2. 虚血性脳血管障害の原因となっている病変であること
　　　a. 症状を説明しうる血管に潰瘍，フラップ形成などを認める
　3. 内膜剥離とステント挿入
O. 治療に関する研究
　1. 無症候性頸動脈狭窄（ACAS）
　　　a. 狭窄度60％を超える無症候性狭窄で頸動脈内膜剥離術を施行
　　　b. 手術群では，手術側の梗塞発生率は術後5年間で5％，手術合併症の頻度は2.4％
　　　c. 内科的治療群では，狭窄側の梗塞発生率は5年間で11％
　2. 北米症候性頸動脈内膜剥離術トライアル（NASCET）

a. 狭窄度70％を超える症候性狭窄で頸動脈内膜剥離術を施行
b. 手術群では，手術側の梗塞発生率は術後2年間で9％
c. 内科的治療群では，狭窄側の梗塞発生率は2年間で26％
    (1) 合併症の頻度は75歳以上，高血圧，冠血管障害患者でより高い
    (2) 相対的リスク低減率は70％
    (3) 絶対的脳梗塞予防率は9％
3. 中国アスピリントライアル（CAST）
    a. アスピリン投与を受けている脳梗塞患者の大規模試験
    b. 死亡率はアスピリン治療群で14％低減
    c. 後遺障害・死亡のリスクを少なくではあるが有意に低減する

# 脳 出 血

## I 原　因
A. 高血圧
B. 動脈瘤
C. アミロイドアンギオパチー
D. 真菌性動脈瘤
E. 脳動静脈奇形
F. 海綿状血管種
G. 毛細血管拡張
H. 外傷
I. 胚芽層からの脳室周囲出血（新生児）

## II 高血圧性脳出血部位
A. 被殻（50％）
B. 視床（10％）
C. 小脳（10％）
D. 大葉性（10％）
E. 淡蒼球（10％）
F. その他（10％）

## III 硬膜下血腫
A. 架橋動脈の破綻
B. 凹レンズ形の血腫

## IV 硬膜外血腫
A. 硬膜動脈の破綻

B. 凸レンズ形の血腫

## V くも膜下出血
A. 全脳血管障害の5％（全米で30,000/年）
B. 好発年齢：40〜60代
C. 12％の症例は治療前に死亡
D. 50％の症例で永続する後遺障害が残存
E. 原因
    1. 囊状動脈瘤破裂（80％）
    2. 外傷
    3. 脳動静脈奇形
    4. 動脈解離
    5. 真菌性動脈瘤
    6. 血管炎
    7. 鎌形赤血球症
    8. 抗凝固療法
    9. 腫瘍
F. ハント・ヘス（Hunt and Hess）のスケール

|  |  | 死亡率（％） |
| --- | --- | --- |
| I | 無症候，あるいは軽度の頭痛 | 1 |
| II | 中等度の頭痛，あるいは動眼神経麻痺 | 5 |
| III | 混乱，傾眠，あるいは軽度の巣症状 | 19 |
| IV | 昏迷 | 42 |
| V | 昏睡 | 77 |

G. 臨床症候
    1. 激しい頭痛：「これまで経験したことのない」「雷に打たれたような」
    2. 失神
    3. 痙攣
    4. 吐気/嘔吐
H. クリッピング術を考慮すべき動脈瘤
    1. 破裂動脈瘤
    2. 大きさ7mm以上の動脈瘤
I. 合併症
    1. 血管攣縮：経頭蓋ドップラーエコーにて経時的にモニター
    2. 水頭症：15％で発生。シャント術を考慮する
    3. 痙攣：10％で発生
    4. 再出血

J. 治療
   1. 補液
   2. 血圧管理
   3. nimodipine 60mg 経口，4時間おきに
K. CTは85％に陽性所見

## VI 放射線診断

A. 高度の貧血があるとCTでの血液の高吸収域が薄くなることがある
B. 血腫は高吸収域として第1～10病日の間は明瞭に認められるが，第3～20病日にかけて不明瞭化し，第15～20病日には等吸収域となる

血腫のMRI所見

| 時期 | T1 | T2 |
| --- | --- | --- |
| 急性期（3時間～3日） | 等/低信号 | 等/低信号 |
| 亜急性期（3～7日） | 高信号 | 低信号 |
| 亜急性期（7日目以降） | 高信号 | 高信号 |
| 慢性期 | | |
| 　ヘモジデリン | 低信号 | 低信号 |
| 　吸収 | 低信号 | 高信号 |

# 8章

# 神経腫瘍

## 中枢神経系の腫瘍と神経病理

### I 序論
A. 中枢神経系（CNS）腫瘍の局在
  1. 頭蓋内
     a. テント上
     b. テント下
  2. 脊柱管内
     a. 硬膜外（硬膜外転移，骨腫瘍など）
     b. 硬膜内
        (1) 髄内（上衣腫，星状細胞腫，膠芽腫など）
        (2) 髄外（シュワン細胞腫，髄膜腫など）
B. 小児の腫瘍の70％は後頭蓋窩に発生する（小脳髄芽腫，小脳星状細胞腫，第4脳室上衣腫など）
C. 成人の腫瘍の70％は大脳半球に発生する（星状細胞腫，膠芽腫，転移性脳腫瘍，髄膜腫など）
D. CNS細胞の組織形成
  1. 脳と脊髄は神経管から発生する
  2. 神経管は神経上皮からなり，そこからすべての神経細胞とグリア細胞（星状膠細胞，乏突起膠細胞，上衣細胞，脈絡叢上皮細胞）が発生する
  3. 間質からミクログリア（小膠細胞）が発生する
E. 異常な細胞増殖は以下の原因に由来する
  1. 腫瘍抑制遺伝子の障害

例

| 遺伝子 | 染色体 | 関連腫瘍 |
| --- | --- | --- |
| P53 | 17 p13.1 | 膠芽腫 |
| CDKN2 | 9 p21 | 膠芽腫 |
| RB1 | 13 q14 | 網膜芽腫 |
| NF1 | 17 q11.2 | 毛様細胞性星状細胞腫 |
| NF2 | 22 q12 | シュワン（Schwann）細胞腫/髄膜腫 |
| MEN1 | 11 q13 | 下垂体腺腫 |

2. 成長因子，成長因子受容体，遺伝子発現制御因子をコードする原始癌遺伝子の活性化例

| 遺伝子 | 染色体 | 機序 |
|---|---|---|
| EGFR | 7 p12 | 増幅/再構成 |
| C-*myc*, N-*myc* | 8 q24, 2p 23 & 24 | 増幅 |
| H-*ras*, N-*ras* | 11 p15, 1 p13 | 過剰発現/点突然変異 |

## II 星状細胞腫瘍の段階分け

A. カーノハン（Kernohan）分類：細胞密度，有糸分裂，細胞多形性，血管増殖，壊死に基づく
　Grade I：細胞密度の上昇
　Grade II：Grade I より細胞密度が高く細胞の多形性を認める
　Grade III：Grade II より細胞密度と細胞の多形性が高く血管増生を認める
　Grade IV：上記のすべての所見に加え，壊死・偽性柵状配列を認める

B. 3段階分類：やはり細胞密度，有糸分裂，細胞多形性，血管増殖，壊死に基づく
　I．星状細胞種
　II．未分化星状細胞腫（anaplastic astrocytoma）
　III．多形膠芽腫：壊死巣を認める

C. 世界保健機構（WHO）分類（1993）
　Grade I：毛様細胞性星状細胞腫，上衣下巨大星状細胞腫
　Grade II：低悪性度星状細胞腫（細胞密度上昇，核異形）
　Grade III：未分化星状細胞腫（有糸分裂，血管内皮細胞増殖）
　Grade IV：多形膠芽腫（壊死巣）

## III 膠細胞腫瘍

A. 毛様細胞性星状細胞腫（pilocytic astrocytoma）
　1. 疫学：主に小児・青年期。神経線維腫症に合併することがある
　2. 臨床像：小脳病変のために生ずる閉塞性水頭症による症状あるいは小脳障害
　3. 局在：小脳（小児）
　　a. 脳幹，視神経，視床，視床下部（若年成人）
　4. 画像：嚢胞と壁在結節（MRIで造影効果あり）
　5. 病理：ローゼンタール（Rosenthal）線維（不透明，均一で好酸性）。細長い毛髪様の細胞（"毛様細胞性"という名前はこれに由来）。好酸性の顆粒状小体
　6. 治療：広範な切除が可能な場合は外科的治癒が可能。化学療法（小児でよく用いられる）・放射線療法にも感受性あり
　7. 予後：小脳原発で完全切除された場合は10年生存率は90％を超える

B. 上衣下巨大星状細胞腫（subependymal giant-cell astrocytoma）
　1. 疫学：ほとんど常に結節硬化症に合併する
　2. 臨床像：Monro孔閉鎖による非交通性水頭症による症状

3. 局在：側脳室壁
4. 画像：MRIで造影効果を有する脳室内腫瘍
5. 病理：有意な未分化性のない巨大星状膠細胞
6. 治療：閉塞性水頭症に対して，腫瘍の切除
7. 予後：成長速度は遅く。良性，悪性化はまれ

C. 多形性黄色細胞腫（pleomorphic xanthoastrocytoma）
1. 疫学：10代に発症することが多い
2. 臨床像：しばしば長期間先行する痙攣発作の病歴
3. 局在：側頭葉表層部に好発
4. 画像：脳表の髄膜脳結節，しばしば嚢胞を伴う
5. 病理：脂肪を取り込んだ星状膠細胞，極度の多形性，細胞異形，多核巨細胞，壊死はない（しばしば多形膠芽腫と間違われる）
6. 治療：外科的切除
7. 予後：切除により良好。時折再発する，悪性化はまれ

D. 低悪性度星状細胞腫（low-grade astrocytoma）
1. 疫学：大脳の膠細胞腫の25〜35％。主に30〜50代の比較的若年成人
2. 臨床像：局所症状（腫瘍の局在による）よりも痙攣のほうが多い
3. 局在：大脳半球（成人）に最も多いが，小脳，視床下部，視神経/視交叉，脳幹（小児）にも発生する
4. 画像：CTで低吸収域，造影効果なし。MRIではT1で低信号，T2で高信号（やはり造影効果なし）
5. 病理：高細胞密度，高分化星状膠細胞。嚢胞状のこともある。原線維性（最も一般的）あるいは原形質性
6. 治療：外科的切除。大脳半球病変には放射線照射を追加することあり
7. 予後：治療後生存期間の中央値は5〜6年

E. 未分化星状細胞腫（anaplastic astrocytoma）
1. 疫学：主に30〜50代の成人（低悪性度星状細胞腫と同じ）
2. 臨床像：腫瘍の局在による
3. 局在：大脳半球（成人）に最も多いが，小脳，視床下部，視神経/視交叉，脳幹（小児）にも発生する
4. 画像：通常造影効果あり，しかしその程度はさまざま
5. 病理：血管内皮増生，有糸分裂，核異形，クロマチンの豊富な核
    a. 壊死は認めない。肥胖細胞性のものはしばしば（80％）多形膠芽腫に移行する
6. 治療：外科的切除，放射線照射，化学療法
7. 予後：2年生存率50％。しばしば多形膠芽腫に移行
    a. 平均生存期間18〜36カ月

F. 多形膠芽腫（glioblastoma multiforme）
1. 疫学：45〜55歳に発症のピーク。男女比2：1。全頭蓋内腫瘍の20％，脳膠細胞腫

の 50 〜 55％を占める
2. 臨床像：局所症状を呈することが一般的。症状は腫瘍の局在による
3. 局在：主に大脳半球（特に前頭葉と側頭葉），しかし脳幹，小脳，脊髄に発生することもある
4. 画像：CT, MRI で中心壊死部周囲のリング状の造影効果，周囲に血管性浮腫を伴っている。しばしば白質線維に沿って広がる。脳梁に沿って反対側へ広がったものは，"蝶形"多形膠芽腫と呼ばれることがある
5. 病理
   a. 肉眼所見：壊死巣と出血巣を伴う辺縁不明瞭な病変
   b. 顕微鏡所見：壊死巣周囲の偽性棚状配列と毛細血管増生が特徴的。自己に血流を供給する"糸球体様相"をみることがある
6. 治療：外科的切除，放射線照射，化学療法
7. 予後：不良。平均生存期間は治療なしで 6 カ月，治療して 1 年。年齢が最も重要な予後決定因子で，年齢が高いほど生命予後は悪い

G. 乏突起膠腫（oligodendroglioma）
1. 疫学：30 〜 50 歳。頭蓋内膠腫の 5％
2. 臨床像：しばしば長期間先行する痙攣発作の病歴
3. 局在：大脳半球（前頭葉，側頭葉に好発）
4. 画像：50 〜 90％に石灰化。わずかな浮腫と造影効果
5. 病理
   a. 肉眼所見：白質線維に沿った広がり
   b. 顕微鏡所見："目玉焼き"細胞（固定時のアーチファクト），きゃしゃな血管（最も出血を起こしやすい原発性腫瘍），石灰化，幾何学的パターン，斑点状のクロマチンをもつ円形の核
      (1) 亜型
         (a) "脳室内乏突起膠腫"：実際には神経細胞腫瘍で中枢神経細胞腫と呼ばれるべきものである（神経細胞腫瘍の項参照）
         (b) 混合性乏突起星状細胞腫：乏突起膠細胞と星状膠細胞成分がほぼ同じ割合で混在する
         (c) 未分化乏突起膠腫：有糸分裂の頻度の増加，多形性。多形膠芽腫への移行あり。化学療法感受性
6. 治療：外科的切除と化学療法（通常，化学療法感受性は良好）
7. 予後：生存期間の中央値は 5 年

H. 上衣腫（ependymoma）
1. 疫学：小児期・青年期に好発。発症のピークは 10 〜 15 歳
   a. 頭蓋内膠腫の 6％。脊髄膠腫の 60％
   b. 脊髄膠腫で最も多い
2. 臨床像：髄液流の障害による二次的な症状

3. 局在：60％はテント下，40％がテント上。第4脳室内に発生することが最も多い。腰仙髄・終糸にもしばしばみられる
4. 画像：造影効果を示す脳室内腫瘍，しばしば石灰化を伴う。非交通性水頭症
5. 病理
    a. 肉眼所見：輪郭明瞭，局所伸展性の発育，髄腔に沿った伸展を示すことあり
    b. 顕微鏡所見：上衣細管，血管周囲の偽ロゼット
        (1) 亜型
            (a) 上衣下腫：脳室内，良性，髄液流の障害により症状を示す
6. 治療：外科的切除と放射線照射。全脊髄照射を追加することあり
7. 予後：外科的切除により5年生存率は87％

I. **神経膠腫症（gliomatosis cerebri）**
1. 疫学：20歳以下に発症のピーク。発症年齢は6〜60歳
2. 臨床像：知能障害，頭痛，痙攣，乳頭浮腫
3. 局在：明確な腫瘍形成を伴わないびまん性浸潤。大脳深部（視床，大脳基底核）から発生し正常脳組織を足場にして発育する
4. 画像：CTで均一の低吸収域，灰白質−白質境界の消失，大脳半球の腫大。MRIでびまん性のT2高信号。造影効果はあってもごくわずか
5. 病理
    a. 肉眼所見：びまん性の脳腫大
    b. 顕微鏡所見：未分化細胞が灰白質・白質に広範に浸潤。中に腫瘍性星状膠細胞の増殖巣をみる。一般に未分化星状細胞腫の範疇に入る
6. 治療：有効性の確立された治療はない
7. 予後：不良。生存は数カ月から数年

IV **原始神経外胚葉性腫瘍（primitive neuroectodermal tumors; PNET）**

胚組織間質に類似した"小型青色細胞腫瘍"。多形膠芽腫を除けば，"芽腫"という接尾辞で特徴づけられる

A. **髄芽細胞腫（medulloblastoma）**
1. 疫学：PNETで最も多い。10歳までに発症，次の発症のピークは20〜30歳。小児後頭蓋窩腫瘍の3分の1を占める
2. 臨床像：小脳症状と閉塞性水頭症の症状
3. 局在：小脳正中部に好発（小脳中部下部）。小脳半球への浸潤傾向，髄腔内播種
4. 画像：造影効果あり。石灰化はまれ
5. 病理：ホーマー ライト（Homer Wright）ロゼット（神経突起で満たされた中央部を囲んでロゼットを形成する細胞のシート）。これはすべてのPNETで認められる
    a. 亜型
        (1) 結合織形成性髄芽細胞腫：多量のレチクリン，小脳半球のより外側に発生，より年齢の高い子供にみられ，予後はより良い

　　　　　(2) 髄芽筋芽細胞腫：非常にまれ，未成熟筋細胞が出現，悪性度が高い
　　6. 治療：外科的切除と全脳・全脊髄放射線照射（感受性は高い）。化学療法を併用することがあり
　　7. 予後：治療による5年生存率は50％以上。再発，髄腔播種，遠隔転移はまれではない
B. 網膜芽細胞腫（retinoblastoma）
　　1. 疫学：3歳未満。小児の潜在的に致死性の眼窩内腫瘍で最も頻度が高い。散発性（60％），常染色体優性（40％）。遺伝性のものは両側性でより早期に発症する傾向。第13染色体の欠損（Rb抑制遺伝子の欠損）の頻度が高い
　　2. 臨床像：白色瞳孔，斜視，結膜充血，眼痛，二次性緑内障
　　3. 局在：眼球，視神経を通して頭蓋内伸展。骨髄は血行性転移の好発部位
　　　　a. "三辺腫瘍"＝両側網膜芽細胞腫＋松果体芽細胞腫
　　4. 病理：ホーマー ライト（Homer Wright）ロゼットとフレクスナー・ウィンタースタイナー（Flexner-Wintersteiner）ロゼット（内容物のない中央部を囲んでロゼットを形成する細胞のシート）
　　5. 治療：外科的切除
　　6. 予後：早期治療により高い生存率（90％）
C. 神経芽細胞腫（neuroblastoma）
　　1. 疫学：10歳以下に好発。3分の2は5歳未満で発症
　　2. 臨床像：オプソクローヌス-ミオクローヌス症候群をみることがある。本症は特発性のほか神経芽細胞腫が背景に隠れていることがある
　　3. 局在：交感神経節から発生することが最も多い。大脳原発のものはまれ
　　4. 画像：巨大な，辺縁明瞭な，造影効果を示す腫瘍。石灰化，嚢胞形成あり
　　5. 病理：ホーマー ライト（Homer Wright）ロゼット，腫瘍細胞の厚いシート。ドパミン，カテコラミン分泌性のことがあり，尿中VMA, HVA測定が有用。3分の1以上の症例でN-myc癌遺伝子の増幅がみられ，増幅の程度は病期の進展と予後不良に相関
　　6. 治療：外科的切除と腫瘍発生部位への放射線照射。全中枢神経軸への追加照射を行うことあり
　　7. 予後：しばしば再発
D. 感覚神経芽細胞腫：嗅神経芽細胞腫（olfactory neuroblastoma）
　　1. 疫学：発症年齢は二峰性分布。成人後期発症のピークのほうが大きい
　　2. 局在：嗅神経上皮，篩骨篩板への浸潤あり
　　3. 画像：造影効果のある亜鈴状の腫瘍。篩骨篩板にその中央がある
　　4. 病理：ホーマー ライト（Homer Wright）ロゼットはまれ，嗅神経ロゼットもまれ
　　5. 治療：外科的切除
　　6. 予後：全摘ができれば良好
E. 松果体芽腫（pineoblastoma）

1. 疫学：小児に最も多い
2. 臨床像：パリノー（Parinaud）症候群をみることがある
3. 局在：松果体，しばしば軟膜に転移
4. 画像：造影効果のある松果体部腫瘍
5. 病理：髄芽細胞腫に類似。軟膜への転移傾向ともに悪性度も髄芽細胞腫に類似
6. 治療：外科的切除
7. 予後：広範な播種を伴い，急速に再発する

F. 上衣芽細胞腫（ependymoblastoma）
1. 疫学：5歳未満に好発
2. 局在：小脳に最も多く，しばしば脳脊髄転移
3. 画像：大きな，辺縁明瞭な，造影効果のある深部病変
4. 病理：未分化細胞集団の中に上衣芽細胞ロゼットをみる
5. 治療：外科的切除。放射線照射あるいは化学療法を併用することあり
6. 予後：術後1年以内に死亡

## V 神経鞘と髄膜の腫瘍

A. 神経鞘腫（神経線維鞘腫）（schwannoma, neurilemmoma）
1. 疫学：通常単発。しかし神経線維腫症Ⅱ型ではしばしば両側性に発生
2. 臨床像：聴力低下で初発することが最も多い
3. 局在：小脳橋角部の第8脳神経に最も多い（聴神経鞘腫）。しかしシュワン（Schwann）細胞があればどこにでも発生しうる（他の脳神経，神経根，末梢神経主幹部）
   注：小脳橋角部腫瘍で最も多いものが聴神経鞘腫
4. 画像：硬膜内・髄外の造影効果を示す腫瘤（通常，小脳橋角部）。脊髄の場合には椎間孔を越えて発育し，砂時計あるいは亜鈴状の形態をとることがある
5. 病理：アントニー（Antoni）A型（密で細線維状）とアントニー（Antoni）B型（疎で網目状）。ヴェロカイ（Verocay）小体（柵状結節）。末梢神経に発生する（腫瘍組織が正常組織と置きかわるが浸潤することはない）
6. 治療：外科的切除
7. 予後：外科的に治癒可能。中枢神経系では悪性転化することは非常にまれであるが，末梢神経系では中枢ほどまれではない

B. 神経線維腫（neurofibroma）
1. 疫学：ほとんど常に神経線維腫症Ⅰ型に合併し，多発性である
2. 局在：ほとんどの場合，脊髄神経後根に発生。脳神経での発生は非常にまれ
3. 画像：椎弓の侵食像と神経孔の拡大
4. 病理：シュワン（Schwann）細胞と神経の線維性成分の過形成。腫瘍内に軸索を認める
5. 治療：必要であれば姑息的に外科的減圧切除

        6. 予後：他の部位にも発生する傾向あり。神経線維腫症Ⅰ型では，悪性化をみることあり（悪性末梢神経鞘腫瘍）
    C. 髄膜腫（meningioma）
        1. 疫学：成人，20～60代。特に女性に多い（特に脊髄部で）。全頭蓋内腫瘍の15％，脊髄腫瘍の25％を占める
            a. 第22染色体の部分的あるいは完全欠損との関連あり
            b. 乳がんを有する症例では発症頻度が高い。プロゲステロン受容体との関連の可能性あり
                注：神経線維腫症Ⅱ型もまた第22番の異常と髄膜腫を合併する
        2. 臨床症状：頭痛と痙攣が最も高頻度
        3. 局在：中枢神経実質外（すなわち湾入することはあっても浸潤することはない）
            a. 頭蓋内：頭蓋冠部（50％），大脳鎌・頭蓋底（40％），後頭蓋窩（10％）
            b. 脊柱管内：胸椎部に最も高頻度
        4. 画像：髄膜への付着，均一な増強効果
        5. 病理
            a. 肉眼所見：境界明瞭，脳実質に湾入することはあっても浸潤はみられない
            b. 組織所見：渦巻き状パターン，砂腫小体。核内偽性封入体。上皮膜抗原陽性
        6. 治療：外科的切除
        7. 予後：良好。悪性化はまれ

## Ⅵ 神経細胞腫瘍

    A. 神経節細胞腫・神経節膠腫（gangliocytoma/ganglioglioma）
        1. 疫学：小児・若年成人。20歳以下が最も多い
        2. 臨床症状：痙攣が多い
        3. 局在：側頭葉に好発
        4. 画像：壁在結節のある囊胞。囊胞辺縁部の増強効果。通常，石灰化をみる
        5. 病理
            a. 神経節膠腫：2種類の腫瘍細胞（神経細胞性・星状膠細胞性）
            b. 神経節細胞腫：腫瘍性神経細胞のみ
        6. 治療：外科的切除
        7. 予後：外科的に完治
    B. 中枢神経細胞腫（central neurocytoma）
        1. 疫学：まれ
        2. 臨床症状：水頭症
        3. 局在：脳室内。正式名称は脳室内乏突起膠腫。通常は側脳室体部，透明中核に付着
        4. 画像：多発性囊胞，石灰化，しばしば出血を伴う不均一な腫瘍。増強効果はさまざまであるが，通常膠腫ほど広範ではない
        5. 病理：小型の，均一な，高分化神経細胞よりなる

6. 治療：外科的切除
7. 予後：切除すれば良好。再発はまれ

## VII 下垂体腫瘍

### A. 下垂体腺腫（pituitary adenoma）
1. 疫学：下垂体腫瘍で最も高頻度
2. 臨床症状：ホルモン産生腫瘍の場合には早期より内分泌症状をみる。ホルモン非産生腫瘍の場合には進展してから圧迫症状（頭痛，視野欠損）。腫瘍内出血あるいは梗塞により下垂体卒中（突然の頭痛，視野欠損，複視，錯乱，昏睡）を生ずることがある
3. 局在：トルコ鞍
4. 画像：MRIにより微小腺腫（直径10mm未満）あるいはより大きな圧迫性病変をみることがある。トルコ鞍上方への進展，蝶形骨洞への浸潤をみることがある。トルコ鞍上原発のものが隔壁を通って下方へ進展することは通常ない
5. 病理：産生ホルモンにより分類されうる
    a. プロラクチン産生腫瘍：最も高頻度。若年女性に微小腺腫として生ずることが最も多い。より大きなものは（通常機能的には非活動性）男性により頻度が高い。臨床症状は原発性のプロラクチン分泌過剰あるいはプロラクチン抑制因子であるドパミンの流れの下垂体柄部での妨害（stalk effect）により生じる。症状は女性では乳汁分泌性無月経，男性では性欲減退とインポテンス
    b. 成長ホルモン産生腫瘍：末端肥大症
    c. 副腎皮質刺激ホルモン産生腫瘍：クッシング（Cushing）症候群
    d. 甲状腺刺激ホルモン産生腫瘍：まれ。通常，原発性甲状腺機能低下に続発
    e. 卵胞刺激ホルモン/黄体形成ホルモン産生腫瘍
    f. 非分泌性：下垂体腫瘍の20％。圧迫症状を示す
6. 治療
    a. プロラクチン産生腫瘍：ブロモクリプチン。場合により経蝶形骨洞的切除
    b. 成長ホルモン産生腫瘍：経蝶形骨洞的切除。場合によりオクトレオチド併用
    c. その他：経蝶形骨洞的切除
7. 予後：切除1年後の寛解率は70〜90％

## VIII 松果体腫瘍

### A. 胚細胞腫（germinoma）
1. 疫学：松果体腫瘍で最も高頻度(50％)。好発年齢は10代で，男性優位（20〜40代）
    注：胚細胞性の腫瘍は松果体部における最も一般的な腫瘍である
2. 臨床症状：中脳蓋の圧迫によりパリノー（Parinaud）症候群（上方注視麻痺，輻輳後退眼振，対光反射と近見反射の解離）をみることがある。水頭症を生ずることがある

3. 局在：松果体部
4. 画像：全例で石灰化（正常松果体の石灰化率は40％）。MRIでは正常脳組織と等信号
5. 病理：2系統の細胞より構成される─大型の悪性胚細胞と小型の反応性リンパ球
6. 治療：放射線照射。化学療法を併用することもある
7. 予後：放射線照射療法後の5年生存率は75％

B. 松果体細胞腫（pineocytoma）
1. 疫学：主に中年から高齢者
2. 局在・画像：松果体部の増強効果を示す充実性腫瘤
3. 病理
   a. 肉眼所見：ゆっくりと成長し正常組織と置きかわる。浸潤はみられない
   b. 組織所見：正常松果体に類似した小形細胞のシート，松果体細胞腫性ロゼットをみる
4. 治療：外科的切除
5. 予後：外科的切除を行えば良好

C. 松果体細胞芽腫（pineoblastoma）（原始神経外胚葉性腫瘍の項参照）

IX 脈絡叢腫瘍

A. 脈絡叢乳頭腫（choroid plexus papilloma）
1. 疫学：10歳以下に好発
2. 臨床症状：髄液流路の閉塞，あるいは髄液の過剰産生による症状で発症
3. 局在
   a. 成人：第四脳室＞側脳室＞第三脳室
   b. 小児：側脳室に最も好発（通常，左側）
4. 画像：MRIで顕著な（血管が富んでいることによる）flow voidを伴う均一な腫瘍。しばしば石灰化を伴う
5. 病理：豊富な叢上皮をもつ巨大脈絡叢
6. 治療：外科的切除。放射線照射を併用することがある
7. 予後：全摘ができれば良好

B. 未分化脈絡叢乳頭腫：脈絡叢癌（choroid plexus carcinoma）
1. 必ず転移性腫瘍の可能性を考える必要あり。非常に血管に富んでいる
   a. 小児（8歳未満）であれば原発性の脈絡叢乳頭腫を考える
   b. 成人の場合は転移性腫瘍を考える

X 他の原発性中枢神経腫瘍

A. 頭蓋咽頭腫（エナメル上皮腫性）（craniopharyngioma）
1. 疫学：20歳までに好発。小児のテント上腫瘍としては最も多い
2. 臨床症状：下垂体および視交叉圧迫による下垂体機能不全と視野欠損

3. 画像：鞍上部（しばしばトルコ鞍内にも進展）の強い増強効果を示す石灰化を伴う嚢胞性腫瘍
4. 病理：ラトケ嚢胞から発生すると考えられている
   6つのC：小児期（childhood）の石灰化（calcification）を伴う嚢胞性（cystic）腫瘍。嚢胞はコレステロール（cholesterol）結晶と潤滑油（crank-case oil）状の内容物を含み，その破裂により化学性髄膜炎（chemical meningitis）がしばしば起こる
5. 治療：可能であれば外科的切除を行い，残存腫瘍に対する放射線照射を追加
6. 予後：切除＋放射線照射による10年生存率は76％。切除のみでは17％

B. 類上皮嚢胞（epidermoid cyst）
   1. 疫学：まれ
   2. 臨床症状：痙攣が最も高頻度。脳神経障害・水頭症をみることもある
   3. 局在：小脳橋角部に好発。トルコ鞍内・鞍上部に発生することもある。脊柱管内の発生頻度は低い
   4. 画像：CTでは不規則な増強効果を示す辺縁部をもつ低吸収性の嚢胞。MRIでは脂質の含有量により，さまざまな信号強度を呈する
   5. 病理：ケラチンの充満した嚢胞を扁平上皮が取り囲んでいる（表皮構造）
   6. 治療：外科的切除。放射線照射の有用性は証明されていない
   7. 予後：亜全摘では再発をみることあり

C. 類皮腫（dermoid cyst）
   1. 疫学：小児期好発
   2. 臨床症状：水頭症が多い
   3. 局在：正中部（泉門と関連），第四脳室，脊髄
   4. 画像：毛髪，皮脂を含み，MRIでは不均一な信号を示す
   5. 病理：表皮および皮膚両者の構造物を含む（毛嚢，汗腺，皮脂腺）
   6. 治療：外科的切除
   7. 予後：亜全摘では再発をみることあり

D. 奇形種（teratoma）
   1. 疫学：まれ。原発性頭蓋内腫瘍の0.1％。10歳までに発症
   2. 臨床症状：仙尾骨領域にある場合には二分脊椎と合併
   3. 局在：正中部（松果体部，トルコ鞍・鞍上部，後頭蓋窩）と仙尾骨領域に好発
   4. 病理：3つの胚細胞層すべてから構成される（表皮，皮膚，血管，腺組織，筋肉，神経，および骨）
   5. 治療：外科的切除
   6. 予後：切除をすれば良好

E. コロイド嚢胞（colloid cyst）
   1. 疫学：若年〜中年成人
   2. 臨床症状：モンロー（Monro）孔閉塞により頭痛，失立発作，突然死で発症するこ

とあり。脳室の球形栓閉塞（ball-valve obstruction）を起こし，着座により雷鳴様の頭痛をみる
  3. 局在：第三脳室（Monro孔部）
  4. 画像：MRI T1強調像にて高信号を示す壁の薄い囊胞
  5. 病理：囊胞腔を取り囲む繊毛杯円柱上皮
  6. 治療：外科的切除
  7. 予後：全摘で完治
F．脂肪腫（lipoma）
  1. 疫学：まれ。良性
  2. 臨床症状：しばしば他の先天異常（脳梁欠損など）を合併
  3. 局在：正中部（脳梁など）に好発
  4. 画像：脂肪と同じ吸収度・信号強度
  5. 病理：成熟脂肪組織
  6. 治療：外科的切除は通常不要
  7. 予後：良好。通常，たまたま発見される
G．視床下部過誤腫（hypothalamic hamartoma）
  1. 疫学：まれ
  2. 臨床症状：笑い発作と内分泌異常を合併
  3. 局在：視床下部
  4. 画像：第三脳室底部近傍の辺縁明瞭な腫瘤
  5. 病理：高分化性ではあるが，構築の乱れた神経膠組織
  6. 治療：可能であれば外科的切除
  7. 予後：外科的切除が可能であれば完治（ただし切除は難しい）
H．血管芽腫（hemangioblastoma）
  1. 疫学：30〜65歳で最も好発
  2. 臨床症状：フォン ヒッペル・リンダウ（von Hippel-Lindau）病（網膜と小脳の血管芽腫，腎・膵囊胞/腫瘍，多血症）にしばしば合併する。成人の後頭蓋窩神経実質内原発性腫瘍で最も多い
  3. 局在：小脳に好発。次いで脳幹・脊髄に多い
  4. 画像：増強効果のある壁在結節を伴う囊胞
  5. 病理
      a. 肉眼所見：黄色の液体（脂質を多量に含むことによる）と壁在結節をもつ辺縁明瞭な囊胞
      b. 組織所見：血管の豊富な囊胞壁はローゼンタール（Rosenthal）線維を含むことがあり，そのため生検で多囊胞性星状細胞腫との鑑別が困難なことがある。oil-red-O染色で血液の充満した峽により分けられた泡沫細胞の集簇をみる
  6. 治療：外科的切除
  7. 予後：全摘で完治

I. 中枢神経原発性悪性リンパ腫
    1. 疫学：免疫抑制状態（医原性あるいはAIDS）の患者に好発。悪性度は高い。免疫不全状態ではない集団でも増加傾向にある
    2. 臨床症状：頭痛，痙攣，精神症状が多い
    3. 髄液：単核球増加（50％），タンパク増加（85％），単クローン性B細胞。細胞診でつかまる確率は，第1回目の腰椎穿刺で50％，第3回目で90％
    4. 局在：脳室周囲の深部白質に最も好発。多発性のことがある
    5. 画像：MRI T1強調像で低信号，T2強調像で等～低信号（高細胞密度のため）。通常，強い均一な増強効果をみるが，ごくわずか，あるいは全く増強効果を示さないこともある
    6. 病理：通常，B細胞由来。細胞は血管を中心に配列する
    7. 治療：副腎皮質ステロイド，放射線照射に反応するが，再発をみる
    8. 予後：HIV患者での生存は3カ月未満，非HIV患者では19カ月

# 中枢神経腫瘍：クイックリファレンス

## I 転移性脳腫瘍

A. 一般事項
    1. 成人の後頭蓋窩腫瘍で最も頻度が高いのは転移性腫瘍である
    2. 80％はテント上である。それらは灰白質−白質境界に発生し，周囲に血管性浮腫を伴いやすい
    3. 転移性脳腫瘍で最も頻度が高いのは，男性では肺癌，女性では乳癌
    4. 黒色腫は強い中枢神経向性を有する。身体の黒色腫を有する患者の40％で中枢神経転移をみる。転移により髄液が黒色調を帯びることがある

| 脳転移腫瘍 | 頭蓋・硬膜/髄膜転移腫瘍 |
|---|---|
| 1. 肺癌 | 1. 乳癌 |
| 2. 乳癌 | 2. 前立腺癌 |
| 3. 黒色腫 | 3. 多発性骨髄腫 |
| 4. 消化管（特に結腸・直腸癌） | 4. リンパ腫 |
| 5. 腎細胞癌 | 5. 白血病（軟膜転移） |
| 6. 生殖器（特に精巣癌） | 6. 肺癌 |
| 7. 甲状腺癌 | |
| 8. その他：肝癌，胆のう癌，膵癌 | |

| しばしば出血をみる転移性腫瘍 |
|---|
| 1. 黒色腫 |
| 2. 絨毛癌 |
| 3. 腎細胞癌 |
| 4. 肺癌 |

## II 部位別好発腫瘍

#### 側頭葉
1. 神経節膠腫
2. 乏突起膠腫
3. 多形性黄色星状細胞腫

#### 側脳室
1. 上衣腫
2. 髄膜腫
3. 上衣下腫
4. 脈絡叢乳頭腫・乳頭癌
5. 中枢神経細胞腫

#### 正中部：トルコ鞍部
1. 下垂体腺腫
2. 頭蓋咽頭腫
3. 髄膜腫
4. 胚細胞腫
5. 類上皮/類皮嚢胞
6. 鼻腔神経芽細胞腫
7. 視神経膠腫
8. 視床下部膠腫/過誤腫

#### 脊髄円錐部/終糸
1. 上衣腫
2. 脂肪腫
3. 傍神経節腫
4. 髄膜腫
5. 髄腔内転移性腫瘍

#### 鞍上部腫瘤
下垂体線腫の鞍上部への伸展
動脈瘤
鞍結節部髄膜腫
頭蓋咽頭腫：ラトケ（Rathke）嚢胞
視床下部膠腫/過誤腫
転移性腫瘍
視神経膠腫
類上皮腫/類皮腫/奇形種

#### 脳梁
1. 多形膠芽腫
2. 乏突起膠腫
3. 脂肪腫

#### 小脳橋角部
1. 聴神経鞘腫
2. 髄膜腫

#### 正中部：松果体部
1. 胚細胞腫瘍（特に男性）
2. 奇形種
3. 松果体細胞腫/松果体芽腫
4. 類上皮/類皮嚢胞

#### 脊索腫の好発部位
1. 斜台
2. 仙骨

## III 画像上あるいは肉眼病理所見で壁在結節をもつ囊胞病変を示す腫瘍
A. 毛様細胞性星状細胞腫
B. 血管芽腫
C. 神経節膠腫
D. 多形性黄色星状細胞腫
E. 多形膠芽腫

## IV ローゼンタール (Rosenthal) 線維
A. 細胞質内，好酸性，星状膠細胞突起の不規則な腫大
B. 毛様細胞性星状細胞腫およびアレクサンダー (Alexander) 病で最もよくみる
C. 他の腫瘍でもみることもある（多形性黄色星状細胞腫，頭蓋咽頭腫，血管芽腫)。また他の慢性の比較的良性の病変（空洞症病変，多発性硬化症プラーク）の周囲にみることもある。また正常の松果体でみることもある

| …を聞いたら | …を考えよ（最も多く合併する） |
|---|---|
| ローゼンタール線維 | 毛様細胞性星状細胞腫，Alexander病 |
| 偽性柵状配列/壊死 | 多形膠芽腫 |
| 目玉焼き細胞 (fried-egg cells) | 乏突起膠腫 |
| 脳室周囲偽性ロゼット | 上衣腫 |
| ホーマー ライトロゼット | 髄芽腫，原始神経外胚葉性腫瘍 |
| フレクスナー・ウィンタースタイナーロゼット | 網膜芽腫 |
| ヴェロカイ小体 | シュワン細胞腫 |
| アントニー A, B組織 | シュワン細胞腫 |
| 砂粒体 | 髄膜腫 |
| 渦巻配列 | 髄膜腫 |
| 血管求心性のB細胞 | 原発性中枢神経リンパ腫 |

## V 留意すべきその他の細胞性変化（腫瘍性変化ではない）
A. Alzheimer II型星状膠細胞：大型の淡明な核。高アンモニア血症および肝性脳症に関連
B. Alzheimer I 型星状膠細胞：豊富な細胞質。高アンモニア血症に関連する。特にウィルソン (Wilson) 病に関連
C. オパルスキー (Opalski) 細胞：基底核にみられる。ウィルソン (Wilson) 病に関連
D. グロボイド細胞：クラッベ (Krabbe) 病に関連

## VI 化学療法の神経系の副作用
1. 5-FU：急性小脳障害，脳神経障害，失見当識/混乱，痙攣
2. altretamine：末梢神経障害，失調，振戦，幻視
3. amsacrine：痙攣
4. azacitidine：筋痛，筋力低下
5. ブレオマイシン：Raynaud現象

6. ブスルファン：痙攣，静脈血栓，脳症
7. カルボプラチン：末梢神経障害，聴力低下，一過性皮質盲
8. シスプラチン：末梢神経障害，自律神経障害，内耳毒性（高音域の聴力低下，耳鳴），脳症
9. クラドリビン：末梢神経障害
10. シタラビン（Ara-C）：小脳障害，傾眠/混乱，性格変化，末梢神経障害，横紋筋融解，脊髄障害
11. ダカルバジン：錯感覚
12. エトポシド：末梢神経障害
13. フルダラビン：視覚障害，末梢神経障害，脳症
14. interleukin 2：パーキンソン症状，腕神経叢症
15. isotretinoin：偽性脳腫瘍

## 病的封入体

| 封入体 | 疾患 | 病理 | 局在 |
| --- | --- | --- | --- |
| 細胞質内 | | | |
| Bunina小体 | ALS | 好酸性 | 前角細胞 |
| Lafora小体 | ミオクローヌスてんかん | 好塩基性 | 歯状核，皮質 |
| Pick球 | ピック病 | 好銀性 | 前頭極・側頭極の神経細胞 |
| Hirano小体 | Alzheimer病 | 好酸性 | 海馬錐体細胞内あるいはその周囲 |
| Lewy小体 | Parkinson病 | 好酸性 | 脳幹の色素含有細胞 |
| | 汎発性レヴィー小体病 | 好酸性 | 皮質瀰漫性 |
| 顆粒空胞変性 | Alzheimer病 | 中心に暗い顆粒をもつ小空胞 | 海馬錐体細胞の細胞質 |
| 神経原線維塊 | Alzheimer病（その他は脚注参照） | 対らせんフィラメント。銀染色される | 瀰漫性，皮質・皮質下神経細胞 |
| アミロイド小体（多糖体小体） | 加齢変化，非特異的 | 好塩基性，PAS陽性 | 星状膠細胞，特に脳室周囲上衣下 |
| Negri小体 | 狂犬病 | 好酸性 | 小脳Purkinje細胞，海馬錐体細胞 |
| 核内 | | | |
| Cowdry A | ウイルス感染（HSV, VZV, CMV, 麻疹, まれにJCウイルス） | 大型，単発，周囲に光輪を伴う | 神経細胞に広範に |
| Marinesco小体 | 加齢変化，非特異的 | 小型，多発，光輪なし | 脳幹の色素含有細胞（特に黒質，青斑核） |
| Cowdry B | 急性ポリオ | 小型，多発，光輪なし | 前角細胞 |
| すりガラス状封入体 | 進行性多巣性白質脳症―JCウイルス | 核内にパポバウイルス | 乏突起細胞 |

Alzheimer病でみられる封入体は神経原線維塊，Hirano小体，顆粒空胞変性
神経原線維塊は進行性核上性麻痺，Down症，脳炎後パーキンソン症候群，ボクサー痴呆。グアム島のALS/パーキンソン症候群/痴呆でもみられる
ALS：筋萎縮性側索硬化症　　CMV：サイトメガロウイルス　　HSV：単純ヘルペスウイルス　　PML：進行性多巣性白質脳症
VZV：水痘－帯状疱疹ウイルス

16. L-アスパラギナーゼ：中枢静脈血栓，頭痛，脳症
17. leamisole：末梢神経障害
18. メトトレキサート：白質脳症，脊髄障害，化学性クモ膜炎（髄腔内投与で）
19. nitroureas（BCNU）：脳症
20. パクリタキセル（タキソール™）：末梢神経障害，自律神経障害
21. プロカルバジン：末梢神経障害，自律神経障害，脳症，失調
22. suramin：末梢神経障害
23. タモキシフェン：視力低下
24. teiposide：末梢神経障害
25. チオテパ：脊髄障害
26. trimexetrate：末梢神経障害
27. ビンブラスチン：末梢神経障害，筋痛，脳神経障害，自律神経障害
28. ビンクリスチン：末梢神経障害，脳神経障害，自律神経障害，ADH分泌減少
29. ビノレルビン：末梢神経障害

# 脳浮腫と脳ヘルニア

## I 脳浮腫の3タイプ
A. 血管原性浮腫
  1. 脳毛細血管の透過性亢進に関連
  2. 主に白質に生じる
  3. 脳腫瘍で最もよくみる。ほかに脳膿瘍，髄膜炎，鉛脳症，脳梗塞，脳出血，外傷でもみられる
  4. 脳腫瘍患者ではしばしば，自他覚的症状が腫瘍そのものよりもこの浮腫によって生ずる
  5. 治療：副腎皮質ステロイド剤（デカドロン™10mgを静注し，その後6時間ごとに4mgを経口あるいは静注）。消化性潰瘍予防のために$H_2$ブロッカーと制酸剤を投与

B. 細胞障害性（細胞性）浮腫
  1. 細胞成分の腫大（神経細胞，グリア，血管内皮細胞）
  2. 灰白質と白質双方に起こる
  3. 低酸素症/虚血に関連して起こることが最も多い。ほかに髄膜炎，ライ（Reye）症候群，水中毒，急性低Na血症でもみられる
  4. 脳梗塞後の脳浮腫は通常発症後72～96時間後に最大となる。この期間中は注意深い観察を要する。意識レベルの低下が脳浮腫進行の最初の徴候であることが多い
  5. 治療：副腎皮質ステロイド剤の有効性は証明されていない
     a. 予防：5％アルブミン液250～500mlとラシックス™20mg投与。これを6～8時間ごとに繰り返す
     b. 急性期対応

(1) 20％マンニトール，0.5～1g/kgを10分間で静注，その後4～6時間ごとに0.25～0.5g/kg投与。血清浸透圧を310～320に保つ
(2) 10％グリセオール™1g/kgを6時間ごとに経鼻チューブより投与
(3) 過呼吸：$PCO_2$を25～30mmHgまで低下させる。過呼吸の効果の持続は短い
(4) 高張食塩水

C. 間質性（水頭症性）浮腫
1. 髄液循環の障害により，髄液が上衣を通して脳内にしみ込むことにより生じる
2. 主に脳室周囲の白質に起こる
3. 水頭症，偽性脳腫瘍，正常圧水頭症で起こる
4. 主要症状は痴呆と歩行障害
5. 治療：必要であれば髄液シャント術を行う

## II 脳ヘルニア

A. 帯状回ヘルニア
1. 一側の大脳半球の腫大により，正中線が外側方へ偏倚，帯状回が大脳鎌の下に陥入する
2. 血管の圧迫（特に前大脳動脈）のために下肢の麻痺を生ずることがある

B. 外側/鉤ヘルニア
1. 中頭蓋窩の場所占居性病変により，鉤と中脳が正中方向に圧迫される
2. 同側の動眼神経への圧迫により，同側の動眼神経麻痺。同側の後大脳動脈圧迫により，後頭葉の梗塞/脳腫脹，反対側の同名半盲。同側の大脳脚の圧迫により反対側の片麻痺
   注：さらに中脳の偏倚が進むと反対側の大脳脚が小脳テントに押し付けられカーノハン圧痕（Kernohan's notch），同側の片麻痺をきたすことがある。これはしばしば偽性局在徴候（false localizing sign）と呼ばれる

C. 中心性/テント切痕ヘルニア
1. 場所占居性病変あるいは頭蓋内圧の瀰漫性の上昇による
2. テント切痕を通しての間脳の下方への偏倚
3. 通常，最初の徴候は意識レベルの低下。進行すると中脳下部，橋，延髄の障害が生じ，神経症状も悪化する

D. 小脳ヘルニア
1. 後頭蓋窩の病変により，テント切痕を通しての上方へのヘルニアが起こることがある。中脳水道と脳槽の閉塞により水頭症を生じ，覚醒レベルの鈍化あるいは昏睡に陥る
2. 小脳半球病変により，大後頭孔を通しての小脳扁桃の下方へのヘルニアが起こることがある（小脳扁桃ヘルニア）。延髄の圧迫により，呼吸停止・死亡することがある

# 9章

# 神経・筋疾患

## 末梢神経障害総論

### I 評価と分類

#### A. 病歴
1. 主訴：筋力低下，感覚障害，疼痛，自律神経障害，筋萎縮，あるいはこれらの組み合わせ
2. 時間経過：急性，亜急性，慢性（再発，再増悪，進行性など）
3. 解剖学的分布：対称性か非対称性か，局所性か び漫性か。さらに所見から，単ニューロパチー，多発単ニューロパチー，多発ニューロパチー，神経根症，多発神経根症，神経叢症のいずれであるかを決める
4. 以下の点を特によく聴取する
    a. 外傷
    b. 毒物への暴露（アルコールなどの嗜好物についても）
    c. 感染症状あるいは予防接種
    d. 食事摂取
    e. 薬剤使用歴
    f. 他疾患の有無（糖尿病，甲状腺疾患，血管疾患，肝疾患，消化管疾患，腎疾患，結合織疾患，悪性腫瘍など）
    g. 他の身体徴候（体重減少，発熱など）
    h. 家族歴

#### B. 身体所見
1. 脳神経障害は最もしばしばギラン・バレー（Guillain-Barré）症候群，サルコイドーシス，癌腫症，ジフテリアでみられる
2. 運動
    a. 筋萎縮の有無とその分布
    b. 筋力低下の分布
        (1) ほとんどの多発ニューロパチーは下肢遠位部に初発する

           (2) ほとんどの脱髄性，一部の急性運動性・中毒性ニューロパチーはすべての四肢・体幹・頸部筋および一部の顔面筋
           (3) 病歴と合わせて，筋力低下のパターンが単ニューロパチー，多発単ニューロパチー，多発ニューロパチー，神経根症，多発神経根症，神経叢症のいずれであるかを絞り込む
    3. 感覚
        a. ほとんどの末梢神経障害は下肢遠位部の対称性感覚障害で初発する（靴下手袋型）
        b. ほとんどの中毒性末梢神経障害では筋力低下より感覚障害のほうが強い
    4. 腱反射
        a. 低下ないしは消失は末梢神経疾患を常に意味する（例外として，小径の感覚線維が主として障害されるニューロパチーでは腱反射が保たれることがある）
        b. 筋力が比較的保たれている場合でも消失することがある
    5. 協調運動・歩行
        a. 関節位置覚の障害によりロンベルク（Romberg）徴候を伴って四肢・歩行失調をみることがある
        b. 速い動作時振戦がしばしばみられる
    6. 皮膚・筋骨格
        a. 凹足（pes cavus）：しばしば遺伝性ニューロパチーでみられる．腓腹筋に比して腓骨筋・前脛骨筋の筋力低下が強いために生ずる
        b. 鷲手（claw hand）
        c. 後側彎：傍脊柱筋の筋力低下による
        d. 皮膚潰瘍，褥瘡，火傷など：温痛覚障害による
        e. 毛髪が乏しく，突っ張って光沢のある皮膚
        f. 痛覚消失のために関節の外傷・変形が生ずる（シャルコー（Charcot）関節症）
        g. 色調異常（紅斑，色素沈着）
        h. 神経肥厚（例：慢性炎症性脱髄性多発ニューロパチー(CIDP)，レフスム（Refsum）病，癩，遺伝性運動感覚ニューロパチー（HMSN）Ⅲ＞Ⅱ＞Ⅰ，先端巨大症，神経線維腫症，アミロイドーシスなど）
        i. 帯状疱疹の有無
    7. 一般理学的所見
        a. 心血管系：脈拍，心雑音，起立性低血圧
        b. 消化器：肝腫大（肝炎，単核球症など），肝硬変
        c. リンパ節：リンパ節腫大（HIV，リンパ腫，単核球症など）
C. 検査
    1. 血液検査：肝機能，電解質，血沈，抗核抗体，リウマチ因子，甲状腺刺激ホルモン，free T4，B₁₂，葉酸，免疫電気泳動，HbA1c（疑われる病態に応じて，抗MAG抗体，抗GM1抗体，抗スルファチド抗体，ACE，鉛濃度，赤血球プロトポルフィリン，ク

リオグロブリン，HIV，抗Hu抗体など）
   2. 24時間蓄尿（重金属，ポルフィリン），尿免疫電気泳動
   3. 胸部レントゲン（腕神経叢障害，癌性ニューロパチーを疑う患者などで）
   4. 電気生理学的検査によりさらに末梢神経障害を，脱髄性あるいは軸索障害，感覚性，運動性あるいは混合性，単ニューロパチー，多発ニューロパチー，多発単ニューロパチー，神経叢症あるいは神経根症に分けられる
       a. 軸索障害：ほとんどの末梢神経障害含む
           (1) 臨床像：通常，筋力低下，筋萎縮，腱反射消失を伴う対称性の遠位部優位の感覚低下
           (2) 末梢神経伝導速度は軽度の低下を示し，伝導ブロックや時間的分散を伴わない。複合筋活動電位（compound motor action potential; CMAP）と感覚神経活動電位（sensory nerve action potential; SNAP）の振幅の有意な低下（SNAPはしばしば消失）
           (3) 針筋電図では遠位部で除神経の所見
           (4) 多くの中毒代謝性末梢神経障害が含まれる
       b. 脱髄
           (1) 臨床像：早期より全般的腱反射消失，軽度の筋萎縮，近位部と遠位部の筋力低下，感覚障害（関節位置覚・運動覚＞温痛覚），運動障害＞感覚障害（通常），振戦，神経肥厚
           (2) 神経伝導速度の著明な低下，伝導ブロック，時間的分散，F波潜時の延長，終末潜時の延長
           (3) 針筋電図では除神経所見をみることがある
           (4) GBS, CIDP, 遺伝性ニューロパチーの一部，Mタンパクを伴うニューロパチー，抗MAG抗体・抗GM1抗体関連ニューロパチーなど
       c. 多くのニューロパチーは軸索障害・脱髄混合型である
   5. 髄液検査：特にGBS, CIDPを疑う場合
   6. 神経生検：特に治療可能なニューロパチー（血管炎関連，CIDP, サルコイドーシス，癩など）を疑う場合，あるいは遺伝性ニューロパチーの診断に必要な場合
   7. 血清あるいは尿免疫電気泳動でMタンパクを認めた場合には，全身の骨検査，骨髄生検などを考える

## II 治 療

A. ほとんどの末梢神経障害（特に慢性に経過する運動感覚性のもの）において，病因に対する特異的な治療法はいまのところない。しかしながら，特異的な治療が可能なものかどうかに関する検討は必要である
   1. 慢性の多発ニューロパチーの25％では原因が特定されない
   2. 特異的治療については後述する
B. 一般的治療法
   1. 疼痛の治療

a. 交感神経と関連のない疼痛：はとんどの全身性の末梢神経障害でみられる。発作性疼痛，パレステジア，自発性の灼熱痛，接触誘発性の痛覚過敏，寒冷痛発生の痛覚過敏。異痛症（接触により誘発される灼熱痛）。通常手足に強い
　(1) 原因疾患の治療（例えば糖尿病における血糖値コントロール）
　(2) 三環系抗うつ薬（アミトリプチリン，ノルトリプチリン，イミプラミン，desipramine）
　　(a) アミトリプチリンあるいはノルトリプチリンを10～25mg眠前より開始し，2週間ごとに75～150mg眠前まで漸増（副作用がない場合にはさらに増量してもよい）
　　(b) 効果の適切な評価には6週間を要する場合がある
　　(c) アミトリプチリン：最もよく研究されている。副作用発現頻度が最も高い
　　　（例：起立性低血圧，尿閉，口渇，朝への持ち越し，便秘，傾眠，悪夢）
　　(d) 副作用は通常投与開始後数週で軽減する
　　(e) 心伝導障害あるいは起立性低血圧がある場合には，三環系抗うつ薬の使用に注意を要する
　　(f) 抗コリン作用による症状や傾眠がひどい場合には，desipramineあるいはノルトリプチリンを用いてもよい
　　(g) 6週以降も無効あるいは認容限度を超える副作用症状がある場合には，他の薬剤を試みる
　(3) 抗てんかん薬（カルバマゼピン，クロナゼパム，フェニトイン，バルプロ酸，gabapentin，tiagabine，levetiracetamなど）
　　(a) 低用量より開始し，効果発現あるいは中毒症状出現するまで増量（てんかんの場合と同様）
　　(b) 無効の場合は漸減（決して突然中断しないこと）
　　(c) 鋭い乱刺痛に有効
　(4) 局所麻酔薬（メキシレチン）
　　(a) まず有効性の事前評価としてリドカインを静注（心伝導異常のない場合），5mg/kgを1時間以上かけて。プラセボとして生食を用いた盲験を行う
　　(b) 50％以上の疼痛軽減効果があれば，メキシレチンの経口投与開始。150mg/日より開始し，3～4日ごとに150mgの割合で10mg/kg/日（分3）まで増量
　　(c) 副作用：悪心・嘔吐，味覚変化，眩量，協調運動障害，振戦，耳鳴
　(5) 麻薬（オキシコドン，hydromorphone，硫酸モルフィン徐放製剤，コデイン－アセトアミノフェン，hydrocodone，フェンタニル）
　　(a) 使用に際しては厳重な注意を払う
　　(b) 長時間作用製剤を用いる
　　(c) 処方回数を記録管理する
　　(d) 副作用に対する注意を与える：依存性，呼吸抑制，悪心・嘔吐，便秘，鎮静，多幸，明識困難，尿閉，ミオクローヌス，過敏症，頭痛，ヒスタミン反応
　(6) 局所用薬（capsaicin，リドカインなど）
　　(a) 経口薬との併用でより効果的
　　(b) capsaicin：温痛覚線維の抑制。0.075％クリームを1日2～4回塗布，4週間。使用開始時に強い灼熱感が生ずることが多い
　　(c) リドカイン：軟膏3～5mlを毎日塗布，塗布部位をビニールで覆う

- (7) 神経刺激
  - (a) 経皮的神経電気刺激（TENS）：単ニューロパチーにより有効
  - (b) 脊髄刺激（SCS）：主に下肢の疼痛が適応。経皮硬膜外電極を下位胸髄領域に挿入。根性疼痛により有効
- (8) 手術：後根進入部離断術，限られた症例に対して（ヘルペス後神経痛など）

b. 交感神経の関与する疼痛（カウザルギー）：一肢の遠位部優位の強い灼熱痛で接触・寒冷に誘発される痛覚過敏を伴っている。通常，患肢の神経主幹部損傷に伴って生ずる。血管運動症状，交感神経症状，皮膚・筋萎縮をみる。交感神経ブロックにより軽快
- (1) フェントラミン静注の有効性を確認する
- (2) フェントラミンで疼痛の50％以上軽減があれば，αブロッカーであるフェノキシベンザミン（10 mg，1日2回。1週ごとに10 mgずつ増量，最高120 mg/日まで），クロニジン（0.1 mg，1日2～3回），あるいはプラゾシン（2 mg，1日2回）
- (3) インポテンス，起立性低血圧に注意
- (4) 内服コントロール不良の場合には，guanethidineによる局所交感神経ブロック，あるいは外科的交感神経離断術

2. その他の留意事項

   a. 遺伝性ニューロパチー
   - (1) 底にクッションを入れた適切な靴の着用
   - (2) 下垂足に対して短下肢装具
   - (3) 理学あるいは職業訓練：ストレッチと軽い筋力トレーニング，補助具，自立援助，書字補助
   - (4) 凹足，脊柱変形などに関する早期の整形外科的評価
   - (5) カウンセリング

   b. 失調性ニューロパチー：歩行訓練，歩行装具，家屋改装

   c. 慢性運動感覚ニューロパチーに対して，特にアルコール性ニューロパチーなど栄養障害の部分的関与があると思われる場合には，ビタミンBが処方されることが多い

# 末梢神経障害症候群

## I 急性上向性運動ニューロパチー（合併する感覚障害はさまざま）

| 原因 | 発症 | 髄液 タイプ | 髄液 タンパク | 髄液 細胞数 | 特記事項 |
|---|---|---|---|---|---|
| 単核球症 | 感染中期 | D | I | I | |
| ウイルス性肝炎 | 黄疸出現後 | D | I | N | 肝炎スクリーンはしばしば陰性 |
| 尿毒症 | 急性 | D | I | N | 腎移植で治癒 |
| ジフテリア | 感染後5〜8週 | D | I | N | 炎症なし，調節反射消失 |
| ポルフィリア | 急性 | A | N | N | アキレス腱反射は保たれる，両側上腕筋力低下，声量低下 |
| ダニ麻痺 | 急性 | A | N | N | ダニの除去により急速回復 |
| 破傷風 | 急性 | A | N | N | 非対称性の感覚・運動症状 |
| 低リン血症 | 急性 | D | I | N | リンの補整で回復 |
| 有機リン | 急性 | | | | 急性麻痺，脱毛 |
| タリウム | 急性 | A | I | N | 感覚・自律神経障害＞運動麻痺 |
| 砒素 | 亜急性 | | | | |
| テトロドトキシン | 急性 | D | | | Naチャネルブロッカー，運動麻痺，舌のしびれ |
| saxitoxin | 急性 | D | | | Naチャネルブロッカー，運動麻痺 |
| シガテラ毒素 | 急性 | | | | Na電流の延長，感覚障害＞運動麻痺 |
| SLE | 急速 | D/V | +/− | +/− | |
| 結節性多発動脈炎 | 慢性 | A/V | | | 70％に末梢神経障害 |
| リンパ腫性HIV | 急性（セロコンバージョン） | D | I | I | HIV抗体はしばしば陰性，p24 PCR陽性 |

A：軸索障害　D：脱髄　I：増加　N：正常　PCR：ポリメラーゼ連鎖反応　V：いろいろ

## II 亜急性運動感覚麻痺

### A. 対称性多発ニューロパチー：通常は軸索障害型である

#### 1. 欠乏症

| ビタミン | タイプ | 障害 | 髄液タンパク | 特記事項 |
|---|---|---|---|---|
| B₁（脚気） | A | S>M | I | 起立性低血圧，灼熱痛 |
| ニコチン酸（ペラグラ） | A | S>M | I | せん妄，痴呆 |
| B₁₂ | A | S>M | N | 亜急性脊髄連合変性症 |
| B₆ | | S>M | N | INH, hydralazine 投与で |
| パントテン酸 | A | S>M | N | |
| 葉酸 | A | S>M | N | |
| E | A | S | N | CK上昇，失調，眼筋麻痺 |

A：軸索障害　S：感覚障害　M：運動障害　I：増加　N：正常

2. 金属/有機溶剤

| 物質 | 経過 | タイプ | 障害 | 特記事項 |
|---|---|---|---|---|
| 砒素 | 急性 | A | S | ミーズ線 |
| 鉛 | 慢性 | A | M | 橈骨神経麻痺（下垂手） |
| 水銀 | 慢性 | A | S | 脳症,肢端疼痛 |
| タリウム | 慢性 | A | S/M | GBSに類似 |
| 金 | 慢性 | A | S | ミオキミア |
| n-ヘキサン | 慢性 | A | S | 巨大軸索ニューロパチー |

A：軸索障害　S：感覚障害　M：運動障害

3. 薬剤

| 薬剤 | 経過 | タイプ | 障害 | 特記事項 |
|---|---|---|---|---|
| イソニアジド | 慢性 | A | S＞M | ビタミンB₆投与 |
| ヒドララジン | 慢性 | A | S＞M | ビタミンB₆投与 |
| ピリドキシン | 慢性 | A | S | 感覚性ニューロパチー |
| ニトロフラントイン | 慢性 | A | S/M | 尿毒症患者 |
| ビンクリスチン | 慢性 | A | M | 用量依存性 |
| シスプラチン | 慢性 | A | S | 用量依存性 |
| フェニトイン | 慢性 | A | S | |
| クロラムフェニコール | 慢性 | A | S | |
| アミトリプチリン | 慢性 | A | S/M | |
| コルヒチン | 慢性 | A | S/M | 空胞変性 |
| ダプソン | 慢性 | A | M | |
| エタンブトール | 慢性 | A | S | 視神経障害 |
| リチウム | 慢性 | A | S/M | |
| メトロニダゾール | 慢性 | A | S | |
| ジスルフィラム | 慢性 | A | S/M | 巨大軸索 |
| 亜酸化窒素（笑気） | 慢性 | A | S | 巨大軸索,脊髄傷害 |
| アミオダロン | 慢性 | D | S/M | |
| perhexiline | 慢性 | D | S/M | |

A：軸索障害　D：脱髄　S：感覚障害　M：運動障害

B. 非対称性多発ニューロパチー（多発単ニューロパチー）
　1. 主要原因：糖尿病,血管炎
　2. 定義：同時あるいは時間的に連続して，3本の独立した神経がランダムに障害される（2肢以上での2本以上の神経の障害）
　3. 糖尿病性ニューロパチー
　　　a. 米国においてニューロパチーの最大の原因
　　　b. 糖尿病患者の15〜25％でニューロパチーの自覚および他覚症状がみられ，50％でニューロパチーの自覚症状あるいは末梢神経伝導速度（NCV）の低下がある

(糖尿病患者の75～85％でNCVでの末梢神経障害の所見がつかまるともいわれている)
c. 50代以上で最も頻度が高く，30代以前ではまれ
d. 病理：最も顕著な所見は有髄神経の脱落。節性脱髄と再髄鞘化。軸索障害もみられる。同様の所見は後根，後索，交感神経節にもみられる
e. 発症機序：虚血性機序 vs 代謝性機序（虚血性機序では突発性の有痛性非対称性ニューロパチー，単ニューロパチー，脳神経障害がよく説明される）。その他のタイプは代謝性機序でよく説明される（ただしこれには議論がある）
f. NCV/EMG："あいまいな領域"（軸索障害と脱髄の双方の特徴をみる）。NCVでは振幅の低下を伴う軽度の速度低下。虚血障害部位あるいは圧迫/外傷部位局所での伝導速度低下。感覚神経伝導速度のほうがより敏感。腓骨神経のNCVで重症度が最もよく予見できる。NCVはコントロール不良例と罹患歴の長い患者でより悪い
g. 髄液タンパク上昇（50～200mg/dl）
h. ニューロパチーが糖尿病の最初の自覚症状であることもある
i. 病型（外傷性ニューロパチーは糖尿病で多い）
   (1) 対称性，遠位部優位，感覚障害優位，慢性多発ニューロパチー（最も高頻度）
      (a) 夜間の足部のパレステジア（有痛性）
      (b) アキレス腱反射消失：皮膚潰瘍，関節変形
      (c) しばしば近位部の筋力低下と筋萎縮，下腹部の感覚障害を伴っている
      (d) 失調を伴う感覚障害（後索性），膀胱弛緩，瞳孔反射消失，四肢筋力低下および関節変形をみることがある（糖尿病性偽性脊髄癆）
   (2) 眼筋麻痺
      (a) 通常内眼筋麻痺を伴わない動眼神経麻痺。外転神経，顔面神経を障害することもある
      (b) 通常，6～12週で自然回復する
   (3) 単ニューロパチーあるいは多発単ニューロパチー
      (a) 単ニューロパチーでは大腿神経と坐骨神経が最も侵されやすく，その他，正中神経，尺骨神経，腰仙髄神経叢も頻度は落ちるが障害される
      (b) 圧迫性ニューロパチーも多い
      (c) 急性発症，有痛性，運動障害＞感覚障害，再発が多く，原因は虚血性
   (4) 糖尿病性筋萎縮
      (a) 有痛性，非対称性，一側性あるいは両側性：腰仙髄神経叢症/多発単ニューロパチー
      (b) 腰部あるいは臀部の疼痛で始まり，それが大腿/膝部に広がる（乱切痛），疼痛は夜間に増悪
      (c) 骨盤大腿部の筋力低下と筋萎縮，膝蓋腱反射消失
      (d) 括約筋も障害されることあり。感覚障害を伴わないことあり
      (e) コントロール不良，あるいは未治療で激しい体重減少をきたした高齢患者に亜急性に起こる

- (f) 反対側にも再発する傾向あり
- (g) 6〜18カ月で改善あるいは回復する
- (h) 3分の2の症例で大腿神経のNCVに異常を認め，筋電図では除神経の所見が必発

(5) 糖尿病性多発神経根症
- (a) 強い胸腹部の疼痛とジセステジア，Ⅱ型糖尿病で体重減少をきたした高齢男性患者に多い
- (b) 亜急性に発症し，数週のうちにピークに達する
- (c) 感覚症状で初発するが，ほとんどの患者で筋力低下も生ずる．3分の1は一側性である
- (d) 髄液タンパク増加はほぼ必発
- (e) 胸髄神経根，特にT8〜T12に好発
- (f) 通常非対称性で，隣接する2本以上の神経根が障害される
- (g) 高度の全般性の糖尿病性多発ニューロパチーと合併することがあり，糖尿病性ニューロパチー性悪液質を起こす
- (h) 筋電図が唯一の診断方法である：障害レベルの傍脊柱筋に筋線維性収縮・陽性鋭波をみる
- (i) 運動感覚多発ニューロパチーと合併することが多い
- (j) 予後：回復は良好

(6) 自律神経障害
- (a) しばしば運動感覚多発ニューロパチーと合併
- (b) 瞳孔・涙腺機能障害，発汗・血管反射障害，夜間の下痢，消化管の緊張低下，膀胱弛緩，インポテンス，起立性低血圧
- (c) 病理：交感神経節神経細胞の変性，迷走神経・内臓神経の有髄線維脱落，脊髄中間外側柱の神経細胞脱落
- (d) 治療
    - (i) 起立性低血圧：臥床時の頭部挙上（5〜20度），特定の薬剤を避ける，塩分制限をしない，弾性ストッキング．フルドロコルチゾン（0.1mg/日，0.5mg 1日2回まで増量），インドメタシン（25〜50mg 1日3回），DHEとカフェイン（朝食30分前に投与）
    - (ii) 胃内容排泄遅延：メトクロプラミド（10mg毎食前および眠前）
    - (iii) 下痢：テトラサイクリン（出現時に250〜500mg経口）
    - (iv) 食後の顔面発汗：臭化プロパンテリン（15mg，30分毎食前および必要時）

(7) 近位部の対称性多発ニューロパチー
- (a) 対称性の近位筋筋力低下と筋萎縮，通常疼痛は伴わない．緩徐に発症し慢性進行
- (b) 下肢のほうが侵される頻度が高い
- (c) 感覚障害はあっても軽度
- (d) 遠位部感覚多発ニューロパチーと合併することがある

(8) 治療
- (a) 血糖コントロール（血糖の正常化に伴い，NCV改善）
- (b) 足の異常に対する細かい心配り

(c) 疼痛のコントロール（血糖コントロール，灼熱痛に対して三環系抗うつ薬，刺すような痛みに対して抗痙攣薬，深部痛に対してフルフェナジン，有痛性単ニューロパチーに対してメキシレチンあるいはcapsaicinクリーム）
(d) 外傷を避ける
(e) myoinositol，アルドース還元酵素阻害薬，gangliosidesでNCVの改善をみることがある
(f) 免疫系を調節する治療に反応する患者の中には，CIDPに類似した脱髄性ニューロパチーの患者および神経生検で炎症性血管障害の所見をみる多発単ニューロパチー像を呈する患者がいる可能性がある

4. 血管炎性ニューロパチー：多発単ニューロパチーが最も多いが，対称性あるいは非対称性の遠位部優位の運動感覚多発ニューロパチーをみることもある。全身症状（体重減少，発熱，倦怠，食思不振），多臓器障害の所見，血沈の亢進を伴う。病理所見では，軸索障害，これは全身性の壊死性血管炎により生ずる。NCVでは感覚神経に変化がより顕著。腓腹神経生検により診断する。副腎皮質ステロイドおよび他の免疫系調節薬剤がしばしば有効
   a. 結節性多発動脈炎
   b. 慢性関節リウマチ
   c. 全身性エリテマトーデス
   d. ウェジナー（Wegener）肉芽腫
   e. 進行性全身性硬化症
   f. シェーグレン（Sjögren）症候群
   g. チャーグ・ストラウス（Churg-Strauss）症候群
   h. 側頭動脈炎
   i. リンパ腫様肉芽腫症
   j. 過敏性血管炎
   k. アンフェタミン誘発性血管炎
   l. 好酸球増加症候群
   m. 非全身性血管炎性ニューロパチー

5. 多巣性運動ニューロパチー（多巣性脱髄性ニューロパチー）
   a. 亜急性に進行する多発単ニューロパチー，通常は上肢，50％では純粋運動麻痺
   b. 男性に多い。3分の2の症例は45歳未満
   c. 非対称性，遠位部優位，80％は手の筋力低下で初発
   d. 緩徐進行性（最も長いものでは20年間）
   e. 障害神経に著明な疼痛
   f. 視神経障害を合併することがある
   g. 運動ニューロン疾患に類似することがある（25％で筋線維束攣縮，15％で腱反射正常）
   h. 3分の1で髄液タンパク増加

i. 60〜80％で抗GM1抗体陽性。抗GM1抗体（主に単クローン性IgM）の出現するニューロパチーとしては最も一般的
j. NCVは複数の運動神経に局所性の伝導ブロックを伴う不均一な脱髄パターン。伝導ブロックは神経が圧迫を受けやすい部位のみに限定されない
k. 病理：60％で脱髄と再髄鞘化を，また3分の1で炎症性細胞をみる
l. 多くの場合，免疫系に作用する薬剤に数週間のうちに反応する（シクロホスファミドのほうがプレドニゾロンより有効。また血漿交換，免疫グロブリン大量静注療法も有効）

6. サルコイドーシス
    a. 5％で神経系の障害。そのうち15％が末梢神経障害
    b. 多発単ニューロパチーが最も多いが，他に脳神経障害（顔面神経障害が最も多い），対称性あるいは非対称性多発ニューロパチー，単ニューロパチーもみる
    c. 末梢神経障害に筋障害あるいは中枢神経障害（脳底髄膜炎：下垂体柄と視床下部の障害）
    d. 体幹部の広範で不規則な広がりをもつ感覚低下域をみることがある。サルコイドーシスと他の多発単ニューロパチーの鑑別点になるといわれている
    e. 病理：軸索変性，時に節性脱髄を伴っている
    f. NCV：軸索障害パターン
    g. 副腎皮質ステロイドが有効

7. ライム病
    a. 症候性の後期病期では，36〜40％で末梢神経障害が起こる
    b. 急性および慢性の末梢神経障害
        (1) 急性型：比較的重い。脳神経麻痺と髄液の細胞数増多をみる
        (2) 慢性型：比較的軽い。髄液所見ではタンパク増加をみることが最も一般的
        (3) 共通する特徴
            (a) しばしば脊髄神経根が侵される
            (b) 多発単ニューロパチー
            (c) 神経生検では血管周囲の炎症細胞浸潤と軸索変性の所見
            (d) 抗生物質に対する反応は良好
    c. ライム病の末梢神経障害の3パターン
        (1) 脳神経障害
        (2) 有痛性神経根障害
        (3) 末梢神経障害
    d. 感覚性末梢神経障害が最も多く，ついで有痛性神経根障害と顔面神経麻痺
    e. バーンウォース（Barnwarth）症候群：3徴（髄液タンパク増加を伴うリンパ球性髄膜炎，脳神経炎，神経根炎）。遊走性紅斑出現の数日〜数週後に起こる
    f. 脳神経麻痺は早い時期に起こる（両側性顔面神経麻痺）
    g. 末梢神経障害の特徴は有痛性，間歇性，非対称性の錯感覚で，運動麻痺・腱反射低下はまれ

            h. ライム病の患者では手根管症候群の発生頻度が高い
            i. NCVは軸索障害パターン
        8. 癩：類結核型では局所の肉芽腫形成に起因する多発単ニューロパチーが起こる
        9. 虚血性末梢神経障害
        10. 細菌性心内膜炎
        11. HIV感染

## III 慢性運動感覚多発ニューロパチー（比較的進行の速い後天性のもの）
    A. CIDP（後述）
    B. 糖尿病（糖尿病性ニューロパチーで最も一般的なタイプ（前項参照）
    C. アルコール性ニューロパチーおよび神経障害性脚気（前項参照）
    D. 結合織疾患に関連したニューロパチー（前項参照）
    E. 傍腫瘍性多発ニューロパチー：悪性疾患患者の2～5％にニューロパチーをみる
        1. 運動感覚多発ニューロパチー：真に傍腫瘍性のものではない，遠位部優位，対称性，軸索障害，髄液タンパクは通常は正常
        2. 亜急性感覚ニューロパチー：肺小細胞癌，乳癌，固有覚障害，傍腫瘍性脳脊髄炎，抗Hu抗体が86％で陽性，髄液タンパク増加，感覚ニューロパチー，後根神経節細胞の炎症と変性，後根と後索の変性
        3. 急性－亜急性，運動優位多発神経根ニューロパチー：GBSに類似。リンパ腫
        4. 慢性，運動優位多発神経根ニューロパチー：CIDPに類似。脱髄性，髄液タンパク増加
        5. 傍腫瘍性血管炎：まれ。リンパ腫と肺癌。血沈の亢進，髄液タンパク増加。軸索障害－脱髄混合型
        6. 自律神経ニューロパチー：肺小細胞癌，肺カルチノイド，Hodgkin病
        7. 傍腫瘍性運動ニューロン症候群：非常にまれ。リンパ腫（主に），肺癌，腎細胞癌。ALSに類似
    F. 異常タンパク血症を伴う多発ニューロパチー
        1. 破骨性多発骨髄腫（osteolytic multiple myeloma）
            a. ニューロパチーは臨床症候的には13％，電気生理学的には26％にみられる
            b. 2つのタイプ
                (1) アミロイドーシスを伴うもの（3分の2）
                (2) アミロイドーシスを伴わないもの（3分の1）
            c. アミロイドーシスを伴わないものはさまざまな病像を呈し，軸索障害型の癌性ニューロパチーに類似
            d. アミロイドーシスを伴うものは非遺伝性全身性アミロイドーシスでみられるニューロパチー（後述）に類似
            e. 通常，骨髄腫の治療はニューロパチーには影響しない
        2. 骨硬化性多発性骨髄腫（osteosclerotic multiple myeloma）

- a. 50％でニューロパチーを合併
  - b. 脱髄性，運動優位，髄液タンパク増加（CIDPに類似）
  - c. 通常血清中に単クローン性IgGまたはIgA λが出現
  - d. 腫瘍の治療によりニューロパチーの寛解をみることがある
3. 意義不明の単クローン性高γグロブリン血症（MGUS）
  - a. Mタンパクをもつニューロパチーの50％はMGUS
  - b. 通常，50歳以上の男性
  - c. 緩徐に発症，遠位部（手より足により強い），対称性の感覚（深部覚優位）・運動障害
  - d. レイノー（Raynaud）現象，失調，動作時振戦をみる
  - e. 脱髄性
  - f. 髄液タンパク増加
  - g. 50％で抗MAG抗体陽性
  - h. 神経生検：有髄神経脱落，髄鞘上に単クローン抗体検出，肥厚性変化
  - i. 免疫調節療法
    - （1）血漿交換
    - （2）プレドニゾロン
    - （3）γグロブリン静注療法（IVIg）
    - （4）アザチオプリン
4. 原発性マクログロブリン血症
  - a. ニューロパチーはまれ。通常，慢性－運動感覚性－対称性。しかし感覚優位型，運動優位型，亜急性，非対称性の場合もある
  - b. 脱髄性，髄液タンパク増加
  - c. 治療：化学療法，血漿交換に反応することあり，しかし効果の予見は難しく，効果の発現も即効性ではない（治療は最低でも3カ月は続ける）
5. クリオグロブリン血症
  - a. 7％の患者にニューロパチーをみる。軸索障害型で，通常血管炎性（血管内への免疫複合体の沈着と，それに関連する血管炎による）
  - b. 通常，対称性あるいは非対称性の感覚ニューロパチー。レイノー（Raynaud）現象，下肢の紫斑性潰瘍を合併
  - c. 寒冷暴露後にニューロパチー出現
  - d. しばしば多発単神経炎。急性発症あり
  - e. 治療：プレドニゾロン，chlorambucil，シクロホスファミド，血漿交換
6. 非遺伝性アミロイドニューロパチー
  - a. 感覚障害主体のニューロパチー。早期より小径線維の機能が顕著に障害，次いで進行性に筋力低下・大径線維の障害が起こる
  - b. 小径線維の障害に関連して自律神経機能障害・痛覚障害が強い
  - c. 腓腹神経生検：軸索変性，アミロイドの沈着

  d. 20％に手根管症候群をみる
  e. 悪性の異常タンパク血症の伴う続発性アミロイドーシス，家族性アミロイドニューロパチーでもみられる
  f. 治療への反応は乏しい
G. 尿毒症性多発ニューロパチー
 1. 慢性腎不全の最も多い合併症
 2. 透析患者の66～70％にみられる
 3. 急性腎不全では起こらない
 4. 腎不全と尿毒症症状の持続期間とその重症度がニューロパチー発生の重要な因子である
 5. 臨床的には，無痛性の遠位部感覚低下とそれに続く筋力低下，下肢優位
 6. 足の灼熱性の異常感覚，restless legs syndrome（夜間に起こる，虫が這うような，むずがゆいような下肢の異常感覚症）で発症することもある
 7. 病理：一次性の軸索変性と二次性の節性脱髄
 8. 血液透析により臨床症状，電気生理学的異常の改善あるいは進行停止をみる
 9. 腎移植により通常6～12カ月で完全に回復する
 10. 尿毒症は2つの局所性ニューロパチーを合併
  a. 手根管症候群
  b. 虚血性単ニューロパチー
H. 癩性多発ニューロパチー
 1. 全世界では最も多いニューロパチー
 2. ニューロパチーは*Mycobacterium leprae*の直接浸潤により起こる
 3. 初期病変は，皮神経への浸潤により生じた痛覚が脱失し色素の低下した皮斑あるいは丘疹を呈する（未定型癩）。この病期のあと，類結核型か，らい腫型のうちのどちらかの型を呈する
 4. 類結核型：肉芽腫に太い神経が巻き込まれることにより多発単ニューロパチーが起きる（好発部位は尺骨，正中，腓骨，後耳介，顔面の各神経）。これらの神経は，表在性の感覚神経と同様，腫大して触知されることがある
 5. らい腫型：癩菌に対する抵抗性を欠くため，血行性の皮膚，毛様体，精巣，リンパ節，神経への散布が起こる。このために対称性あるいは非対称性の多発ニューロパチーを呈する。皮膚温の低い部位（耳介，手背，足背，下腿前外側部）での温痛覚脱失をみる。次いで皮膚近くの神経（尺骨神経肘部，深腓骨神経足関節部，顔面神経表在部，正中神経手関節部）への浸潤により運動障害が起こる
 6. 広範な感覚障害を呈していても腱反射は通常保たれる（振動覚/固有覚も比較的保たれる：空洞症様の解離性感覚障害パターン）
 7. 感覚脱失のために神経障害性潰瘍，シャルコー（Charcot）関節，指趾の切断がしばしば起こる
 8. 病理：節性脱髄（癩菌はシュワン（Schwann）細胞内で増殖する）

9. 治療：ダプソン，リファンピシンとクロファジミン。サリドマイド（皮膚病変に対して）
I. 甲状腺機能低下性多発ニューロパチー
    1. まれな合併症
    2. 2タイプ
        a. 手根管および足根管症候群
        b. 広範な感覚障害優位多発ニューロパチー
    3. 軸索変性と節性脱髄
    4. しばしば髄液タンパク増加
    5. 甲状腺ホルモン補充により可逆的に回復
J. 高齢者の慢性良性多発ニューロパチー
K. 末端肥大症性ニューロパチー
    1. 手根管および足根管症候群
    2. 病理：オニオンバルブを伴う節性脱髄
L. 重篤な疾患に伴う多発ニューロパチー（critical illness polyneuropathy；CIP）
    1. ICU入院患者の約5％に敗血症，重篤な疾患が起こる。その50％にCIPが起こる。敗血症，多臓器不全患者では，CIPの頻度は70％になる
    2. ICU入院1週間以上経過後に初発症状が出現（例えば，呼吸器からの離脱困難）
    3. 後期症状：遠位部筋力低下，腱反射低下。重い場合には，完全四肢麻痺および呼吸筋麻痺（50％の患者で客観的異常所見を認める。残り50％はNCV/EMGで診断）
    4. NCVは一次性軸索変性の所見，針筋電図では除神経の所見を認める（横隔膜のCMAPの振幅低下，胸壁筋の除神経所見を認めれば呼吸器離脱困難の原因がCIPと診断される。CIPは呼吸器離脱困難の最も一般的な原因の可能性がある）
    5. 病理：遠位部の一次性軸索変性，運動神経優位，炎症所見はみられない。髄液タンパクは通常は正常
    6. 重症腎不全の経過中に敗血症をきたした患者では，CIPはICU外でも起こりうる
    7. 軽度の多発ニューロパチーは改善しうるが，高度のものは改善しない
    8. 病態生理：敗血症自体が原因と思われる（神経の微小循環を障害し，血管透過性亢進により神経内浮腫を生じ，その結果，低酸素状態と軸索障害を生ずる）
M. 抗スルファチド抗体関連ニューロパチー
    1. 感覚障害＞運動障害
    2. 足のしびれ感あるいは疼痛から始まり，1年以内に近位部へとその範囲が拡大
    3. アキレス腱反射の消失。他の腱反射は保たれる
    4. 脱髄がみられても軸索変性はほとんどみられない
    5. 20～30％の症例で抗スルファチド抗体価は非常に高値
    6. IVIgが有効な場合がある
N. 肝疾患関連ニューロパチー
    1. 慢性肝疾患患者の9％に臨床的末梢神経障害が，また14～68％でNCV異常が報告さ

れている
    2. 節性脱髄
    3. 原発性胆汁性肝硬変に合併するニューロパチーは有痛性。黄色腫が神経内および周囲に形成される
O. AIDSニューロパチー
    1. 病型
        a. 慢性感覚優位型多発ニューロパチー（最も多い）
        b. AIDPあるいはCIDP
        c. 多発単ニューロパチー
        d. 感覚性失調性ニューロパチー
        e. 腰仙髄多発神経根症
P. 慢性失調性ニューロパチー
    1. 緩徐進行性，遠位部錯感覚，固有・運動感覚の高度の障害を伴う感覚性失調，筋力は正常
    2. 臨床的には腫瘍が発見されないこと以外の点では，傍腫瘍性感覚性ニューロパチーと同じ
    3. 単クローン性あるいは多クローン性高γグロブリン血症をみることがある
    4. EMG/NCVは感覚性ニューロパチーのパターン（SNAPの消失，運動神経のNCVとEMGは正常）
    5. 腓腹神経生検：有髄神経線維の脱落（大径＞小径）。有髄神経の再生をみることがある。これらの所見は後根神経節細胞の選択的変性による二次的な変化である
Q. HTLV-I関連ミエロパチーに合併するニューロパチー：臨床的には明らかではない炎症性脱髄性ニューロパチー（運動優位）が記載されている
R. GALOP抗体症候群（gait disorder, autoantibody, late age onset, polyneuropathy）
    1. 歩行障害，自己抗体，高齢発症，ポリニューロパチー
    2. 発症年齢：約70代
    3. 主に遠位部の優位の筋力低下と感覚低下
    4. スルファチドと中枢ミエリンに対するIgM抗体
S. POEMS症候群
    1. ポリニューロパチー（polyneuropathy）
       臓器腫大（organomegaly）
       内分泌障害（endocrinopathy）
       Mタンパク（M protein）
       皮膚変化（skin change）
    2. 発症年齢：約40〜50代
    3. 筋力低下
    4. 髄液タンパク上昇

## IV 遺伝性慢性多発ニューロパチー症候群
(後天性のものよりより慢性に経過する傾向を示す進行性，対称性，変性性ニューロパチー)

### A. 自律神経障害を伴う遺伝性ニューロパチー

| 病型 | 遺伝形式 | 発症 | 病変 |
|---|---|---|---|
| HSAN I | AD | 10代 | 小型DRG細胞の変性 |
| HSAN II | AR | 幼児期 | 有髄神経線維の欠損 |
| HSAN III | AR | 生下時 | 有髄神経線維の欠損 |
| HSAN IV | AR | 生下時 | 小型DRG細胞とLissauer路の欠損 |
| Friedreich運動失調症 | AR | 20歳前 | 大径有髄線維の脱落 |
| 毛細血管拡張運動失調症 | AR | 5歳前 | 大径無髄線維の脱落 |
| オリーブ小脳橋変性症 | AD | 成人 | 大径無髄線維の脱落 |

HSAN：hereditary sensory autonomic neuropathy（遺伝性感覚自律神経性ニューロパチー）
AD：常染色体優性遺伝　　AR：常染色体劣性遺伝　　DRG：dorsal root ganglion

### B. 遺伝性運動感覚性ニューロパチー

| 病型 | 遺伝形式 | 発症 | ニューロパチー | 病変 |
|---|---|---|---|---|
| HMSN I （CMT I）[a] | AD 17 | 小児期 | 脱髄 | オニオンバルブ |
| HMSN II （CMT II）[a] | AD 1p | 10代 | 軸索障害 | 大径有髄線維の変性 |
| HMSN III （Dejerine-Sottas） | AR 1q or 17p | 乳児期 | 脱髄 | 間質の肥厚，オニオンバルブ |
| Rousy-Levy症候群 | AD | 乳児期 | 脱髄 | オニオンバルブ |
| HMSN IV （Refsum症候群） | AR | 小児期 | 脱髄 | 神経肥厚，オニオンバルブ |

HMSN：hereditary motor sensory neuropathy（遺伝性運動感覚性ニューロパチー）
AD：常染色体優性遺伝　　AR：常染色体劣性遺伝
[a]：シャルコー・マリー・トゥース（Charcot-Marie-Tooth；CMT）病は下肢から始まる遠位部筋萎縮，内反尖足，逆シャンペンボトル状の下肢形状，鷲手，腱反射消失，錯感覚，感覚障害で特徴づけられる

# 急性および慢性炎症性脱髄性多発ニューロパチー

## I 急性炎症性脱髄性多発ニューロパチー（AIDP, Guillain-Barré症候群, GBS）

### A. 疫学
1. 急性の全身筋力低下の最も頻度の高い原因
2. 発生率：人口10万人当たり年間1〜2人
3. 非季節性，非流行性：全年齢層，全世界，両性に起こる
4. 発生率は年齢とともに増加（ピークは50〜74歳）
5. 3分の2の症例で1週〜1カ月前に先行するエピソード（上気道感染60％，消化器症状20％，手術5％，予防接種5％）
    a. GBSに関連した先行感染
        (1) サイトメガロウイルス（CMV）
        (2) エプスタイン・バー（Epstein-Barr）ウイルス（EBV）

　　　　(3) ヒト免疫不全ウイルス
　　　　(4) B型肝炎
　　　　(5) 単純ヘルペスウイルス
　　　　(6) マイコプラズマ・ニューモニエ（*Mycoplasma pneumoniae*）
　　　　(7) カンピロバクター・ジェジュニ（*Campylobacter jejuni*）：回復不良例，Miller-Fisher症候群に関連
　　　　(8) ボレリア・ブルグドルフェリ（*Borrelia burgdorferi*）：ライム病
　　　　(9) インフルエンザ，その他
　　b. リンパ腫（特にHodgkin病）はGBSに関連している
　　c. 脊髄/硬膜外麻酔
B. 原因/病理と発症機序
　1. 免疫機序の関与する節性脱髄。先行エピソードに関連した抗原刺激（ウイルスなど）により誘発される
　　a. 細胞性免疫：T細胞系がP2タンパク（末梢神経髄鞘の塩基性タンパク）に感作される。P2を含む末梢神経ホモジェネートを動物に免疫して2週間目に起こる実験的アレルギー性神経炎（EAN）と臨床像・病理像は同じ。EANは感作されたT細胞により移植（transfer）することが可能
　　b. 液性免疫：免疫グロブリンと補体が有髄神経上に検出される，またミエリンに対する抗体が患者血清中に検出されることがある（抗体価は臨床経過に相関して推移）。ガングリオシドGD1aに対する抗体は，回復不良例と関連している。GBS患者血清によりラットの末梢神経に脱髄が生ずる
　2. 病理：発症初期には神経内小血管周囲の単核球浸潤がみられ，血管周囲の脱髄に関連している（変化ははじめ脊髄前根・脊髄神経近位部にみられる）。その後節性脱髄と二次性のウォラー変性が生じ，末梢神経全体，脳神経，脊髄前根・後根，後根神経節に変化がみられるようになる。リンパ球浸潤がリンパ球，肝臓，脾臓，心臓にもみられる。炎症所見を伴わない高度の軸索変性をみる場合もある（軸索型）
C. 臨床像
　1. 急速に進行する腱反射消失を伴う全身の筋力低下。脳神経麻痺，自律神経症状，呼吸不全を伴うこともある
　　a. 通常，筋力低下は上行性に拡大（遠位から近位へ）：下肢がまず侵され，ついで体幹，上肢，脳神経へと進む
　　　(1) 近位筋がまず侵されることもある
　　　(2) 脳神経が最初に侵されることはまれ。しかし脳神経障害は50％以上でみられ，両側性の顔面神経麻痺が最も多い（半数で起こるともいわれている）
　　　(3) 麻痺は発症後数日から4週のうちにピークに達し，進行が停止する（90％では麻痺のピークは14日目。麻痺がピークに達する平均は12日目）
　　　　(a) 数日のうちに全身の運動麻痺と呼吸不全が生じ死亡することがある
　　　　(b) 筋力低下の進行が極めて早く，筋萎縮がみられないことがある
　　b. 筋緊張低下，腱反射の減弱ないしは消失

c. 疼痛と錯感覚/感覚症状
　　　　(1) 腰痛と筋痛（臀部・大腿）が50％以上でみられる
　　　　　(a) 腰痛，腱反射低下，下肢麻痺を呈する患者では急性脊髄障害を鑑別
　　　　　(b) CK上昇を伴う激しい筋痛をみることはほとんどない
　　　　(2) 錯感覚が病初期にしばしばみられる
　　　　　(a) 急速に消失することが多い
　　　　　(b) 通常，他覚的感覚低下は軽度で，大径線維に関連する振動覚・関節位置覚が障害される
　　　d. 自律神経障害はまれではなく，さまざまな症状を示す
　　　　(1) 洞性頻脈・徐脈，他の頻拍症，起立性低血圧，高血圧，無汗，異常発汗，括約筋障害，瞳孔変化，胃アトニー，顔面紅潮
　　　　(2) 通常，持続は1〜2週以下
　　　　(3) 15％で尿閉がみられる
　　　e. まれな所見
　　　　(1) Babinski徴候
　　　　(2) うっ血乳頭を伴う偽性脳腫瘍：おそらく髄液タンパク上昇による髄液流のブロックのため
　2. 関連する臨床所見
　　　a. 軽度の心電図異常：T波の変化
　　　b. 低ナトリウム血症：通常，SIADHに続発
　　　c. 一過性の尿崩症
　3. 臨床亜型
　　　a. ミラー フィッシャー（Miller Fisher）症候群（MFS）
　　　　(1) 歩行失調，眼筋麻痺，腱反射消失，四肢筋力は正常（軽度の筋力低下をみることもある）
　　　　(2) 咽頭筋麻痺，関節位置覚消失，錯感覚を伴うことが多い
　　　　(3) 抗GQ1b IgG抗体と関連している
　　　　(4) *Campylobacter jejuni*感染後に起こることがある
　　　　(5) 脳幹脳炎との鑑別が難しいことがある（MFSの病変は末梢）
　　　b. 咽頭－頸部－上腕型
　　　　(1) 視野のかすみあるいは複視，眼瞼下垂，著明な口咽頭・頸部・肩の筋力低下，呼吸不全，上肢腱反射消失，感覚は正常（時に下肢の腱反射消失）
　　　　(2) 臨床症状はボツリヌス中毒，ジフテリアに類似
　　　　　(a) ボツリヌス中毒でみられる口腔乾燥，めまい，消化器症状はない
　　　　　(b) 電気生理学的に鑑別
　　　c. 対麻痺型
　　　　(1) 下肢のみの腱反射消失。上肢，顔面，呼吸筋は正常〜ほぼ正常
　　　　(2) 急性脊髄傷害との鑑別が難しい
　　　d. 眼球運動障害を伴わない著明な眼瞼下垂
　　　　(1) 軽度の顔面筋力低下
　　　　(2) 典型的GBS，咽頭－頸部－上腕型への移行がある

            (3) 臨床症状は重症筋無力症に類似
        e. 多発脳神経麻痺型
            (1) 急速に出現する対称性の多発脳神経麻痺
            (2) 鑑別診断：サルコイドーシス，癌腫症，ジフテリア
        f. 急性汎自律神経異常型
            (1) 筋力低下は軽微
            (2) 鑑別診断：タリウム中毒（通常，感覚症状，脱毛をみる）
        g. 急性軸索型
            (1) 四肢麻痺，球麻痺，呼吸筋麻痺
            (2) 神経根と末梢神経遠位部の軸索変性
            (3) 筋萎縮が早期から出現
            (4) 生検では炎症・脱髄は軽微
            (5) 中国で好発：ガングリオシド静注，*C. jejuni* と関連。その双方で抗GM1抗体上昇
            (6) 予後不良
        h. 感覚型GBS（まれ）
D. 検査所見
    1. 電気生理学的検査：NCV（局所の伝導遅延，伝導ブロック，時間的分散，F波および終末潜時の延長）
        a. 発症数日は全く異常を認めないことがある
        b. 最初に出現する異常はF波潜時の延長ないしは消失
        c. 10％で経時的観察においてもNCVが正常にとどまる
    2. 髄液：タンパク上昇と細胞数正常（タンパク細胞解離）
        a. 細胞数10〜50/mm$^3$の上昇を10％でみる（主にリンパ球）
        b. 発症後数日間はタンパクは正常，その後上昇し4〜6週でピークとなる
        c. 10％で経時的観察においても髄液タンパクの上昇がみられない
        d. 一過性のオリゴクローナルバンド出現，ミエリン塩基性タンパクの上昇をみることがある
        e. 圧，糖は正常
E. 鑑別診断
    1. ジフテリア：調節反射障害，外眼筋・咽頭筋麻痺
    2. 急性灰白髄炎：流行性，メニンギスムス，熱発
    3. ポルフィリア：急性腹症，精神症状
    4. 急性脊髄障害：レベルを示す感覚障害，括約筋障害
    5. 脳底動脈血栓症：錐体路徴候
    6. 急性重症筋無力症：感覚障害なし，腱反射は通常保たれる，咬筋筋力低下（GBSでは通常障害されない）
    7. ボツリヌス中毒：瞳孔反射消失，徐脈
    8. チック麻痺：GBSと酷似するが，感覚障害はなく，髄液タンパクは正常
    9. 低燐血症，低カリウム血症

10. ヘキサン中毒
11. タリウム，砒素，銅中毒
12. ライム病
13. HIV
14. メチルプレドニゾロン静注の合併症
15. saxitoxin（汚染された貝類），フグ毒，シガテラ毒（魚類に蓄積）
16. 転換障害（ヒステリー）
17. まれにGBSと誤診される疾患・状態：結節性多発動脈炎，血管炎，筋・骨格の激しい疼痛のある小児，多発筋炎，重篤疾患に伴う多発ニューロパチー，脳脊髄神経炎，アルコール性ニューロパチー，サルコイドーシス，*Mycoplasma pneumoniae*に関連する神経障害

## F. Work-up
1. 先行感染，経過，全身所見の把握
2. 腰椎穿刺（タンパク細胞解離）
3. 電気生理学的検査（時に経時的に経過を追う必要あり）
4. 血算，血液生化学（Ca, Mg, P, 肝機能，HIV），血沈。抗核抗体，リウマチ因子，赤血球プロトポルフィリン，尿中ポルフォビリノーゲン，尿中重金属，抗*Borrelia*抗体も症例により考慮
5. 心電図，胸部レントゲン

## G. 治療
1. 支持療法：要点は呼吸補助と，注意深い看護
   a. 努力肺活量（FVC）を頻繁に測定
      (1) FVCが12〜15ml/kgを下回る場合は，血液ガス所見によらず気管内挿管
      (2) FVCが保たれていても強い球麻痺がある場合に，気道確保目的に気管内挿管が必要なことがある
      (3) 積極的な気道洗浄
      (4) 気管内挿管が10日を超える場合には気管切開を考える
   b. 心電図モニターと頻繁なバイタルサインのチェック。昇圧剤と輸液（適宜）
   c. 深部静脈血栓症予防
   d. 消化性潰瘍予防
   e. 早期の関節可動域訓練
   f. 褥瘡予防
   g. 感染徴候の注意深い観察（尿路感染，肺炎）
   h. 人工涙液と目の被覆（顔面神経麻痺がある場合）
   i. 患者・家族の心理的サポートと意志疎通装置
   j. 疼痛コントロール
2. 免疫調節療法
   a. 軽症：注意深い観察と支持療法で十分な場合がある。症状進行を示し，歩行に

　　　　　　　介助を要する，あるいは新たに歩行不能になった患者，呼吸障害あるい
　　　　　　　は自律神経系の不安定を示す患者では，免疫調節療法を考える
　　　b. 血漿交換療法
　　　　(1) 主たる治療法
　　　　(2) 気管内挿管を必要とする患者に発症後7日以内に開始するのが最も効果的
　　　　(3) 発症後3週間以内に開始すべき
　　　　(4) 反応を予測させる因子（最も重要なもの）：比較的若年でCMAPが保たれている症
　　　　　　例
　　　　(5) 隔日に4～6回の治療で総量200～250ml/kgの血漿を除去，置換液は生理食塩水あ
　　　　　　るいは5％アルブミンを用いる
　　　　(6) 入院，人工呼吸器管理，歩行可能になるまでの期間の短縮。1年の時点で完全回
　　　　　　復率の上昇
　　　　(7) 副作用：低血圧，出血，不整脈，感染
　　　　(8) 著明な自律神経異常のある患者には行わない
　　　　(9) 早期に始めた場合，再増悪率が上昇する可能性がある
　　　c. IVIg
　　　　(1) 400mg/kg/日，5日間の用量で多施設トライアルで有効性が示されている
　　　　(2) 血漿交換より筋力回復効果は高い。回復開始までの期間（中央値）増加
　　　　(3) 血漿交換より合併症の頻度が低い。また人工呼吸まで至る頻度も低い
　　　　(4) 血漿交換よりもIVIgのほうが優れている，あるいは同等ということについては，
　　　　　　疑問が呈されている。対照試験の血漿交換群により重症例が選択されたバイアス
　　　　　　がかかっている可能性がある。IVIgでは再増悪率が高い
　　　　(5) 小児，血漿交換の利用できない場合，重度の自律神経障害・心疾患のある患者で
　　　　　　は，血漿交換の代わりとなる
　　　　(6) 副作用：過敏反応，腎不全，無菌性髄膜炎，血液粘度の上昇とそれに伴う血管閉
　　　　　　塞，頭痛
　　　　(7) IVIg施行前に必ず血清IgA濃度をチェックする。IgA欠損患者ではアナフィラキ
　　　　　　シーを起こす危険が高い
　　　d. 副腎皮質ステロイドは無効
H. 予後
　　1. 死亡率は3％
　　　a. 早期死亡：心停止（自律神経障害，急性呼吸窮迫症候群（ARDS）などに続発）
　　　b. 後期死亡：肺塞栓，細菌感染
　　2. 35％で後遺障害残存
　　　a. 10％では重度の機能障害：急速進行例（1週間以内に起座不能），早期の人工呼
　　　　　吸器装着例，高齢者，早期にCMAP振幅低下を示した例で多い
　　　b. 10～25％は軽い自覚・他覚症状
　　3. 10～20％で呼吸不全が生ずる
　　4. 3～10％は部分的回復とその後の再増悪という2相性の経過を示す
　　5. 65～75％で完全回復

6. 小児の予後は成人より良好
7. 回復速度はさまざま：比較的軽症例では数週〜数カ月，重症例では6〜18カ月あるいはそれ以上。2年を超えるとそれ以上の回復はほとんど期待できない

## II 慢性炎症性脱髄性多発ニューロパチー（CIDP）

A．同義語：慢性炎症性脱髄性多発根ニューロパチー，慢性再発性GBS，慢性再発性多発神経炎，再発性ステロイド依存性多発神経炎

B．疫学
1. 当初は診断確定されなかった後天性ニューロパチーの3分の1が最終的にここに入る
2. 発症のピークは40〜60代。しかし幼児から高齢者まで起こりうる
3. 先行するウイルス感染を伴うものは10％以下
4. 発症年齢により臨床経過が影響を受ける。比較的若年者は再発寛解を示す傾向を示すが，高齢者ではより慢性進行性の経過をとる傾向がある
5. 妊娠により再発する傾向あり
6. 男女比は5：3（1つの大きなシリーズの報告で）
7. CIDPとMSの合併をみることがある

C．原因/病理と発症機序
1. 免疫機序を介した節性脱髄
    a. 脊髄神経根，神経節，末梢神経近位部への単核球の浸潤を認め，細胞性免疫の関与が考えられている
    b. 生検腓腹神経の髄鞘上にIgM（IgGの頻度は少ない）と補体成分C3dが認められること，血漿交換の有効性から液性免疫の関与も考えられている
2. 特定のHLAハプロタイプとの関連の可能性（A1，B8，DRw3，Dw3）
3. 病理（通常，腓腹神経生検）：間質および血管周囲の細胞浸潤，有髄神経の著明な脱落と節性の脱髄－再髄鞘化（オニオンバルブ形成）を伴う変性。大径線維のほうがより強く障害される
    注：主として運動障害の場合には，感覚神経の所見は実際の病理変化を十分に反映していない可能性がある（例：1つのシリーズの報告では，脱髄50％，軸索変性20％，混合性の所見13％）

D．臨床像
1. 緩徐に発症し，進行性あるいは段階的に増悪する，対称性（時に非対称性）の近位部・遠位部筋力低下。上肢・下肢ともに障害される
    a. 筋力低下は少なくとも2カ月は続く
    b. 筋力低下の度合いはさまざまであるが，人工呼吸器を要することはほとんどない
    c. 筋力低下は近位筋優位のことがある（これはほとんどの他のニューロパチーではみられない特徴）
    d. 上下肢とも障害されるが，通常，下肢の障害のほうが強い
    e. 前頸筋の筋力低下もCIDPに特徴的

    f. 顔面筋力低下をみることもあるが，脳神経は通常障害されない
  2. 全般性の腱反射低下〜消失
  3. 感覚障害は通常軽いが，GBSよりは目立つ
     a. 温痛覚よりも触覚，振動覚，関節位置覚の障害の頻度が高い
     b. 手のしびれ感，錯感覚，異常感覚が初発症状のことがある（有痛性錯感覚はまれ）
     c. 関節位置覚が高度に障害され，失調・Romberg徴候を示すことがある。このような症例では，異常タンパクを伴う失調性ニューロパチーの鑑別が必要
     d. CIDPで純粋感覚性ニューロパチーをみることもあるが，しかしその場合にはまず傍腫瘍症候群，Sjögren症候群などを考える
     e. 関節位置覚が正常であるにもかかわらず，バランスのとりづらさを訴えることがある
  4. うっ血乳頭，視神経炎をみることがある
  5. 肥厚し，硬い神経を触れることがある
  6. 4タイプの臨床経過
     a. 単相性（急速な進行はGBSに類似）
     b. 段階的進行：比較的若年で（3分の1の症例）
     c. 再発/寛解：比較的若年発症で（3分の1の症例）
     d. 慢性進行：比較的高齢発症で（aと合わせ3分の1の症例）
  7. 通常数カ月〜1年（場合によってはもっと長く）の経過で障害のピークに達する
E. 検査所見
  1. 電気生理学的検査：NCV所見
     a. 少なくとも2つ以上の運動神経でNCV低下
     b. 少なくとも1つ以上の運動神経で伝導ブロックあるいは異常な時間的分散
     c. 少なくとも2つ以上の運動神経で終末潜時の延長
     d. 少なくとも2つ以上の運動神経でF波の消失あるいはF波潜時の延長
  2. 髄液：タンパク細胞解離
     a. タンパク＞55mg/dl（95％で）
     b. 細胞数＜10/mm$^3$
  3. 神経生検：前述のC. 3. 項参照
F. 診断基準
  1. Definite CIDP：すべての必須な臨床的特徴と，すべての主要検査所見がそろっているもの（50％）。必須な臨床的特徴とは，
     a. 2カ月以上にわたって進行する上下肢，近位部・遠位部の筋力低下
     b. 腱反射の消失ないしは低下
  2. Probable CIDP：すべての必須な臨床的特徴と，3つのうち2つの主要検査所見
  3. Possible CIDP：すべての必須な臨床的特徴と，3つのうち2つの主要検査所見
  4. 除外診断項目（Mendell JR. Chronic inflammatory demyelinating polyradiculoneuro-

pathy. *Ann Rev Med 1993; 44: 211-219*を参照）
G. 他疾患に合併したCIDP：CIDPと同一のニューロパチーを合併する疾患
   1. 炎症性大腸疾患
   2. ホジキン（Hodgkin）病
   3. 慢性活動性肝炎
   4. 結合織疾患
   5. HIV感染
   6. MGUS（monoclonal gammopathy of undetermined significance）
      a. 特発性のCIDPより発症年齢が高い
      b. 男性の罹患率のほうが高い（p.189参照）
   7. 多発性硬化症に合併した脱髄性ニューロパチー
H. その他の鑑別診断
   1. 糖尿病性ニューロパチー
   2. 遺伝性白質ジストロフィー
   3. 遺伝性運動感覚性ニューロパチー（家族歴）
I. 精査
   1. 病歴（家族歴も）の詳細な聴取と精密な診察
   2. 電気整理学的検査
   3. 血液検査：血沈，抗核抗体，リウマチ因子，ビタミン$B_{12}$，葉酸，甲状腺機能検査，HbA1c，肝機能，HIV（必要に応じて赤血球プロトポルフィリン，尿中ポルフォビリノーゲン，血清鉛濃度，尿中重金属，抗GM1抗体，抗MAG抗体）
   4. 腰椎穿刺，多発性硬化症の検査項目もチェック（NCVで脱髄性変化の場合）
   5. 神経生検（NCVで脱髄性変化の場合）
   6. 胸部レントゲン（異常タンパクがある場合には，さらに腫瘍精査：全身骨レントゲン，骨シンチ，骨髄バイオプシーなど）
J. 治療
   1. プレドニゾロンと血漿交換が治療の中心である
      a. プレドニゾロンが第一選択，成人で60～100mg/日を経口投与（小児では1.5mg/kg/日）．筋力低下の有意な改善がみられるまで続ける．
         (1) 最初の反応がみられるまでの平均期間は2カ月
         (2) 改善がみられたならば，100mg隔日投与に切りかえる。回復の最高点に達するまで継続する（6カ月までに50％が，12カ月までに95％が最高点に達する）
         (3) 回復の頂点に達したら2週間で5mgずつ漸減する。漸減中に再発をみることがある。その場合には，再び高用量で開始し血漿交換を1クール行う。漸減は頻回に再評価を行いながら緩徐に進める
         (4) ステロイド投与とともにカルシウム薬投与し，また副作用に注意する（高血圧，高血糖，白内障，体重増加など）
      b. 血漿交換は，歩行不能の患者でステロイド開始とともに行う。通常，1回あたり1循環血漿量（40～50ml/kg）の血漿交換を7～14日間の間に5回行う（総

量200～250ml/kg)
   2. 他の治療法
      a. IVIg：プレドニゾロンあるいは血漿交換が禁忌あるいは無効例で用いる
         (1) 副作用：前項参照
         (2) ガイドラインは確立されていないが，多くの場合400mg/kg/日，5日間，その後1～3週に1回，3カ月間の投与が行われている
      b. アザチオプリン（イムラン™）：ステロイド減量，ステロイドに対する非認容，あるいはステロイド無効の場合にしばしば用いられる
         (1) まず1mg/kg/日を2週間投与し，その後2～3mg/kg/日まで増量
         (2) 血算，GOTチェック：最初の3カ月間は2週ごと，その後は1カ月ごと
      c. シクロスポリンA，シクロホスファミド：まれに用いられる
      d. リハビリテーション
K. 予後
   1. 95％は免疫抑制剤で改善をみるが，ほとんどのもので再発をみる．1つのシリーズでは49カ月の平均観察期間のうちに50％で再発をみ，50％は完全に回復した
   2. 疾患が慢性的に経過するものであることを患者によく説明する必要がある

# 筋無力症症候群

## I 重症筋無力症（MG）
A. 原因/発症機序
   1. ニコチン作動性アセチルコリン受容体（AchR）に対する抗体の異常産生
   2. 全体では，抗AchR抗体陽性率は80～90％
   3. 10～20％の抗体陰性患者では，検査に用いられているAchR抽出抗原中に含まれないエピトープに対する抗体が存在している，あるいは抗体の抗原親和性が低いために通常の測定系で検出されないと考えられている
   4. 抗AchR抗体は胸腺B細胞で産生される
   5. MG患者のほぼ全例で胸腺に異常がみられる
      a. ほとんどの場合（＞75％），リンパ組織過形成がみられる
      b. 15％で胸腺腫をみる（高齢者に多い傾向がある）
   6. 抗AchR抗体はAchの結合に直接影響する．Ach受容体の減少と神経終板シナプス後膜の皺襞の単純化（高さ，折れ返りの減少）とシナプス間隙の拡大をみる
   7. 微小終板電位（MEPP）の振幅が筋活動電位を誘発するのに不十分な線維が存在する．興奮伝達不全が多くの接合部で起こると，筋全体では筋力が低下する．筋収縮が繰り返されるとより多くの神経筋接合部での伝達不全が起こり，その結果筋力はさらに低下する（易疲労性，反復刺激での漸減現象）
B. 疫学
   1. 比較的多い疾患．米国での有病率は人口10万人あたり2～10人

2. 40歳以前では，女性のほうが男性より3倍多い
3. すべての年齢層で起こりうるが，10歳以下と60歳以上ではまれ
4. 年齢に関連した2相性の分布
    a. 10～40歳：ほとんど女性
    b. 50～70歳：若干男性に多い。胸腺腫を合併する頻度が高くなる
5. 患者およびその一親等の親族には他の自己免疫性疾患の確率が高い（SLE，慢性関節リウマチ，甲状腺炎，バセドウ（Basedow）病など）。3～8％で甲状腺機能亢進がみられる。初期評価でこれらの疾患のスクリーニングを要する

C. 自覚症状：3つの主要症状
1. 動揺性の筋力低下
    a. 筋力低下の日内，日差変動
    b. 易疲労性
2. 特徴的な筋力低下の分布
    a. 外眼筋麻痺：40％の患者で初診時に外眼筋麻痺がみられ，最終的には85％の患者に出現する。眼瞼下垂，複視が起こる
        注：純粋眼筋型は全身型とは異なる。純粋眼筋型での抗AchR抗体陽性率は50％にとどまる（全身型では80～90％）。筋無力症状が3年以上眼筋に限局している場合には，その後全身型に移行することはまれ）
    b. 球麻痺：よくみられる。嚥下障害，構音障害，顔面筋力低下をみる
    c. 四肢/頸部筋力低下：近位部優位。四肢筋力低下のみが起こることはない
3. コリン作動薬への反応
    a. アセチルコリンエステラーゼ阻害薬：治療の項参照

D. 診断
1. 合致する病歴と理学所見
    a. 一般所見：正常，バイタルサインも安定（クライシスを除く）
    b. 発語：不明瞭あるいは鼻声のことあり
    c. 脳神経：顔面筋力低下，眼瞼下垂，外眼筋麻痺。上方注視を長い間続けると眼瞼下垂が増強（易疲労性）
    d. 運動系：近位筋筋力低下，反復運動により易疲労性，休息により回復。嚥下障害が高度の場合に，栄養障害から筋萎縮をみることがある
    e. 感覚/小脳/反射系：正常
2. テンシロンテスト（エドロホニウム静注試験）
    a. 短時間型のアセチルコリンエステラーゼ阻害薬。30秒で効果が発現し，その持続は約5分
    b. 検査法
        (1) 効果判定の指標の決定（例：眼瞼下垂，努力肺活量など）
        (2) 静脈ラインの確保
        (3) ベッドサイドにエドロホニウム10mg，硫酸アトロピン1mgを準備

(4) まずエドロホニウム2 mgを静注し，副作用症状の有無を観察する（徐脈，血圧低下，不整脈）
(5) 問題がなければ残りの8 mgを静注する
(6) 症状改善の有無を観察（副作用症状の観察も続ける）
(7) 検査中，重篤な副作用症状がみられたり患者の状態が不安定になったならば，直ちに検査を中止し，硫酸アトロピン0.5～1mgを投与する

注：四肢筋力低下に対する効果をみる際に生食をプラセボとして用いることがあるが，脳神経麻痺に対する効果をみる場合にはその必要はない．作為的に脳神経の麻痺をまねることは難しいからである

他の検査法：アイスパックテスト：眼瞼の冷却により眼瞼下垂が改善する

3. 反復刺激法（ヨリー（Jolly）試験）
    a. 低頻度刺激で漸減現象（2～5Hz）
4. 抗AchR抗体
    a. 陽性率は全身型で80～90％，純粋眼筋型で50％
5. 単一線維筋電図
    a. 診断困難な症例で有用な場合がある
    b. ジッターの増加とブロッキング
    c. 約90％で陽性，しかし特異性は非常に低い

E. その他検索すべきこと
    1. ラボ検査
        a. 抗核抗体，リウマチ因子，血沈，抗ds-DNA抗体（SLE，RAなどのスクリーニング）
        b. T4，TSH（甲状腺機能異常はMGを増悪させることがある）
        c. 血算，血液像，尿一般と培養（感染症はMGを増悪させることがある）
        d. 血糖，電解質（糖尿病，腎疾患，その他，免疫抑制療法の支障となる病態のチェック）
        e. 抗横紋筋抗体（胸腺腫のある患者の85％で陽性）
    2. 胸部レントゲンと胸部CT：感染，胸腺腫のチェック
    3. ツベルクリンテスト：免疫抑制療法開始前に必ずチェック
    4. 呼吸機能検査/努力肺活量（FVC）：呼吸障害の評価
    5. MG禁忌薬剤
        a. D-ペニシラミン
        b. アミノグリコシド，ポリミキシン
        c. 抗不整脈薬（キニジン，プロカインアミド）
        d. βブロッカー
        e. 甲状腺ホルモン
        f. リチウム，クロルプロマジン

F. 筋無力症性急性悪化（クリーゼ）

1. 呼吸筋筋力低下のために人工呼吸管理が必要な状態にあるとき，患者はクリーゼにある。このような状態は高度の嚥下障害のために分泌物の喀出ができず気道閉塞を生じている場合にも起こりうる
2. 感染（特に呼吸器感染），手術，薬剤，造影剤静注，心理的ストレス，全身性疾患により誘発されることがある
3. クリーゼの2つのタイプ
    a. 筋無力症性急性悪化：原病の悪化
    b. コリン性クリーゼ：コリンエステラーゼ阻害薬の過剰による。縮瞳，唾液分泌亢進，下痢，こむら返り，筋線維束攣縮がみられる。コリンエステラーゼを中止する
    c. 2つの鑑別がつかないときには，テンシロンテストを行う。症状改善がみられれば筋無力症性急性悪化であり，コリンエステラーゼ阻害薬の増量の必要がある。症状の増悪をみた場合にはコリン性クリーゼであり，コリンエステラーゼ阻害薬の減量を要する（検査は増悪に対する準備をしてから行うこと！）
4. クリーゼにはまだ至っていない筋無力症状の増悪に対しては，
    a. FVCを4〜6時間ごとにチェック。1L（あるいは12〜15ml/kg）を切る場合には気管内挿管を行う（動脈血ガスではなくFVCを指標とすること）
    b. 嚥下状態の観察。誤嚥の危険が高いときには気管内挿管を行う
    c. 誘発因子となっている感染などの積極的治療
    d. 筋無力症状を増悪する薬剤の使用は避ける（アミノグリコシドなど）
    e. 急激に呼吸不全に落ち込むことがあり，注意深い観察が必要
    f. 血漿交換
    g. FVC測定時にがんばらせすぎてはいけない。呼吸筋疲労につながる

G. 治療
1. アセチルコリンエステラーゼ阻害薬（抗コリンエステラーゼ薬）
    a. ピリドスチグミン（メスチノン™）
        (1) 効果は30分で発現し，2時間で極大となり，3〜6時間持続する
        (2) 用量：30〜90mg，3〜4時間ごと。最大用量は120mgを3時間ごと
        (3) 静注用量＝経口の30分の1
        (4) 朝の筋力低下に対して，180mgを眠前投与。効果は6〜8時間持続
        (5) 副作用：下痢，悪心・嘔吐，発汗，唾液分泌増加，縮瞳，徐脈，低血圧
            (a) glycopyrrolate：抗コリン薬（消化器系の副作用に対して）。用量1〜2mg，1日3回，経口投与
2. 免疫抑制剤：症状が抗コリンエステラーゼ薬単独では適切にコントロールできないときに使用
    a. プレドニゾロン
        (1) 高用量のステロイドを開始する場合には入院で行う。投与開始時の初期増悪をみることがあるため
        (2) 用量：1〜1.5mg/kg（60〜100mg）連日。寛解がみられたら隔日にする。維持に

　　　　　必要な最低量まで漸減する
　　　(3) 漸増法（外来患者に対して）
　　　　　(a) 10～20mg連日で開始，2～3日ごとに5mgずつ，十分な反応が得られるまで漸増（最大用量は60mg/日）
　　　　　(b) 筋力低下の増悪をみた場合には，減量し漸増スピードを遅くする
　　　　　(c) 症状改善がみられた後（通常2～6カ月かかる），隔日投与に変更。1週ごとに5mgずつ移し変えていく。通常，用量は10～100mg/隔日となる
　　　　　(d) 副作用への注意：高血糖，Na・水の貯留（高血圧，浮腫，うっ血性心不全），精神症状，消化性潰瘍，骨粗鬆症、無菌性大腿骨頭壊死など
　　b. アザチオプリン（イムラン™）
　　　(1) ステロイド禁忌，ステロイド単独では効果不十分，ステロイド減量の際に使用
　　　(2) 用量：まず50mg/日を1週間投与し血算をチェック。問題がなければ，維持量100～300mg/日（2～3mg/kg/日）を開始
　　　(3) 副作用：白血球減少/骨髄抑制（用量決定因子），大球性貧血，肝機能上昇，膵炎
　　　(4) モニター：血算，血液像，血小板，肝機能
　　　(5) 効果発現は緩徐。最大の効果をみるのに1年以上かかることもある
　　c. シクロスポリン（サンディミュン™）
　　　(1) イムランより効果発現が早い（1～2カ月）。値段は高い
　　　(2) 用量：5mg/kg/日（分2），食後（125～200mg，1日2回）
　　　(3) 副作用：腎障害，血液障害，高血圧，振戦，多毛，歯肉肥厚
　　　(4) モニター：血算，電解質，BUN/Cr，肝機能，血圧，血中濃度
3. 血漿交換/血漿浄化療法
　　a. クリーゼの患者の症状安定化，胸腺摘除に先立っての患者の改善
　　b. 1循環血漿量交換を5～6回，隔日で（総量200～250ml/kg）
　　c. 改善は抗AchR抗体価の低下におおよそ相関する
　　d. 合併症：血圧変動，不整脈，出血（凝固因子低下による），低Ca血症，血漿交換用静脈内カテーテル留置によるもの
4. IVIg
　　a. 適応は基本的に血漿交換と同じ
　　b. 用量：400mg/kg/日，5日間
　　c. 通常，改善は4～5日以内に始まり，数週～数カ月続く
　　d. 血漿交換に比べて優れている点：静脈内カテーテルの留置の必要がない。自律神経，心循環系の不安定な患者での認容度が高い
　　　血漿交換に比べての問題点：有効性はおそらく低い
　　e. 副作用：頭痛（最も多い），無菌性髄膜炎，急性腎不全，血液粘度上昇（脳梗塞の危険，特に高齢者で），アナフィラキシー（主にIgA欠損症の患者で），悪心・嘔吐，熱発・悪寒，腹痛，腰痛
5. 胸腺摘除術
　　a. 胸腺腫のある例ではほぼ全例が適応となる（ただし次の場合を除く：手術のリ

スクのある患者，高齢者，予測される余命の短い患者（効果発現に数年かかる場合があるため））
    b. 胸腺腫の合併のない重症全身型の患者（通常65歳以下），免疫抑制剤を必要とする重症の眼筋型患者の一部にもすすめられている

## II 筋無力症の特殊型
A. 新生児型筋無力症
  1. 母親がMGの場合，新生児の15％でみられる
  2. 抗AchR抗体が経胎盤的に移行することにより起こる
  3. 出生後1～3日後に乳の吸い方や泣き方が弱い。四肢筋の緊張低下，また時に呼吸の弱さで発症する。3週間で軽快する
  4. 治療：呼吸と栄養の管理。メスチノン™投与
B. 先天性筋無力症
  1. まれ，しばしば家族性
  2. 抗AchR抗体は検出されないが，反復刺激法で漸減現象をみる
  3. 神経筋接合部のシナプス前およびシナプス後膜側の種々の異常により生じ，病因的には不均一な病態
  4. 幼児期の眼筋麻痺を呈する
C. 薬剤誘発性筋無力症
  1. D-ペニシラミンが最も代表的薬剤
  2. 臨床症状と抗AchR抗体価はMGに類似。しかし薬剤中止によりそれらは消失

## III ランバート・イートン（Lambert-Eaton）筋無力症様症候群（LEMS）
A. 原因/発症機序
  1. コリン作動性線維のシナプス前膜側の電位依存性Caチャネルに対する抗体の異常産生
  2. このために神経終末からのアセチルコリン放出が減少する
B. 疫学
  1. 2つのタイプがある：①傍腫瘍性，②原発性自己免疫性
  2. 約3分の2の症例は肺小細胞癌に合併する（他の腫瘍との合併はまれ）
  3. 通常癌の発見に先立ってLEMSが発症する（発症から診断までは約10カ月）
  4. 通常，傍腫瘍性のものは自己免疫性のものより急激に発症・進行する
  5. 非傍腫瘍性のものでは，しばしば他の自己免疫疾患との合併がみられる
C. 症状
  1. 四肢近位部の筋力低下，3分の1では筋痛を伴っている
  2. 口腔乾燥を訴えることがある（また一般的ではないが，発汗低下，インポテンス，霧視といったAch作用低下に起因する自律神経症状もみられることがある）
  3. 脳神経麻痺/球麻痺は発症初期にはまれ（後期にはみることがある）

D. 診断
　1. 理学的所見
　　a. 一般：悪性疾患の存在を示唆する身体症候
　　b. 脳神経：通常は正常
　　c. 運動系：近位筋筋力低下，下肢優位。筋収縮の持続により一時的な筋力上昇をみることがあるが，その場合もその後疲労により筋力は低下。筋萎縮はあっても軽度
　　d. 感覚系／小脳系：正常
　　e. 腱反射：90％以上の症例で消失（ないしは有意に減弱）。10〜15秒間の運動後に腱反射の出現（あるいは増強）をみることがある
　2. 反復刺激法（ヨリー（Jolly）試験）
　　a. 高頻度刺激（＞10Hz）で漸増現象（waxing）
　　b. これは神経終末におけるCa濃度上昇と，それによるAch放出の増加による
　3. 抗電位依存性Caチャネル抗体
　　a. 全体での陽性率は50％（傍腫瘍性では75％，一次性自己免疫性では30％）
E. 治療
　1. 腫瘍の検索とその治療。腫瘍の切除・治療によりLEMSが緩解することがある。LEMS発症が腫瘍の診断より数カ月から3〜4年先行することがある．最初の胸部CTで腫瘍が見つからないときは，その後経時的にCTを繰り返す必要がある
　　a. 喫煙者：3カ月ごと1年間，その後6カ月ごとに3年間
　　b. 非喫煙者：1年ごとに4年間
　2. 3,4diaminopyridine（3,4DAP）

**重症筋無力症，Lambert-Eaton症候群　クイックリファレンス**

|  | 重症筋無力症 | ランバート・イートン（Lambert-Eaton）症候群 |
|---|---|---|
| 抗体 | 抗AchR抗体 | 抗電位依存性Caチャネル抗体 |
| 関連腫瘍 | 胸腺腫（15％） | 肺小細胞癌（＞60％） |
| 自覚症状 |  |  |
| 　眼球／球症状 | 非常に多い | まれ（病期が進んでから出現） |
| 　四肢筋力低下 | 近位＞遠位 | 近位＞遠位 |
| 　持続的筋収縮 | 易疲労性（筋力低下） | 促進現象（筋力増強） |
| 　自律神経症状 | まれ | 非常に多い（口腔乾燥） |
| 　筋痛 | まれ | 多い（33％） |
| 神経所見 |  |  |
| 　脳神経障害 | 多い（40〜85％） | まれ（病期が進んでから出現） |
| 　腱反射 | 正常 | 消失（あるいは有意に低下） |
| 診断 |  |  |
| 　テンシロンテスト | 陽性 | 反応＋/− |
| 　反復刺激法 | 低頻度刺激で漸減現象 | 高頻度刺激で漸増現象 |
| 　単一線維筋電図 | ジッターの増大／ブロッキング | ジッターの増大／ブロッキング |
| 治療 | メスチノン | メスチノン |
|  | ＋/− プレドニゾロン | 3,4diaminopyridine |
|  | ＋/− アザチオプリン | ＋/− グアニジン |
|  | ＋/− 血漿交換/IVIg | ＋/− 血漿交換/IVIg/ステロイド |
|  | 胸腺摘除（適応症例に） | 腫瘍切除 |

       a. カリウム流入をブロックし運動神経終末を脱分極させる
       b. 用量：15mg経口，1日4回（約1 mg/kg/日）
       c. 副作用：唾液分泌増加，めまい，まれに痙攣
       d. かつて4 aminopyridineが試みられたが，痙攣の頻度が高く使用中止
    3. guanidine
       a. Achの放出を促進
       b. 用量：10〜30mg/kg/日
       c. 副作用：骨髄抑制，強い振戦，小脳症状
       d. モニター：血算
    4. アセチルコリンエステラーゼ阻害薬（メスチノン™）
       a. 効果は限定的，しかし一部の患者で有効
    5. 血漿交換/IVIg/副腎皮質ステロイドと免疫抑制薬
       a. 一部の患者，特に悪性腫瘍の関連しない一次性自己免疫性LEMSで有効

## IV ボツリヌス中毒

A. 原因/発症機序
  1. クロストリジウム・ボツリヌム *Clostridium botulinum* の外毒素によって起こる
  2. 毒素は神経終末からのAch放出を阻害する
B. 疫学：以下の3つのタイプがある
  1. 食物：*C. botulinum* に汚染された自家製保存食の摂取によることが最も多い。頻度は下がるが処理の不適切な市販の缶詰によっても起こることがある。保健所への届け出を要す（米国）
  2. 外傷：刺し傷，静注薬の乱用による。土中の *C. botulinum* の創部への感染による。レントゲン写真でガス産生の所見を認めることがある
  3. 乳児：発生のピークは生後2〜7カ月。乳幼児突然死症候群（SIDS）の原因となることがある。菌胞子の摂取あるいは便秘中に *C. botulinum* の消化管への感染による
C. 症状
  1. 汚染食物摂取後，通常12〜36時間後に発症
  2. 症状は2〜4日間のうちに急速に進行する
  3. 特徴的症状：眼筋麻痺で初発→瞳孔反射消失→球麻痺（嚥下障害，構音障害）→全身の筋力低下と呼吸障害
  4. しばしば強い便秘と麻痺性イレウスをみる
  5. 乳児型も同様の症状進行を示す：24〜48時間の便秘→眼筋麻痺→全身の筋緊張低下
D. 診断
  1. 合致する症状，集団発生，理学所見
     a. 通常，意識は清明
     b. 瞳孔：しばしば反射は消失
     c. 脳神経：眼瞼下垂，眼筋麻痺，顔面/咽頭筋麻痺，口腔乾燥，唾液分泌低下

   d. 運動系：進行性の筋力低下
   e. 腱反射：低下〜消失
   f. 感覚系：正常
  2. 検査：便・血清中ボツリヌス毒素検出，便培養による *C. botulinum* の検出
  3. 反復刺激法：高頻度刺激で漸増現象
  4. 単一線維筋電図：ジッターの増大とブロッキング

E. 治療
  1. 三価抗血清（抗毒素）：CDCより入手
   a. 用量：1万単位，静注。その後，症状改善がみられるまで連日5万単位，筋注
    注：この抗血清は馬由来。血清病，アナフィラキシーが起こることがある
  2. guanidine
  3. ペニシリン：外傷性，乳児型に有効なことがある
  4. 外科的郭清（デブリドマン）：外傷性のものに対して
  5. 補助管理（呼吸管理，水分/電解質管理など）

F. 予後
  1. 治療に反応すれば，改善は数週間のうちに始まる。しかし完全回復には数カ月かかることがある
  2. 回復順序はおおよそ：眼球運動→他の脳神経→四肢/体幹/呼吸筋（障害の順序と同じ）
  3. 回復は積極的な保持管理に大きく左右される。特に呼吸管理，消化管管理，感染症などの合併症予防

G. 鑑別診断
  1. ミラー フィッシャー（Miller Fisher）症候群
  2. ジフテリア
  3. ダニ麻痺
  4. 敗血症，急性灰白髄炎（ポリオ）（乳児で）
  5. 脳幹梗塞発症期
  6. MG/LEMS（瞳孔異常＋腱反射消失は鑑別に重要）

## 小児の筋無力症症候群

小児では3つの病型がみられる
 1. 若年型（自己免疫性）
 2. 新生児型（一過性）
 3. 先天性（遺伝性）

### I 若年型筋無力症
A. 散発性，自己免疫性

B. 抗AchR抗体と，続発する神経筋接合部の変化による
C. 成人のMGに類似
D. 若年型筋無力症の特徴
    1. 抗AchR抗体の陽性率は成人より低い
        a. 眼筋型では40％（成人では50％）
        b. 全身型では58％（成人では80～90％）
        c. 成人と同様，抗体価と重症度に相関しない
    2. 小児でも，成人型と同様に，他の自己免疫性疾患を合併する
        a. 最も多い合併症：糖尿病，関節リウマチ，喘息，甲状腺疾患
    3. 小児では他の非免疫性疾患が合併することも多い
        a. 痙攣性疾患（3～12％）
        b. まれに腫瘍性疾患（乳房，子宮，松果体，大腸の腫瘍など）
    4. 性差は年齢と人種による。抗AchR抗体の出現頻度は年齢に依存
        a. 白人，思春期前：男女差はない。思春期・思春期後に比べ，全般に重症度は低く，自然軽快することも多く，罹患期間も短い。抗AchR抗体陽性率も低い（50％）
        b. 白人，思春期・思春期後：男女比1：4.5。この群の女性患者は男性よりも重症化傾向を示す。思春期頃の患者の抗AchR抗体陰性率は32％，思春期後では9％
        c. 黒人，全年齢：男女比は1：2。抗AchR抗体陰性率は白人と同じ
    5. 胸腺摘除の適応：中等～重症の全身型，薬物治療に反応しない障害を有する眼筋型。胸腺摘除に対する良好な反応が期待できる特徴は以下のとおり
        a. 早期の手術（発症後1年以内）。最も重要な因子
        b. 球症状
        c. 白人（術後緩解率は，白人58％，黒人15％）
        d. 他の免疫性疾患のある患者
        e. 発症年齢12～16歳
    6. 胸腺病理組織像と胸腺摘除術の間には，ほとんど，あるいは全く相関がない（おおよそ過形成77％，正常16％，胸腺腫3％）

## II 新生児型筋無力症

A. 母親がMGの場合，新生児の15％でみられる
B. 抗AchR抗体が経胎盤的に移行することにより起こる
C. 患児では抗AChR抗体の新規の産生があると考えられている（このことで発症率が予想される100％でなく，15％にとどまることが説明される）
D. 症状
    1. 出生前に子宮内で筋緊張低下をきたし，出生時に関節拘縮をみることがある
    2. 通常，出生後24時間以内に発症する（遅くとも生後3日までには発症する）

3. 症状の平均持続期間は18日間（範囲は5日～2カ月）
4. 最も一般的な症状：球麻痺症状で，泣き方が弱い，乳の吸いが弱い，摂食困難を呈する。50％で全身の筋緊張低下がみられる。呼吸不全はまれ

E. 診断
1. 抗AchR抗体陽性。テンシロンテスト陽性。母親がMG

F. 治療
1. 重度の全身筋力低下，呼吸障害がある症例には，交換輸血が必要な場合がある
2. その他では，ネオスチグミン 0.1mg 筋注（あるいは1 mg食前投与）。補助的に経鼻胃管を挿入する

## III 先天性筋無力症

A. 神経筋接合部の前シナプスおよび後シナプス側の遺伝的欠損により生じ，病因的には不均一な病態
B. 抗AchR抗体との関連はない
C. 分類
1. シナプス前欠損（ほとんど常染色体劣性遺伝）
    a. Achの再合成/シナプス小胞の形成の障害（家族性乳児筋無力症）
    b. シナプス小胞の数の減少と放出の減少
2. シナプス後欠損（ほとんど常染色体劣性遺伝）
    a. 神経終板のアセチルコリンエステラーゼ欠損
    b. Ach結合親和性の低下
    c. 二次シナプス間隙（皺襞）が少なくなるとともにAchRが欠乏
    d. AchRの欠乏を伴った，あるいは伴わないAchRチャネルの動的特性の異常
        (1) 遅いチャネル（slow channel）症候群（常染色体優性遺伝）
        (2) 高伝導速いチャネル（fast channel）症候群

D. 症状
1. 通常，新生児期発症
2. 眼筋，球筋，呼吸筋の筋力低下。泣くことあるいは運動により悪化
3. 眼瞼下垂，眼球運動障害
4. 病因的には不均一な病態で，10～20代に発症するものもある遅いチャネル（slow channel）症候群

E. 診断
1. 家族性を示すものがある（必須ではない）
2. ほとんどのタイプでテンシロンテスト陰性（slowおよびfast channel症候群では＋/－）
3. 抗AchR抗体陰性（必須）
4. 反復刺激法：漸減現象；単線維筋電図。ジッターの増大

F. 通常経過としては，内科・外科双方の治療に抵抗性の軽度～中等度の筋無力症状が長く続く

# ミオパチー

## I デュシェンヌ（Duchenne）型筋ジストロフィー
A. 疫学
   1. 発生率：3,500人あたり1人
   2. 突然変異の自然発生率は30％
B. 遺伝：伴性劣性遺伝
C. 欠損：ジストロフィン欠損
D. 臨床像
   1. 小児期発症
   2. 腓腹筋の肥大（偽性肥大）
   3. 歩行開始の遅れ
   4. つま先歩き
   5. 動揺歩行
   6. ガワーズ（Gower's）登攀性起立
   7. 腰椎前彎
   8. 四肢筋力低下（近位＞遠位）
   9. 12歳までに歩行不能となる
   10. 関節拘縮
   11. 症状が進んでから球麻痺が起こる
   12. 症状が進んでから心伝導障害が起こる
   13. 10～20代で死亡
E. 検査
   1. 初期よりCK，アルドラーゼ高値（正常の20～50倍）
   2. 遺伝子検査
F. 筋電図：筋原性変化
G. 病理（筋肉）
   1. タイプ1線維優位
   2. 円形化，亀裂線維
   3. 大小不同
   4. 中心核
   5. 繊維化と脂肪浸潤
   6. ジストロフィン染色陰性
   7. ジストロフィン定量：欠損
H. 治療
   1. プレドニゾロン：歩行不能となるまで
   2. 筋ジストロフィー協会への照会

## II ベッカー (Becker) 型筋ジストロフィー
A. 遺伝：伴性劣性遺伝
B. 欠損：ジストロフィン減少あるいは欠失
C. 臨床像
   1. 発症はデュシェンヌ型より遅い
   2. デュシェンヌ型より筋力低下は軽い
   3. 12歳を過ぎても歩行可能
   4. 40代で死亡
D. 検査
   1. CK, アルドラーゼ高値（正常の20〜50倍）
   2. 遺伝子診断
E. 筋電図：筋原性変化
F. 病理
   1. デュシェンヌ型に類似
   2. ジストロフィン染色：部分的染色
   3. ジストロフィン定量：低値

## III 肢帯 (limb girdle) 型筋ジストロフィー
A. 遺伝
   1. 常染色体劣性遺伝, 第15染色体
   2. 常染色体優性遺伝, 第5染色体
   3. アダリン欠損症（SCARMD：severe chidhood autosomal recessive muscular dystrophy）第13染色体
B. 臨床像
   1. 緩徐進行性の筋力低下
   2. 40〜50代まで歩行可能
   3. 近位筋筋力低下
      a. 腸腰筋
      b. 大腿四頭筋
      c. ハムストリングス
      d. 三角筋
      e. 上腕二頭筋
      f. 上腕三頭筋
   4. 顔面筋, 外眼筋は保たれる
   5. 膝蓋腱反射がアキレス腱反射より先に消失
C. 検査：CK軽度上昇
D. 筋電図：筋原性変化
E. 病理

1. 筋線維大小不同
2. 亀裂線維
3. 変性/再生

## IV 顔面肩甲上腕（facioscapulohumeral）型筋ジストロフィー
A. 遺伝：常染色体優性遺伝，第4染色体
B. 臨床像
   1. 発症：9歳頃
   2. 緩徐進行性の筋力低下
   3. 筋力低下
      a. 顔面筋（ベル現象陽性）
      b. 前鋸筋（翼状肩甲）
      c. 上腕二頭筋
   4. 三角筋は通常保たれる
   5. 前腕筋は保たれる（ポパイ様体形）
   6. 肩甲腓骨型（scapuloperoneal form）
      a. 顔面筋は保たれる
      b. 前脛骨筋と腓骨筋が侵される
      c. 常染色体優性遺伝，第5染色体
C. 検査：CK軽度上昇
D. 筋電図：筋原性変化
E. 病理：早期の軽度の筋原性変化

## V エメリ・ドレフュス（Emery-Dreifuss）型筋ジストロフィー
A. 遺伝：伴性劣性遺伝
B. 臨床像
   1. 上腕二頭筋筋力低下
   2. 上腕三頭筋筋力低下
   3. 下肢遠位筋筋力低下
   4. 早い時期に拘縮が起こる
   5. 強直性脊椎
   6. 心伝導ブロック
C. 治療
   1. 心臓ペースメーカー

## VI 眼咽頭（oculopharyngeal）筋ジストロフィー
A. 疫学
   1. フランス系カナダ人，スペイン系アメリカ人で多い

B. 遺伝：常染色体優性遺伝
C. 臨床像
    1. 40代で発症
    2. 緩徐進行性
    3. 眼瞼下垂が最初に起こる
    4. 咽頭筋麻痺は後に起こる（嚥下障害）
    5. 外眼筋麻痺
D. 検査：CK軽度上昇
E. 筋電図：筋原性変化
F. 病理
    1. 筋原性変化
    2. 縁取り空胞（rimmed vacuole）
    3. 細管線維状核内封入体（tubulofilamentous inclusion）

## VII 筋緊張性（myotonic）ジストロフィー

A. 疫学
    1. 発生率：10万人あたり13.5人
    2. 有病率：10万人あたり5人
B. 遺伝：常染色体優性遺伝，第19染色体，トリプレット・リピート病
C. 臨床像
    1. 発症：成人早期
    2. 早期よりミオトニー（筋弛緩の遅れ）
        a. 運動性
        b. 叩打性
        c. 把握性
    3. 筋力低下
        a. 頸部
        b. 手指屈曲（顕著）
        c. 足関節背屈
    4. 寒冷により筋弛緩
    5. 早発の前頭部禿髪
    6. 口唇突出
    7. 側頭筋・咬筋筋萎縮
    8. 鼻声
    9. 過眠
    10. 心伝導異常
    11. 精巣あるいは卵巣萎縮
    12. 白内障

13. 網膜変性
D. 検査：CK正常
E. 筋電図：ミオトニー放電
    1. 高頻度・高振幅の挿入性筋強直性放電
F. 病理
    1. タイプ1線維肥大
    2. 輪状線維
G. 治療
    1. dilantinあるいはメキシレチン
    2. ダイアモックス™
    3. 心臓ペースメーカー
    4. テストステロン補充
    5. 白内障に対する手術

## VIII 先天性筋緊張性（congenital myotonic）ジストロフィー
A. 遺伝：母親が筋緊張性ジストロフィー
B. 臨床像
    1. 生下時より症状あり
    2. 生下時にはミオトニーはみられない
    3. 重度の筋緊張低下
    4. 嚥下障害
    5. 両側性顔面筋力低下
    6. 筋緊張低下がやがてミオトニーに移行
    7. 精神発達遅滞
    8. 新生児死亡率が高い

## IX 先天性筋強直症，トムゼン（Thomsen）病
A. 遺伝：常染色体優性遺伝，第7染色体
B. 欠損：Clチャネルの電導率の低下
C. 臨床像
    1. 生下時より症状あり
    2. 筋肥大（小さなヘラクレス）
    3. 筋力低下なし
D. 筋電図
    1. ミオトニー放電
    2. 筋原性変化はみられない

## X 中心コア（central core）病
A. 常染色体劣性遺伝，第19染色体
B. 臨床症状
    1. ぐにゃぐにゃ乳児
    2. 運動発達遅滞（歩行開始は4～5歳）
    3. 近位筋優位の筋力低下
    4. 緩徐進行性
    5. 脊柱異常
    6. 悪性過高熱を合併
C. 検査：CK正常
D. 筋電図：正常～軽度筋原性変化
E. 病理
    1. ミトコンドリア酵素活性の欠失した中心コア線維
    2. 中心コアはPAS陽性

## XI 中心核（筋細管）(myotubular) ミオパチー
A. 遺伝：伴性劣性遺伝
B. 臨床像
    1. 両側性眼瞼下垂
    2. 眼球運動障害はない
    3. 顔面筋力低下
    4. 全般性の四肢筋力低下
C. 検査：CK正常
D. 筋電図：軽度筋原性変化～正常
E. 病理
    1. 85％に中心核

## XII ネマリン（nemaline rod）ミオパチー
A. 遺伝
    1. 常染色体劣性遺伝，第1染色体
    2. 時に常染色体優性遺伝
B. 臨床像
    1. 筋力低下
        a. 近位筋優位
        b. 顔面
        c. 舌
        d. 咽頭
    2. 腱反射低下

3. マルファン様体形
4. 細い顔
5. 脊柱側弯
6. 心筋症
- C．検査：CK正常
- D．筋電図：軽度筋原性変化～正常
- E．病理
    1. 筋線維鞘膜下の杆状小体（ネマリン小体）

## XIII 神経性筋強直症（neuromyotonia，アイザクス（Isaac's）病）
- A．臨床像
    1. 発症：小児期
    2. ミオキミア
    3. 異常肢位
    4. 有痛性筋攣縮
    5. 発汗過多
    6. 筋硬直とミオキミアは睡眠中も持続
- B．筋電図
    1. ミオキミア
    2. 神経ブロックによっても消失しない
- C．治療
    1. フェニトイン
    2. カルバマゼピン
    3. 血漿浄化療法

## XIV 全身硬直症候群（Stiff-Person症候群，Moersch-Woltman症候群）
- A．疫学：発生率に男女差なし
- B．臨床像
    1. 進行性の筋硬直
    2. 反張姿勢
    3. 体幹筋が主に侵される
    4. 顔面筋も侵されることがある
    5. 脊柱前弯
    6. 筋攣縮
- C．検査：抗GAD（グルタミン酸脱炭酸酵素）抗体と関連
- D．筋電図
    1. 持続性の筋放電
    2. 筋放電の消失は，以下による

        a. 神経ブロック
        b. 脊髄麻酔
    E. 治療：ベンゾジアゼピン

XV 多発筋炎（polymyositis）
    A. 疫学
        1. 女性＞男性
        2. ほとんどの患者は30～60代
        3. 最も多い後天性筋疾患
    B. 臨床像
        1. 数週～数カ月で進行
        2. 対称性の近位筋筋力低下
        3. はじめはしばしば非対称性の筋力低下
        4. 嚥下障害
        5. 発声障害
        6. 痛みはない（痛みの訴え＜30％）
        7. 外眼筋は侵されない
        8. 筋萎縮
        9. 関節拘縮
        10. 心筋症
        11. 9％で癌の合併
    C. 検査
        1. CK上昇（90％）
        2. アルドラーゼ上昇
        3. IgG, IgA上昇をみることがある
        4. 抗核抗体陽性率＜50％
        5. ミオグロビン尿
        6. 抗ミオシン抗体（90％）
    D. 筋電図
        1. 筋原性変化（低振幅，持続時間の短い筋単位電位）
        2. 筋線維性収縮（線維自発電位）
        3. 陽性鋭波
    E. 病理
        1. 筋細胞膜・筋内膜への炎症性細胞浸潤
        2. 筋線維鞘膜下細胞核の増加
        3. 残存線維は小径
        4. 細胞貪食
    F. 治療

1. プレドニゾロン
2. メトトレキセート
3. アザチオプリン
4. 血漿浄化
5. IVIg

## XVI 皮膚筋炎 (dermatomyositis)

A. 疫学：女性＞男性
B. 臨床像
　1. 数週間で進行
　2. 通常，皮膚病変が筋症状に先行する
　3. 皮膚病変
　　a. 全身性の紅斑
　　b. 斑丘疹
　　c. ヘリオトロープ疹
　　d. 関節伸側の湿疹様皮膚炎
　4. レイノー (Raynaud) 現象
　5. 食道括約筋筋力低下 (30％)
　6. 近位筋筋力低下
　7. 通常，疼痛はない
　8. 心筋症
　9. 15％で癌を合併（特に成人で多い）
C. 検査
　1. CK上昇
　2. アルドラーゼ上昇
　3. IgG, IgA上昇をみることがある
　4. 抗核抗体陽性率＜50％
　5. ミオグロビン尿
D. 筋電図
　1. 筋原性変化（低振幅，持続時間の短い筋単位電位）
　2. 筋線維性収縮
　3. 陽性鋭波
E. 病理
　1. 筋束周辺部の筋線維の変性と萎縮
　2. 血管内皮細胞内に細管集合体
　3. 炎症細胞浸潤は筋周鞘 (perimysium) の結合織に強い
F. 治療
　1. プレドニゾロン

2. メトトレキセート/アザチオプリン
3. 血漿浄化/IVIg

## XVII 封入体筋炎（inclusion body myositis）
A. 疫学：男女比3：1
B. 臨床像
   1. 50歳以上に好発
   2. 近位筋筋力低下（下肢＞上肢）
   3. 50％で遠位部筋力も低下
   4. 早期より膝蓋腱反射消失（大腿四頭筋が侵されやすいため）
   5. 疼痛はない
   6. 15％で他の自己免疫性疾患を合併
C. 検査：CK正常〜軽度上昇
D. 筋電図
   1. 筋原性変化
   2. 筋線維性収縮
   3. 陽性鋭波
E. 病理
   1. フィラメント様封入体
   2. 縁取り空胞（rimmed vacuole）
   3. 炎症性細胞浸潤（T細胞が関与）
F. 治療：治療にはほとんど反応しない

## XVIII 筋疾患の検査
A. CK，アルドラーゼ，乳酸
B. Ca，P，Mg
C. 抗核抗体，リウマチ因子
D. 血沈
E. TSH，free T4
F. 尿一般
G. 水分バランス
H. 心電図
I. 筋電図/末梢神経伝導検査
J. 筋生検
K. 前腕阻血負荷試験
   1. 検査手順を説明し，患者の同意を得る
   2. 30分間安静をとらせる
   3. 尿採取（ミオグロビン測定）

    4. 上腕に血圧測定用マンシェットを巻く
    5. 静脈路を確保（静脈に挿入）
    6. ベースラインのアンモニア，乳酸，CK用検体を採血
    7. 収縮期血圧の20mmHg上までマンシェットを加圧
    8. はじめの1分間に40回握力計を握り締めさせる
    9. 次の1分間に120回握力計を握り締めさせる
    10. 運動負荷終了後マンシェットを緩める
    11. 1，3，5，10，20分後に採血，アンモニア，乳酸，CKを測定
    12. 検査終了後尿を採取（ミオグロビン計測）

# 周期性四肢麻痺

## I 周期性四肢麻痺クイックリファレンス

|  | 低K性 | 高K性 | 正K性（パラミオトニア） |
|---|---|---|---|
| 年齢 | 10〜20 | 10〜20 | 生下時 |
| 頻度 | 多くない* | 多い | まれ |
| 重症度 | 重度 | 中等 | さまざま |
| 持続時間 | 数時間〜数日 | 数分〜数時間 | 数時間 |
| 誘因 | 休息 | 休息 | 運動 |
|  | 寒冷 | 寒冷 | 寒冷 |
|  | ストレス | 空腹 |  |
| 血清K | 低下 | 上昇 | 正常 |
| ミオトニー | なし | 時々 | 著明 |
| 遺伝 | 常染色体優性 | 常染色体優性 | 常染色体優性 |
| イオンチャネル | Ca | Na | ? Na |
| 治療 | ダイアモックス | ダイアモックス | メキシレチン |
|  | カリウム | K制限 |  |

＊訳者注：甲状腺中毒性は日本人に多い

## II 他の病型

A. 甲状腺中毒性周期性四肢麻痺
  1. 男女比70：1
  2. 甲状腺機能亢進に続発する低K性周期性四肢麻痺
  3. 治療：$\beta$ブロッカー，プロピルチオウラシル
B. バリウム周期性四肢麻痺
  1. バリウムがKチャネルをブロックすることによる
C. 先天性筋強直症：Clチャネル
D. 悪性過高熱：Caチャネル
E. 中心コア病：Caチャネル
F. 反復発作性失調・ミオキミア：Kチャネル

# ジストニア

## I ジストニア
A. 定義：ジストニアは，持続性あるいは反復性攣縮性筋収縮により引き起こされる牽引性，屈曲性，回旋性，伸展性あるいは捻転性の運動あるいは姿勢により特徴づけられる臨床症候群である。症状は全身性，一側性，節性，多発性あるいは局所性にみられる，特発性（遺伝性を含む）のものと続発性のものとがある。徐々に発症し緩徐進行性の経過をとることが多い

## II 治療
A. バクロフェン（リオレサール™）
B. チザニジン（テルネリン™）
C. クロナゼパム
D. ボツリヌス毒素（ボトックス™）
　1. A型：1ボトル，100単位
　2. 1単位＝体重20gのマウスでのLD50。米国のボトックス™は英国のものより4倍強力
　3. 筋・筋膜を通して約30mm拡散する
　4. 化学的除神経状態が起こる：Ach放出が阻害される
　5. 効果発現：24〜72時間後
　6. 最大効果：5〜14日目
　7. 効果持続：12〜16週間
　8. 結果
　　　a. 筋萎縮
　　　b. 不随意放電の減少
　　　c. CMAPの低下
　　　d. 筋電図：筋線維性収縮，鋭波
　　　e. 単一線維筋電図：注入部より離れた筋でのジッターの増大
　9. よい適応症
　　　a. 異常運動が1種類
　　　b. 異常収縮を起こしている筋の同定が容易
　　　c. 極めて重要な運動に関与する筋ではない
　　　d. 近傍に重要な筋がない
　10. 禁忌
　　　a. 妊婦
　　　b. 神経筋接合部疾患
　　　c. アミノグリコシドの使用
　11. 筋電図ガイド

a. 筋電図ガイド下での施行により有効性の向上と必要量の減少が可能
　　　b. 筋電図ガイドは特に以下のような場合に有用
　　　　（1）深部筋（発声障害）
　　　　（2）小筋（眼瞼痙攣）
　　　　（3）特定の筋（母趾）
　12. 用量
　　　a. 多点注入（1つの筋に1カ所ではなく）は疼痛の治療，姿勢異常，注射筋の可動域，効果の持続の点で特に有用である
　　　b. 眼瞼痙攣：5〜20マウス単位（MU）
　　　c. 手（書痙）：10〜300MU
　　　d. 頸部ジストニア
　　　　（1）胸鎖乳突筋　25〜200MU（初回80MU）
　　　　（2）頭板状筋　　25〜200MU（初回80MU）
　　　　（3）頸板状筋　　25〜200MU（初回80MU）
　　　　（4）肩甲挙筋　　20〜100MU（初回20MU）
　　　　（5）僧帽筋　　　25〜200MU（初回80MU）
　　　　（6）斜角筋　　　25〜100MU（初回40MU）
　　　　（7）深部後頸筋　25〜200MU（初回80MU）
　13. 副作用
　　　a. 注射筋の麻痺
　　　b. 拡散による離れた筋肉の麻痺
　　　c. 離れた筋肉の単一線維筋電図上の変化
　　　d. 腕神経叢ニューロパチー（まれ）
　　　e. 抵抗性の出現（抗ボツリヌス毒素抗体）
　　　f. 疼痛と局所灼熱感
　　　g. 霧視
　　　h. 悪心
　　　i. 血圧低下
　　　j. 胆汁うっ滞
　　　k. 搔痒
　　　l. 感冒様症状
　　　m. 乾癬様発疹
　　　n. 筋無力症候群
　　　o. 長期使用による影響と安全性は知られていない
　14. 無反応
　　　a. 注射部位の誤り
　　　b. 不適切な用量
　　　c. 抗ボツリヌス毒素抗体

# 10章

# てんかん

## 発　作

### I 定　義
A. 痙攣（seizure）：異常な律動的で過度の（神経細胞の）電気活動により生じた突発的で一過性の脳機能障害
B. てんかん（epilepsy）：痙攣発作を繰り返す臨床状態
C. 全般性てんかん重積状態（generalized status epilepticus）：2回以上の全般てんかん発作が完全な意識状態の回復なく繰り返す状態，あるいは単発の全般てんかん発作が10分間以上持続する状態
D. 前兆（aura）：感覚症状，自律神経症状，あるいは精神症状を呈する単純部分発作
E. 前駆症状（prodrome）：痙攣発作がまもなく起きるとの感覚，感情

### II 分　類
A. 全般性
  1. 全般性強直間代発作
     a. 前駆症状：無力感，疲労感，神経過敏
     b. 前兆：ない
     c. 強直発作期：10〜15秒間。顎は閉鎖，強直性筋スパスム，チアノーゼ
     d. 間代発作期：1〜2分間。律動的な全般性筋収縮，無呼吸，血圧上昇
     e. 終息期：5分間；昏睡，瞳孔反射正常，呼吸回復
     f. 発作後：数分〜数時間；意識不鮮明，傾眠，興奮
     g. 発作時脳波：全般性の棘徐波複合，あるいは多棘波
     h. 選択薬：バルプロ酸，フェニトイン，フェノバルビタール
     i. 疫学
        (1) 新生児期：まれ
        (2) 小児期：熱性，代謝性
        (3) 30歳未満：特発性てんかん，代謝性

(4) 30〜60歳：特発性てんかん，腫瘍，代謝性
   (5) 60歳以上：腫瘍あるいは虚血からの二次的全般化，代謝性
2. 欠神発作
   a. 前駆症状：なし
   b. 前兆：なし
   c. てんかん発作：数秒〜数分。突然の意識欠落，宙を凝視，3Hzの瞬目，自動症
   d. 発作後状態：なし
   e. 発作時脳波：3Hz棘徐波複合
   f. 選択薬：エトスクシミド，バルプロ酸
   g. 疫学：4〜10歳発症。通常20歳までに寛解
3. 非定型欠神発作
   a. 定型欠神発作に似ているが，他の発作型をしばしば伴う
   b. 発作時脳波：通常3Hz未満の棘徐波複合
   c. 選択薬：バルプロ酸
   d. 疫学：神経学的あるいは発達に異常を伴う患者に生じることが多い
4. 熱性痙攣
   a. 前駆症状：発熱
   b. （てんかん）発作
      (1) 単純型：発熱後の短い全般性強直間代発作
      (2) 複雑型：遷延するてんかん活動性，あるいは焦点性のてんかん活動性を有する
   c. 選択薬：単回の熱性痙攣は治療の必要はない。頻回あるいは重症例ではフェノバルビタール
   d. 疫学：6カ月〜5歳まで，特に原因疾患をもたない。小児の2〜5％に生じる。3回以上の熱性痙攣は10％のみにみられる
5. 若年性ミオクローヌスてんかん
   a. 前駆症状：朝のミオクローヌス
   b. 前兆：ない
   c. てんかん発作：全般性強直間代発作±欠神発作
   d. 選択薬：バルプロ酸，lamotrigine
   e. 疫学：発症年齢10〜20歳，発達に異常なく，神経学的所見には異常なし
6. 進行性ミオクローヌスてんかん
   a. ウンフェルリヒト・ルントボルク（Unverricht-Lundborg）病（Baltic myoclonus）
      (1) 初発年齢：6〜16歳，平均11歳
      (2) 遺伝：常染色体劣性，第21染色体長腕
      (3) 臨床症状
         (a) ミオクローヌス＞失調，痴呆
         (b) 10年あたりでIQ10低下
         (c) 欠神発作あるいは脱力発作を呈する症例もある
      (4) 病理：小脳，視床内側および脊髄の神経細胞脱落とグリオーシス

(5) 疫学：フィンランドに多い
b. ミオクローヌスてんかんと赤色ぼろ線維（myoclonic epilepsy and ragged red fibers；MERRF）
　(1) 初発年齢：さまざま
　(2) 遺伝：家族性あるいは散発性。母系遺伝（ミトコンドリア異常）
　(3) 臨床症状：ミオパチー，ニューロパチー，難聴，脂肪腫，視神経萎縮，ミオクローヌス
　(4) 病理：筋生検にてragged red fibers。歯状核と下オリーブ核に変性
c. ラフォラ（Lafora）病
　(1) 初発年齢：10〜18歳
　(2) 遺伝：常染色体劣性遺伝，第6染色体
　(3) 臨床症状：痴呆，失調＞ミオクローヌス。多くの患者が20歳までに死亡
　(4) 脳波：50％の症例で後頭葉棘波
　(5) 病理：エックリン汗腺および脳にラフォラ小体（Lafora body）（細胞質内，好塩基性）
　(6) 疫学：南欧に最も多い
d. 神経元セロイドリポフスチン沈着症（neuronal ceroid lipofuscinosis；NCL）。バッテン（Batten）病
　(1) 幼児型（サンタヴォリ（Santavori）病）
　　(a) 初発年齢：1〜2歳
　　(b) 遺伝：常染色体劣性遺伝，第1染色体
　　(c) 臨床症状：著明なミオクローヌス，vanishing EEG，フィンランドに多い
　(2) 晩期幼児型（ビールショウスキー・ジャンスキー（Bielschowsky-Jansky）病）
　　(a) 初発年齢：2.5〜4歳
　　(b) 遺伝：常染色体劣性遺伝
　　(c) 臨床症状：てんかん発作（ミオクローヌス発作，全般性強直間代発作，欠神発作），進行すると，痴呆，失調，失明。多くは5歳までに死亡。フィンランド以外ではNCLの中で最多
　(3) 若年型（シュピールマイヤー・フォークト（Spielmeyer-Vogt）病）
　　(a) 初発年齢：4〜10歳
　　(b) 遺伝：常染色体劣性遺伝，第16染色体
　　(c) 臨床症状：視覚障害で始まり，失調，痴呆，てんかん発作を呈する。小児の神経変性疾患で最多
　(4) 成人型（クフス（Kufs）病）
　　(a) 初発年齢：30歳
　　(b) 遺伝：常染色体劣性遺伝または常染色体優性遺伝
　　(c) 臨床症状：てんかん発作，痴呆，失調。視覚障害なし
　(5) 病理：皮膚または神経生検にて診断。ライソゾーム内にlipopigments蓄積。電顕にてcurvilinear（彎曲線状小体）あるいはfingerprint様（指紋様の像）の封入体
e. シアリドーシス
　(1) I型

(a) 初発年齢：思春期
  (b) 遺伝：常染色体劣性遺伝，第20染色体
  (c) 臨床症状：著明なミオクローヌス，進行性の視覚障害，失調，眼症のさくらんぼ赤色斑（網膜cherry-red spot）。痴呆なし
  (d) 病理：neuraminidase低下
 (2) II型
  (a) 年齢：思春期
  (b) 遺伝：常染色体劣性遺伝，第10染色体
  (c) 臨床症状：I型の症状に加えて，粗野な顔貌と角膜混濁
  (d) 病理：neuraminidaseおよび$\beta$ galactosidase低下
f. 非幼児型ゴーシェ（Gaucher）病
 (1) 遺伝：常染色体劣性遺伝，第1染色体
 (2) 臨床症状：核上性注視麻痺，脾腫，汎血球減少，ミオクローヌス。痴呆なし
 (3) 病理：acid phosphatase上昇，glucocerebrosidase低下
g. 晩期幼児型および若年型GM2ガングリオシドーシス
 (1) 遺伝：常染色体劣性遺伝，第15染色体
 (2) 臨床症状：ミオクローヌス，痴呆。cherry-red spotなし
 (3) 病理：hexosaminidase低下
h. 若年型神経軸索ジストロフィー（neuroaxonal dystrophy）
 (1) 臨床症状：ミオクローヌス，痴呆，失調，ニューロパチー，舞踏病アテトーシス。舞踏病アテトーシスはミオクローヌスが抑制されると現れる。舞踏病アテトーシスが抑制されるとミオクローヌスが現れる
 (2) 病理：自律神経終末に軸索スフェロイド
i. 歯状核赤核淡蒼球ルイ体萎縮症（DRPLA）
 (1) 遺伝：常染色体優性遺伝
 (2) 臨床症状：舞踏病，失調，痴呆，ミオクローヌス
 (3) 疫学：日本に最多

### 遺　伝

| 常染色体優性遺伝 | 母系遺伝 |
|---|---|
| DRPLA | MERRF |
| クフス（Kufs）病 | |

### 地　理

| | |
|---|---|
| 日本 | シアリドーシスII型 |
| | DRPLA |
| フィンランド | ウンフェルリヒト・ルントボルク（Unverricht-Lundborg）病 |
| | サンタヴォリ（Santavori）病 |
| スウェーデン | ゴーシェ（Gaucher）病 |
| カナダ | ミオクローヌス：腎不全 |

| | 臨床症状 |
|---|---|
| 著明な痴呆 | ラフォラ（Lafora）病 |
| | 晩期幼児型 neuronal ceroid lipofuscinosis |
| | GM2ガングリオシドーシス |
| | 若年型神経軸索ジストロフィー |
| 軽度の痴呆もしくは知能正常 | ウンフェルリヒト・ルントボルク（Unverricht-Lundborg）病 |
| | シアリドーシスⅠ型 |
| | 非幼児型ゴーシェ（Gaucher）病 |
| | ミオクローヌス・腎不全 |
| | ビオチン反応性脳症 |
| 著明なミオクローヌス | ラフォラ（Lafora）病 |
| | MERRF |
| | シアリドーシス |
| 局在性後頭葉棘波 | ウンフェルリヒト・ルントボルク（Unverricht-Lundborg）病 |
| | MERRF |
| 難聴 | MERRF |
| | シアリドーシスⅡ型 |
| | ビオチン反応性脳症 |
| 舞踏病 | 若年型神経軸索ジストロフィー |
| | DRPLA |
| | 幼児型ゴーシェ（Gaucher）病 |

7. 点頭てんかん
   a. ウェスト（West）症候群
      (1) 初発年齢：3カ月～3歳
      (2) てんかん発作：ジャックナイフ様発作，ミオクローヌス
      (3) 脳波：ヒプサリスミア（hypsarrhythmia）
      (4) 臨床症状：乳幼児痙攣，精神発達遅滞。痙攣の原因によりさまざま
      (5) 選択薬：ACTH。150U/m$^2$から開始，漸減
   b. アイカルディ（Aicardi）症候群
      (1) 初発：生下時
      (2) 遺伝：伴性優性遺伝（女児のみにみられる）
      (3) てんかん発作：乳児スパスム（点頭てんかん），交代性の一側性痙攣
      (4) 脳波：非同期性の徐波群発，棘波や鋭波が抑制と交代性に出現
      (5) 臨床症状：眼の欠損症，網膜脈絡膜小窩，脳梁欠損症，脊椎異常，てんかん発作
      (6) 選択薬：ACTH
8. レンノックス・ガストー（Lennox-Gastaut）症候群
   a. 初発年齢：1～10歳
   b. てんかん発作：多様なてんかん発作型
   c. 脳波：1～2.5Hzの遅い棘徐波複合，多巣性棘波，全般性発作性速波（GPFA）

    d. 臨床症状：多様なてんかん発作，精神発達遅滞
    e. 選択薬：felbamate（副作用のため使用制限），lamotrigine
B. 部分発作
  1. 単純部分発作
    a. 定義：意識変容を伴わない部分発作
    b. 起源：皮質（のどこでも）
    c. ジャクソン（Jackson）型運動発作
      (1) 臨床的特徴：顔・手指あるいは足部の強直性収縮で始まり，間代性痙攣に変化し，同側の他の筋群に移動・拡大する。意識変容はない。優位半球に生じた場合，てんかん発作後の失語を伴う
    d. 自律神経発作
    e. 感覚発作
    f. 運動発作
    g. 精神発作
  2. 複雑部分発作
    a. 定義：意識変容を伴う部分発作
    b. 良性rolandicてんかん（ローランド溝に棘波をもつ良性小児てんかん＝中心側頭部に棘波をもつ良性小児てんかん）
      (1) 疫学：15歳未満の小児10万人あたり21人の発症率。15歳以下，通常5〜10歳
      (2) 臨床的特徴：口と喉の間代性運動を伴う単発の夜間のてんかん発作。しばしば二次性全般化。意識変容や前兆，てんかん後の意識障害はまれ。16歳までに寛解
      (3) 発作間欠期の脳波：中心・側頭部領域に高振幅棘徐波複合
      (4) 遺伝：常染色体優性遺伝。浸透率は低い
      (5) 選択薬：カルバマゼピン，フェノバルビタール
  3. 側頭葉てんかん
    a. 疫学：部分発作の約70％を占める。多くの患者は熱性痙攣や頭部外傷の既往をもつ
    b. 前駆症状：嗜眠
    c. 前兆：多い
    d. てんかん発作：口あるいは行動の自動症。意識状態の変化。頭部や眼球の偏倚。対側のぴくつきや強直間代運動。凝視と行動の停止を呈するエピソードの発作もあり。姿勢停止。右側頭葉てんかんはしばしば運動過多，左側頭葉てんかんはしばしば行動停止を呈する
    e. 発作後：典型的には数分〜数時間の錯乱あるいは傾眠
  4. 前頭葉てんかん
    a. 疫学：部分発作の約20％を占める
    b. 前駆症状：まれ
    c. 前兆：通常なし
    d. てんかん発作：典型的には，態度の変化と自動症の組み合わせで非常に短時間

持続。前頭葉てんかんはしばしば非典型な症状を呈する
- (1) 眼窩前頭葉型
    - (a) 短時間の瞬きや凝視，複雑な自動症。時に前兆
- (2) 背外側型（Brodmann 4，6，8，9，46野）
    - (a) 強直性の眼球や頭部の対側偏倚。極短時間の持続。すべて単純部分発作
- (3) 前内側型（Brodmann 6，8，32野）
    - (a) 体性感覚性前兆，強直姿勢。極短時間の持続。眼球や頭部の対側偏倚。しばしば全般化
- (4) 前頭極型（Brodmann 10野）
    - (a) 前兆なし，筋緊張低下，急速な全般化
- (5) 帯状回型（Brodmann 24野）
    - (a) "精神病様"症候，恐れや怒りの表情，健忘
- (6) 弁蓋部/島葉型（Brodmann 4，6，43，44野）
    - (a) 味覚，唾液分泌，「ゲッ」というなどの単純発作
    - (b) 喉につかえる，飲み込む，噛む，健忘，性器を触るなどの複雑発作
- (7) 補足運動野型（Brodmann 6野）
    - (a) 単純運動発作，発声，体性感覚性前兆，対側の強直肢位，強直性の眼球や頭部の対側偏倚

e. 発作後の症状：まれ

5. 後頭葉てんかん
    a. 疫学：部分発作の約10％未満
    b. 前駆症状：まれ
    c. 前兆：通常なし
    d. てんかん発作
        (1) 有線領皮質：要素的幻視
        (2) 後頭葉外側：瞬く拍動性の光
        (3) 側頭・後頭部：形象化された幻視

6. 反射性てんかん
    a. 定型的な感覚刺激に反応性に生じるてんかん発作。いろいろな型がある
        (1) 視覚：閃光（多い），色彩
        (2) 聴覚：音楽，手拍子
        (3) 体性感覚
        (4) 読書
        (5) 食事

## Ⅲ てんかんの原因

A. 特発性
B. 発熱
C. 外傷
D. 先天奇形

E. 遺伝疾患
    1. 母斑症：結節性硬化症，フォン ヒッペル・リンダウ（von Hippel-Lindau）病
    2. スタージ・ウェーバー（Sturge-Weber）症候群
    3. アミノ酸尿症
    4. フェニルケトン尿症
    5. 蓄積病（代謝異常症）
F. 感染症
    1. 細菌性：髄膜炎，脳炎，膿瘍
    2. 真菌性：膿瘍
    3. トキソプラズマ症
    4. ウイルス性：単純ヘルペスウイルス，サイトメガロウイルス，ウイルス性脳炎
G. 中毒/代謝性
    1. 電解質：低/高Na血症，低/高血糖，低Ca血症，低Mg血症
    2. 尿毒症（3日間の無尿）
    3. 甲状腺機能亢進症
    4. ポルフィリン症
    5. ピリドキシン欠乏症
    6. 重金属：鉛，水銀
    7. 肝不全
    8. 高浸透圧血症
    9. 低酸素血症
H. 薬物離脱症状
    1. エタノール
    2. バルビツール酸
    3. ベンゾジアゼピン
    4. 抗てんかん薬
I. 薬物中毒
    1. 三環系抗うつ薬
    2. テオフィリン
    3. リドカイン
    4. コカイン
    5. アンフェタミン
J. 脳虚血
K. 子癇
L. 腫瘍

## IV 評価

A. 病歴が最も重要な診断上の鍵であり，下記の事項が重要

1. 前兆
2. 目撃者によるてんかん発作の記載
3. 発作後の状態
4. 誘因（睡眠，感情，ストレス，月経周期，薬物乱用）
5. 出生・発達歴
6. 頭部外傷
7. 中枢神経感染症
8. てんかん家族歴

B. 検索手段
1. 頭部MRI（海馬を通る薄スライス冠状断）
2. 脳波
3. 病歴から選択した検体検査
4. 救急検査
    a. 頭部CT
    b. 動脈血ガス
    c. 体液バランス，Ca，Mg，$PO_2$，肝機能検査
    d. 尿中薬物スクリーニング
    e. 心電図

## V 治療

A. 表（抗てんかん薬要約）参照
B. 特殊な状況
1. 月経中てんかん発作：カルバマゼピンとアセタゾラミド
2. 子癇：マグネシウム
3. アルコール離脱症状：長期薬剤治療は不要

## VI 抗てんかん薬中止の基準

| 容易 | 困難 |
| --- | --- |
| 原発性全般てんかん | 部分発作 |
| 特発性てんかん | 同定可能な病変 |
| 小児期発症 | 成人発症 |
| 薬剤コントロールが容易 | 薬剤コントロールが困難 |
| 神経学的診察上異常なし | 神経学的診察上異常所見 |
| 知能に異常なし | 精神発達遅滞 |
| 3年以上てんかん発作なし | 3年以内てんかん発作なし |
| 脳波正常所見 | 脳波上，てんかん発作波 |

## VII 薬剤相互作用

### 抗てんかん薬に2剤目を加える際の血中濃度変化

| 1剤目 | 2剤目 | 1剤目の血中濃度変化 |
| --- | --- | --- |
| カルバマゼピン | クロナゼパム | 不変 |
| | フェノバルビタール | 低下 |
| | フェニトイン | 低下 |
| | プリミドン | 低下 |
| クロナゼパム | フェノバルビタール | 低下 |
| | フェニトイン | 低下 |
| | バルプロ酸 | 不変 |
| エトスクシミド | カルバマゼピン | 低下 |
| | methylphenobarbital | 上昇 |
| | フェノバルビタール | 不変 |
| | フェニトイン | 不変 |
| | プリミドン | 不変 |
| | バルプロ酸 | 上昇または不変 |
| フェノバルビタール | カルバマゼピン | 不変 |
| | クロナゼパム | 確立データなし |
| | methsuximide | 上昇 |
| | フェニトイン | 上昇 |
| | バルプロ酸 | 上昇 |
| フェニトイン | カルバマゼピン | 上昇または低下 |
| | クロナゼパム | 確立データなし |
| | エトスクシミド | 不変 |
| | methsuximide | 上昇 |
| | フェノバルビタール | 低下または上昇または不変 |
| | プリミドン | 不変 |
| | バルプロ酸 | 低下 |
| プリミドン | カルバマゼピン | 代謝産物フェノバルビタール上昇 |
| | クロナゼパム | 不変 |
| | エトスクシミド | 不変 |
| | フェニトイン | 代謝産物フェノバルビタール上昇 |
| | バルプロ酸 | 上昇 |
| バルプロ酸 | カルバマゼピン | 低下または上昇または不変 |
| | クロナゼパム | 不変 |
| | エトスクシミド | 不変 |
| | フェノバルビタール | 低下 |
| | フェニトイン | 低下 |
| | プリミドン | 低下 |

## 抗てんかん薬一覧表

| 薬剤 | 半減期(hr) | タンパク結合率% | 代謝経路 | 有効濃度 μg/ml | 薬理作用 | 初期投与 | 維持量 | 副作用 |
|---|---|---|---|---|---|---|---|---|
| フェニトイン (PHT) | 22 | 90 | 肝 | 10〜20 | Naチャネル阻害 | 20mg/kg 静注 50mg/min以下 | 5mg/kg/日 濃度測定にて調整 | 失調、皮疹、鎮静、末梢神経障害、歯肉過形成、多毛 |
| カルバマゼピン (CBZ) | 11〜24 | 75 | 肝 toxic-epoxide | 4〜12 | Naチャネル阻害 | 10mg/kg | 15〜40mg/kg/日 濃度測定にて調整 | 複視、失調、低Na血症、皮疹、肝障害、悪液質 |
| バルプロ酸 (VPA) | 8〜16 | 90 | 肝 | 50〜150 | Naチャネル阻害 | 15mg/kg | 20〜40mg/kg/日 濃度測定にて調整 | 嘔気、振戦、体重増加、脱毛、肝毒性 |
| フェノバルビタール (PHB) | 96 | 40 | 肝 | 15〜40 | GABA受容体作動薬 | 成人 10mg/kg 小児 15mg/kg | 成人2〜4mg/kg/日 小児3〜8mg/kg/日 | 鎮静、易刺激性、皮疹 |
| プリミドン | 6〜8 | 70 | 肝 PEMA&Phb | 6〜12 | GABA受容体作動薬 | 250mg/kg | 250〜1000mg/日 濃度測定にて調整 | 鎮静、易刺激性、インポテンツ |
| エトスクシミド (ETX) | 18〜40 | 0 | 肝 | 40〜100 | T型Caチャネル阻害 | | 750〜1500mg/日 分2 | 嘔気、嗜眠、頭痛、皮疹 |
| methsuximide | 38 | 0 | 肝 | 10〜40 | T型Caチャネル阻害 | | 300〜900mg/日 | 眩暈感、傾眠、疲労、易刺激性 |
| felbamate (FBM) | 20 | 25 | 肝50% 腎50% | 50〜110 | グルタミン酸受容体、グリシン阻害 | 15mg/kg | 濃度測定にて調整 | 骨髄不全、体重減少、消化器症状 肝不全 (1/3000) |
| gabapentin (GBP) | 5 | 0 | 腎 | NA | 不明 | 300mg/日 3日間以上で 900mg/日 | 3600mg/日まで 濃度測定にて調整 | 眩暈感、疲労、失調 |
| lamotrigine (LTG) | 24 | 50 | 肝 | 2〜12 | 電位依存性Naチャネル阻害 | 25mg/日 | 200〜500mg/日 濃度測定にて徐々に調整 | epoxide増加、眩暈感、失調、皮疹、頭痛、スティーブンス・ジョンソン (Stevens-Johnson) 症候群 |
| tiagabine (TGB) | 7 | 25 | 肝 | NA | グリアGABA取込阻害 | | 56mg/日まで | 眩暈感、頭痛、傾眠、振戦 |
| topiramate (TPM) | 22 | 20 | 腎75% 肝25% | NA | Naチャネル阻害 | 25mg/日 | 100〜600mg/日 濃度測定にて調整 | 傾眠、錯乱、錯感覚、精神症状 |
| levetiracetam (LEV) | 8 | 66 | 主に腎 | NA | 不明 | 1000mg分2 | 3000mg/日まで 濃度測定にて | 眩暈感、ねむけ、頭痛 |
| oxcarbazepine (OXC) | 2 | 73 | 肝73% 腎23% | NA | Naチャネル阻害 | 1200mg分2 | 2400mg/日まで 濃度測定にて | ねむけ、めまい、失調、発疹 |
| ゾニサミド (ZNS) | 50〜70 | 35 | 腎 | NA | | 100mg/日 | 600mg/日まで 濃度測定にて | |

### 部分てんかんの焦点部位による各種前兆の頻度 (%)

| 前兆 | 側頭葉 | 前頭葉 | 後頭葉 |
|---|---|---|---|
| 体性感覚 | 5 | 15 | 0 |
| 心窩部 | 50 | 15 | 5 |
| 頭部 | 5 | 15 | 5 |
| 全身 | 10 | 15 | 5 |
| 精神症状 | 15 | 5 | 15 |
| 視覚性 | 10 | 5 | 50 |
| 聴覚性 | 10 | 0 | 0 |
| 嗅覚性 | 10 | 0 | 10 |
| 味覚性 | 10 | 0 | 10 |
| 回転性めまい | 10 | 2 | 0 |
| 無症状 | 15 | 40 | 5 |

### 前兆のタイプ

| 精神・心理的前兆 | 錯覚 | 幻覚 |
|---|---|---|
| 記憶 | 既視感,未視感,奇妙な感覚 | 回想 |
| 視覚 | 小視症,大視症,近視感,遠視感,霧視症 | 物体,顔,情景 |
| 聴覚 | 接近,後退,大音,小音,明瞭 | 音声,音楽 |
| 自己感覚 | 離人感,遠隔感 | 自己視 |
| 時間感覚 | 停止,加速,減速 | |

### 抗てんかん薬の選択

| てんかん発作 | VPA | LTG | ETX | ACTH | GBP | CBZ | PHT | PHB |
|---|---|---|---|---|---|---|---|---|
| 点頭てんかん | | | | 1 | | | | 2 |
| 欠神 | 2 | | 1 | | | | | |
| 強直間代 | 1 | 2 | | | | 3 | 2 | 4<br>1 (乳幼児) |
| ミオクローヌス | 1 | 2 | | | | | | |
| 非典型欠神 | 1 | 2 | | | | | | |
| 単純部分 | 3 | | | | 2 | 1 | 2 | 1 (乳幼児) |
| 複雑部分 | 3 | 2 | | | 2 | 1 | 2 | 1 (乳幼児) |

## VIII 新生児てんかん

A. てんかん発作
1. 軽微：未熟児に多い。脳波異常（＋/－）。強直性眼球運動,持続性開眼,咀嚼運動,無呼吸,"拳闘様"運動
2. 間代性：律動性で低頻度（1〜3Hz）
   a. 局在性：通常,身体の一側に生じる。判然とした意識障害はない
   b. 多焦点性：身体の複数の部位に生じる。しばしば,移動性
   c. 全般性：新生児ではまれ

3. 強直性
    a. 局在性：肢，体幹，頸部などの持続的姿勢異常。通常，脳波異常を伴う
    b. 全般性：四肢の強直性の伸展（除皮質硬直様）または上肢強直性屈曲位・下肢強直性伸展位（除脳硬直様）。85％で脳波異常はなし
4. ミオクローヌス
    a. 局在性：通常，上肢屈筋に生じる。しばしば脳波異常なし
    b. 全般性：両側上下肢の動き。点頭てんかんに類似。多くは脳波異常を伴う

B. 原因
1. 低酸素性・虚血性脳症（60％）：未熟児，満期産児ともに原因の最多。通常，生後24時間以内に生じる。重積はまれ
2. 頭蓋内出血（10％）
    a. くも膜下出血：てんかんを伴う正常児。通常，生後2日目に生じる
    b. 胚芽層出血（胚性マトリックス）：未熟児。生後3日目以降
    c. 脳室内出血：満期産，通常出血性梗塞を伴う
    d. 硬膜下出血：生後48時間以内。通常，局在性
3. 代謝性
    a. 低血糖（3％）：妊娠週数に対して小さい新生児に糖尿病合併にて多い。通常，生後2日目
    b. 低Ca血症（3％）：発症時期は二峰性分布
        (1) 生後48〜72時間。多くは，糖尿病の母親をもつ低出生体重児
        (2) 新生児後期。大きな満期産児，牛乳や不適正な哺乳ミルクによる。腱反射亢進，間代，多くは部分発作
    c. 低Mg血症：生後2〜4週目に生じる
    d. 局所麻酔薬中毒：通常，陰部神経ブロック時に頭皮への投与
        (1) 低APGARスコア，徐脈，瞳孔固定しばしば散瞳，人形の目現象消失
    e. その他：低Na血症，アミノ酸，アンモニア，ピリドキシン欠損
4. 感染性（10％）：通常，生後3日以内。β連鎖球菌や大腸菌が最多。トキソプラズマ，HSV，コクサッキーB，風疹，CMV
5. 発達性：多くは分化異常に伴う（滑脳症，厚脳回症，小多脳回症）
6. 薬物離脱症状：睡眠薬，鎮静薬，三環系抗うつ薬，コカイン，エタノール。通常，使用中止後3日以内に生じる
7. 不明（5％）

C. 症候群
1. 良性家族性新生児てんかん：通常，生後2，3日目。日に10〜20回の発作。自然寛解し良性。10％で抗てんかん薬を必要とするてんかんに移行。神経学的発達は正常。常染色体優性遺伝，高浸透度。第20染色体長腕
2. 生後第5日目のてんかん
    a. 生後4〜6日目発症。通常，多巣性間代性。しばしば無呼吸を伴う。通常，24

時間以内の持続。80％においててんかん重積状態
   3. 良性新生児睡眠時ミオクローヌス
      a. 生後1週目発症。non-REM睡眠時のみに数分間持続の両側性ミオクローヌス発作。脳波は正常もしくは徐波。ベンゾジアゼピンで増悪。2カ月以内に寛解。神経系発達正常
   4. 良性幼児期早期ミオクローヌス
      a. 通常，生後3〜9カ月目発症。時にさらに早期発症。点頭てんかんに似るが，脳波正常。通常，覚醒時。1〜2年続く。神経系発達正常

D. 診断
   1. 検体検査：低血糖と細菌性髄膜炎を除外。電解質を測定
   2. 脳波：多くの新生児期てんかんは頭皮電極脳波にて検出可能な異常波を伴わないことを注意。また，時折，その逆もある。電気生理学的にてんかん波がみられるのに，臨床的にてんかん症状を伴わないこともある
   3. 画像検査：特に部分発作の際

E. 予後
   1. 脳波との関係から
      a. 正常脳波：神経症状は10％未満
      b. 中等度異常脳波：約50％に神経学的異常
      c. 重度異常脳波：90％以上に神経学的異常
   2. 病因との関連から

| 病因 | 正常発達の割合（％） |
| --- | --- |
| 低酸素性・虚血性脳症 | 50 |
| 脳室内出血 | 10 |
| くも膜下出血 | 90 |
| 低Ca血症，早期 | 50 |
| 低Ca血症，晩期 | 100 |
| 低血糖 | 50 |
| 細菌性髄膜炎 | 50 |
| 発達障害 | 0 |

F. 治療
   1. 急性期
      a. 低血糖：10％ブドウ糖2ml/kg静注
      b. 低血糖でない場合
         (1) フェノバルビタール：20mg/kgを10〜15分かけて初期投与。必要であれば下記を追加
            (a) さらにフェノバルビタール5mg/kg
            (b) ジフェニルヒダントイン：20mg/kg（1mg/kg/min）
            (c) ロラゼパム：0.1mg/kg

(2) その他
　　　(a) 5％グルコン酸Ca 4ml/kg静注
　　　(b) 50％硫酸Mg
　　　(c) ピリドキシン 50〜100mg静注
2. 慢性期
　　治療期間については十分な研究なし

# 11章

# 神経生理学

## 脳　波

### I 脳波の起源
A. 興奮性シナプス後電位と抑制性シナプス後電位の総和
B. 脳波の律動は視床のペースメーカー細胞と網様体賦活系より生じる
C. 頭皮誘導からは大脳皮質の3分の1の活動が観察できる
D. 頭皮誘導で観察可能であるためには最低6cm$^2$の皮質活動が必要である

### II 脳波記録法
A. 電気抵抗（R）：1,000〜5,000Ω
　　1. R＞5,000Ωでは信号が減弱され，60Hzの雑音が混入
　　2. R＜100Ωでは短絡を生じる
B. フィルター：低周波0.5〜1Hz，高周波70Hz。各種のフィルターがあり棘波の形状に影響
C. 増幅感度：各種。典型的には7μV/mm*　　　　＊訳者注：本邦では10μV/mm
D. 紙送り速度：各種。典型的には3cm/秒
E. 誘導
　　1. 双極誘導
　　　　a. 電位の起源を波形の極性から同定（位相逆転）
　　　　b. 波形や振幅は相殺される
　　2. 単極誘導
　　　　a. 電位の起源を波形の振幅から同定
　　　　b. 基準電位に生じた電位はすべてのチャネルに影響
　　　　c. 電極間距離が振幅に影響
F. 賦活法
　　1. 過呼吸負荷
　　　　a. 正常：全般的徐波化（3〜5分）
　　　　b. 異常：低血糖もしくは低酸素による徐波化が遷延。欠神発作の75％が賦活

2. 光刺激
    a. 正常：刺激周波数による後頭葉の光駆動（driving），あるいは無反応
    b. 異常
        (1) 光誘発性ミオクローヌス
        (2) 光誘発性痙攣
        (3) 非対称性反応

## III 成人の正常脳波

A. $\alpha$波 8〜13Hz
    1. 振幅：15〜45$\mu$V。加齢により低下。右にて高電位。後頭葉優位
    2. 開眼や意識集中にて抑制
    3. 意識低下にて消失
B. $\mu$波 7〜11Hz
    1. アーチ型の異型$\alpha$波。双極誘導にて中心・頭頂領域にみられる
    2. 対側の手の運動（握る，など）で抑制
    3. 不動や過呼吸にて増多
C. $\beta$波＞13Hz
    1. 振幅＜25$\mu$V
    2. 前頭・中心領域の$\beta$波は運動にて抑制
    3. 全般性の$\beta$波は運動にて抑制されない
    4. 後半部$\beta$波は早い異型$\alpha$波
    5. ベンゾジアゼピン，バルビツール酸，不安にて増多
    6. 頭蓋骨欠損部にてみられる（骨によるフィルター効果が薄れる）
D. $\lambda$波
    1. 後頭領域の鋸歯様の一過性陽性鋭波
    2. 視覚活動にて生じる（VEP）
E. 頭蓋頂鋭波（瘤波 hump）
    1. 頭蓋頂付近の一過性陰性鋭波
    2. 正常睡眠時所見
F. $\kappa$波
    1. 側頭領域の低振幅$\alpha$波ないしは$\theta$波群発。深い思考にて生じる
G. 若年（8〜14歳）にみられる後半部徐波
    1. $\alpha$波に混じる$\delta$帯域
    2. $\alpha$波 4 ないし 6 波形分の持続時間（subharmonic of $\alpha$）
H. 高齢者にみられる側頭部の徐波
    1. 中等度あるいは高振幅の$\theta$波ないしは$\delta$波群発（記録波形の 1％未満）
I. 6Hz陽性棘徐波複合（phantom spike and wave）（6Hz陽性棘波）
    1. benadrylにて増化する後半部低振幅波形

2. 前頭領域高振幅波形
J. 睡眠時小鋭棘波（SSSS（small sharp spikes of sleep）あるいはBETS）
1. 側頭領域の単相性あるいは二相性の棘波で広範にみられることもある

## IV 睡　眠

A. 構成波形
1. POSTS（positive occipital sharp transients of sleep）：睡眠時後頭一過性陽性鋭波
2. 頭蓋頂鋭波（瘤波hump）
3. 睡眠時紡錘波 11〜15Hz
    a. 持続＞0.5秒
    b. 中心領域で最大
4. K複合（K complex）
    a. 陰性鋭波に陽性の徐波成分が連続する
    b. 持続は0.5秒以上
    c. 分布：頭頂領域で最大

B. 睡眠深度stage
1. stage W（覚醒wakefulness）
    a. α律動
    b. 瞬目（垂直のゆれ）
2. stage I
    a. α波が2〜7Hzの徐波におきかえられる
    b. 筋電図混入が減る
    c. 頭蓋頂鋭波（瘤波hump）の出現
    d. stage Iの終わりにPOSTSが出現
3. stage II
    a. 頭蓋頂鋭波（瘤波hump）
    b. 睡眠時紡錘波
    c. K複合
    d. POSTS
    e. 2〜7Hzの徐波
4. stage III
    a. 睡眠時紡錘波
    b. POSTS
    c. K複合
    d. δ波＜50％
5. stage IV
    a. δ波≧50％
6. REM（rapid eye movement）（急速眼球運動）

a. 眼球運動
b. 低振幅
c. 筋活動低下
d. 心拍数増加

## V 新生児脳波
### A. 生後週数と脳波
1. 生後29週未満
   a. 平坦な背景に中等度ないし高振幅群発
   b. 群発の間隔はおよそ6秒
   c. この時期に両側半球間の同期性が形成される
   d. 中心・後頭領域にδ群発（0.3〜1.5Hz）
2. 生後29〜31週
   a. 中心・側頭・後頭領域にかけての豊富なδ群発
3. 生後32〜34週
   a. 脳波がより持続性になり反応性になる。一過性多巣性鋭波
4. 生後34〜37週
   a. 多巣性鋭波が減少。前頭領域鋭波が出現
5. 生後37〜42週
   a. 持続性θ波ないしはδ波
6. 生後44週まで
   a. 多巣性棘波は正常所見
7. 生後6カ月
   a. 後頭領域6Hz基礎波
8. 生後3歳
   a. 後頭領域8Hz基礎波

## VI 異常脳波
### A. 電位
1. 全般性の低電位
   a. 両側性皮質障害（両側性梗塞，低酸素）
   b. 広範性脳障害（ハンチントン（Huntington）舞踏病，クロイツフェルト・ヤコブ（Creutzfeldt-Jakob）病）
   c. 広範性皮質機能障害（低体温，甲状腺機能低下症，てんかん発作後）
   d. 両側性硬膜下血腫
2. α律動の低下
   a. 軽度代謝異常（肝性，甲状腺機能低下症，副甲状腺機能低下症）
   b. 機能性皮質下障害（不安）

3. 局所性電位低下（脳血管障害，腫瘍，硬膜下血腫）
4. β波の増大（ベンゾジアゼピン，甲状腺機能亢進症）

B. 周波数
1. 全般性非同期性徐波
   a. 両半球広範囲器質性障害（脳血管障害，低酸素，てんかん発作後，変性疾患）
   b. 薬剤作用による脳波異常
2. 持続性多型性δ波（persistent polymorphic delta activity；PPDA）
   白質病変，てんかん発作後，同側性視床病変でみられる
3. 間欠性律動性δ波（intermittent rhythmic delta activity；IRDA）
   皮質の賦活に関わる皮質下中枢の機能障害によると考えられる
4. 局所性徐波
   a. 局在性器質性障害（脳血管障害，腫瘍，多発性硬化症，結節性硬化症，孔脳症）

C. てんかん性突発波
1. 棘波 < 70msec
2. 鋭波 70～200msec

## VII　てんかん

A. 既知のてんかん患者における30分間脳波検査
1. 50％において異常所見
2. 欠神発作：95％において異常所見
3. 単純部分発作：75％において異常所見
4. 複雑部分発作：50％において異常所見
5. 強直間代発作：30％において異常所見
6. 非てんかん患者の2～4％においててんかん性脳波異常を認める

B. 30分間脳波検査を3回施行すれば，てんかん患者の90％において診断可能

C. 感度を上げるための誘発法
1. 睡眠：複雑部分発作
2. 睡眠妨害：複雑部分発作，若年性ミオクローヌスてんかん
3. 過呼吸：欠神発作
4. 電極の追加
5. 蝶形骨電極：側頭葉内側硬化症
6. FT9/FT10：側頭葉内側硬化症
7. 記録時間の延長

D. 棘波
1. 神経細胞の群発放電
2. 視床からの動員の可能性

E. 徐波
1. 棘波に対する神経細胞の不応期

    2. 動員
F. 抗てんかん薬の作用
    1. 発作間欠期から発作期への移行を抑制
    2. 発作間欠期の発火を抑制するわけではない（ベンゾジアゼピンとバルビツール酸は例外）
G. 全般性てんかんの脳波所見
    1. 3Hz棘徐波複合
        a. 欠神発作
        b. 患者の子の35％は同様のてんかん性脳波異常を有する
        c. 患者の両親の10％は同様のてんかん性脳波異常を有する
        d. 年齢依存性の浸透度をもつ常染色体優性遺伝
    2. 多棘徐波複合
        a. 全般性強直間代発作，脱力発作，多発ミオクローヌス，無動，ヒプサリスミア，乳幼児スパスム
    3. 棘徐波複合（10Hz以上の速波と，ときおり棘徐波複合）
        a. 間代発作
    4. 遅い棘波徐波複合（10Hz，周波数減少）
        a. 強直発作
    5. 棘徐波複合
        a. 全般性強直間代発作
    6. 全般性発作性速波（generalized paroxysmal fast activity；GPFA）
        a. レンノックス・ガストー（Lennox-Gastaut）症候群
    7. 正常背景脳波を有する3～5Hz棘徐波複合および多棘波
        a. 若年性ミクローヌスてんかん
        b. 38％に光誘発性突発波
H. 全般性てんかんを生じる疾患
    1. ウンフェルリヒト・ルントボルク（Unverricht-Lundborg）症候群
    2. ミオクローヌスてんかん
    3. ラフォラ小体（Lafora）病
    4. クロイツフェルト・ヤコブ（Creutzfeldt-Jakob）病
    5. ラムゼイ ハント（Ramsay Hunt）症候群（dyssynergia cerebellaris myoclonica）
    6. スタージ・ウェーバー（Sturge-Weber）症候群
    7. ライリー・デイ（Riley-Day）家族性自律神経失調症（遺伝性感覚。自律神経性ニューロパチーⅢ型）
    8. 小脳回症，無脳回症，全前脳胞症
    9. 代謝性・中毒性脳症
        a. アジソン（Addison）病
        b. 高血糖/低血糖，低Ca血症，低Mg血症

c. 低Na血症，急性間欠性ポルフィリア，尿毒症
   d. ピリドキシン欠乏症
10. 中毒物質（アルコール，フェノチアジン，三環系抗うつ薬，ハロペリドール，INH），重金属（鉛，水銀），バルビツール酸離脱症状
11. 高体温

I. 局所性てんかん性脳波異常
1. 中心・側頭領域棘波を伴う良性小児てんかん
   a. 中心・側頭領域
   b. 1.5～3Hzの棘徐波複合のショートラン
2. 後頭葉発作性異常波を伴う小児てんかん
   a. 発作間欠期に1～3Hz棘波
   b. 覚醒時の視覚発作や発作時嘔吐
3. ランドー・クレフナー（Landau-Kleffner）症候群
   a. 多巣性，側頭領域，頭頂・後頭領域の棘波
   b. 睡眠時持続性棘徐波複合
   c. 中等度ないし高振幅の発作間欠期棘波
4. 単純/複雑部分発作
5. 発達障害
6. 結節性硬化症
7. スタージ・ウェーバー（Sturge-Weber）症候群
8. 孔脳症
9. 多小脳回症，無脳回，異所性灰白質
10. 急性代謝性脳症
11. 先天性代謝異常
12. 急性脳梗塞，脳虚血
13. 外傷
14. 腫瘍
    a. 成長の遅い皮質腫瘍に多い
15. 感染
    a. 膿瘍（細菌性，トキソプラズマ，嚢虫症）
    b. ヘルペスウイルス（側頭葉PLEDs（同期性一側てんかん型発射）を伴う）
16. 静脈洞血栓症

J. 発作性異常複合脳波
1. 周期性一側てんかん型発射PLEDs（periodic lateralizing epileptiform discharges）
   a. 原因：梗塞，腫瘍，脳炎
   b. 持続時間：0.06～0.5秒
   c. 周波数：1～2秒間隔
2. 周期性全般性鋭波（periodic generalized sharp waves）

        a. クロイツフェルト・ヤコブ病
        b. 全般性の持続時間0.15〜0.6秒の棘波
        c. 周波数：0.5〜2秒間隔
        d. クロイツフェルト・ヤコブ病では低周波数のフラッシュ光に敏感な光反応性を示す
    3. 周期性全般性複合（periodic generalized complexes）
        a. 亜急性硬化性汎脳炎SSPE（ペンタクロロフェノール（PCP）過剰投与でも同様の所見を示す）
        b. 全般性対称性の持続時間0.5〜3秒の鋭徐波複合
        c. 周波数：3〜20秒間隔
    4. 三相波（triphasic waves）
        a. 代謝性脳症
        b. 全般性で前頭領域で最大の振幅を呈する低振幅陰性波にはさまれた持続時間0.2〜0.5秒の高振幅陽性波
        c. 周波数：0.5〜2秒間隔
K. 群発抑制交代（burst suppression）
    1. 麻酔下，低酸素，低体温
        a. 間欠性の速波複合がδ波や平坦脳波に2秒〜数分間中断される状態が繰り返される

## VIII 大脳電気的無活動状態：脳波設定と結果の解釈

A. 感度：2μV/mm
B. 電極間距離：10cm
C. インピーダンス：100〜10,000Ω
D. 最少でも8カ所の頭皮電極
E. 低周波フィルター：1Hz未満
F. 高周波フィルター：30Hz以上
G. 大脳電気的無活動

# 筋電図と神経伝導検査

## I 神経筋接合部

A. シナプス前
    1. 運動ニューロン
    2. 軸索
    3. 神経終末
        a. シナプス小胞
            (1) 1量子のアセチルコリンAChを含有

1量子（quanta）＝アセチルコリン5,000〜10,000分子
        b．活動帯：接合部襞の反対側
        c．電位依存性Caチャネル（VGCC）
　B．シナプス間隙
    1．間隔200〜500μm
　C．シナプス後
    1．運動終板
    2．接合部襞
        a．アセチルコリン受容体
        b．電位依存性Naチャネル

## II 微小シナプス後電位（miniature endplate potential；MEPP）
　A．シナプス小胞1個の放出にて生じるシナプス後膜の脱分極
　B．振幅：1mV
　C．5秒ごとに生じる
　D．温度上昇により増多
　E．神経脱分極により増多
　F．Ca欠乏により減少
　G．クラーレにて振幅低下
　H．ネオスチグミンにて振幅増大
　I．重症筋無力症では振幅低下（頻度は正常）
　J．ランバート・イートン（Lambert-Eaton）筋無力症候群やボツリヌス中毒では振幅正常（頻度減少）

## III シナプス後電位（endplate potential；EPP）
　A．非伝搬性段階性反応
　B．多数のMEPPの総和（約100量子）
　C．正常者では最大上（supramaximal）
　D．EPPにより筋細胞膜が脱分極し，活動電位を生じる

## IV 運動単位電位（motor unit potential；MUP）
　A．1運動単位の筋線維から記録した活動電位
　B．電位上昇時間は正常では500μsec以下

## V 複合運動活動電位（compound motor action potential；CMAP）
　A．運動神経を刺激し筋から記録
　B．終末潜時：神経刺激から筋活動電位までの時間

## VI 複合神経活動電位（compound nerve action potential；CNAP）
A. 通常，感覚神経あるいは混合神経について用いる
B. 神経を刺激し他の部位の同一神経上で記録
C. 順行性：神経の正常な伝導方向で記録
D. 逆行性：神経の正常な伝導方向の逆方向で記録
E. 老年者では腓腹神経感覚活動電位は導出できないことあり

## VII 神経伝導検査（nerve conduction study；NCS）
A. ニューロパチー
   1. 軸索変性
      a. 振幅減少
      b. 軽度遅延（軸索の70％以上を失った場合）
      c. 動員の低下
      d. 巨大運動単位電位
      e. 線維自発電位（fibrillation potential）
   2. 脱髄
      a. 正常の60％未満に遅延
      b. 伝導ブロック
      c. 時間的分散
      d. 潜時延長
      e. 波形下面積は不変
B. H反射
   1. アキレス腱反射の神経生理学的カウンターパート
   2. 成人では足関節だけでみられる
   3. 最大下刺激
   4. Ia求心性感覚線維を刺激，反射弓を測定
   5. シナプスを介する（単シナプス性）
   6. 脊髄近傍の神経伝導速度を反映（求心性および遠心性）
   7. F波より速い（感覚線維は速い）
   8. イェンドラシック手技はH波を賦活する
   9. H波潜時は成人値の約半分
C. F波
   1. どの運動神経でも測定可能
   2. 最大上刺激
   3. 逆行性伝導し反射されたインパルスを測定
   4. シナプスを介さない
   5. 運動神経の全長を検査
   6. H反射より遅い

7. ギラン・バレー（Guillain-Barré）症候群の極初期所見
D. M波
1. 筋の複合運動活動電位
2. 最大上刺激が必要
3. 通常，二相性の波形
4. 運動潜時は第一相の開始までを測定
E. 神経伝導速度（NCV）
1. 神経再支配
a. 神経障害の1〜3週後に開始
b. 1mm/日の伸展
c. 筋電図上は数週〜数カ月間捉えられない
2. 外傷後，神経伝導速度の変化の前に神経筋接合部伝導破綻が生じる
3. 感覚神経伝導速度のほうが運動神経伝導速度よりも保たれる
4. 運動神経は感覚神経よりも速く変性する
5. 感覚神経伝導速度は神経変性でもほとんど変化しない
6. 後根神経節よりも近位の病変では感覚脱落を生じるが，感覚神経伝導速度は不変
7. 満期産新生児の神経伝導速度は成人の2分の1

**ニューロパチーの電気生理学的検査所見**

| | | 軸索変性 | 脱髄 |
|---|---|---|---|
| 運動神経 | 振幅 | 低下 | 正常/低下/ブロック |
| | 持続時間 | 正常 | 分散 |
| | 波形 | 正常 | 正常あるいは多相性 |
| | 終末潜時 | 正常/遅延（平均の150％未満） | 遅延（平均の150％以上） |
| | 伝導速度 | 正常/低下（平均の60％以上） | 低下（平均の60％未満） |
| 感覚神経 | 振幅 | 低下/消失 | 正常/低下/消失 |
| | 持続時間 | 正常 | 遅延 |
| | 波形 | 正常 | まれに多相性 |
| | 伝導速度 | 正常/低下（平均の60％以上） | 低下（平均の60％未満） |
| F波 | | 遅延（平均の150％未満）/消失 | 遅延（平均の150％以上） |
| H反射 | | 遅延（平均の150％未満）/消失 | 遅延（平均の150％以上） |

## VIII 筋電図

A. 刺入電位（insertional activity）
1. 弛緩した筋にて記録
2. 針侵入時の群化活動電位
3. 除神経や易刺激性（多発性筋炎）などにて増大（針の動きを止めても電位が遷延する）
4. 筋が脂肪や結合組織に置換されると低下

B. 運動単位電位（motor unit potential）
    1. 最小の筋収縮下にて記録
    2. 振幅：0.5〜5mV
        a. 筋疾患にて低下
        b. 神経再支配や軸索分芽にて増大
    3. 持続：5〜14msec
        a. 神経再支配にて増大
        b. 筋疾患にて低下
    4. 筋疾患および神経再支配にて多相性（5相以上）
C. 干渉パターン（interference pattern）
    1. 筋最大収縮時に記録
    2. 神経原性変化にて動員低下
    3. 筋原性変化にて動員上昇
D. 神経終板（endplate）
    1. 神経終板周辺では正常な自発発火が観察される
    2. 海洋の波音
    3. 線維自発電位
    4. 陽性鋭波
    5. 神経電位
E. 陽性鋭波（positive sharp wave）
    1. 単相性の下向き（陽性）波形
    2. 鈍い音。トタン屋根に降る雨音
    3. 持続：4〜20msec
    4. 振幅：50〜4,000mV
    5. 脱神経あるいは筋疾患を示唆
    6. 神経根症患者の80％でみられる
    7. 外傷後7〜10日でみられる
F. 線維自発電位（fibrillation）
    1. 単一筋線維の自発発火
    2. 第1相が下向き（陽性）の二相性波形
    3. 弾けるような短い音
    4. 持続：0.5〜3msec
    5. 振幅：50〜200mV
    6. 筋のアセチルコリン過敏性あるいは軸索障害あるいは筋疾患を示唆。正常筋の10％にもみられる
    7. 圧迫性神経根症による場合，軸索分芽にて再支配されるため比較的早期に消失することもある
    8. 外傷後，10〜14日でみられる

G. 線維束攣縮（fasciculation）
   1. 単一の運動単位の自発発火
   2. 大きな波形
   3. 通常，近位病変にて生じる
      a. 神経根
      b. 前角細胞
   4. 正常者の15％でもみられる
H. 筋強直性電位（myotonic potentials）
   1. 周波数や振幅が漸増・漸減する自発発火
   2. "急降下爆撃機"の音
   3. 筋強直性疾患あるいは周期性四肢麻痺を示唆
   4. 真性の筋強直症
I. 巨大運動単位電位（giant MUP）
   1. 筋収縮時の5mV以上の運動単位電位
   2. 神経分芽を伴う神経再支配の慢性変化を示唆
J. 動員（recruitment）
   1. 最も速い運動単位電位は約5Hzで発火
   2. 15Hzでは2番目の運動単位が発火を始める
   3. 最大収縮では数えきれない運動単位が発火
   4. 早期動員と正常周波数は筋原性変化
   5. 動員遅延と個々の線維の発火頻度上昇は神経原性変化
K. ミオキミア（myokymic potentials）
   1. 正常運動単位電位の律動性群発
   2. 群発は2～60Hzの律動で生じる
   3. 前角細胞や末梢神経の人工シナプス伝導を介する発火による
   4. ミオキミア筋クランプ症候群や放射線性神経叢障害，脳髄性ニューロパチー，多発性硬化症，脳幹病変にて生じる
L. ニューロミオトニア（neuromyotonic discharges）
   1. 150Hz以上の運動単位電位群発が0.5～2秒持続
   2. 典型的には群発中，振幅は漸減する
   3. 周波数100～300Hz
   4. 過敏な末梢神経に起因する
   5. アイザクス（Isaacs）症候群や易刺激性，露出した神経にみられる
M. 筋電図波形
   1. 除神経の所見
      a. 傷害後最長3週間までは認めないことがある
      b. 陽性鋭波は典型的には傷害8日後に現れる
      c. 線維性自発電位は典型的には傷害14日後に現れる

2. 筋原性変化所見
    a. 活動性
        (1) 小さな複合運動活動電位
        (2) 持続の短い複合運動活動電位
        (3) 動員の増大
        (4) 干渉性パターンの振幅の低下
        (5) 線維自発電位
        (6) 陽性鋭波
    b. 慢性
        (1) 複合運動活動電位振幅低下
        (2) 刺入電位の低下
        (3) 線維自発電位や陽性鋭波はみられない
3. 運動ニューロン疾患
    a. 3肢以上での除神経所見
    b. 感覚神経伝導速度は正常

**筋原性および神経原性運動単位電位**

| 運動単位電位 | 筋原性 | 神経原性 |
| --- | --- | --- |
| 大きさ | 小さい（<500μV） | 大きい（>5mV） |
| 持続時間 | 短い（<5msec） | 長い（>14msec） |
| 動員 | 増大 | 低下 |
| 多相性 | 通常みられる | 通常みられない |

## IX 単一線維筋電図

A. 最小の筋収縮時に記録
B. 同一の運動単位支配の2本の筋線維の間に位置した電極から記録
C. ジッター（jitter）：伝導時間の変動
    1. 筋あるいは神経のあらゆる障害に感受性が高い
    2. 特異性は低い
D. ブロック：2本目の筋線維への伝導が途絶える

## X 反復刺激試験

**反復刺激試験**

| | MEPP振幅 | CMAP | | 安静時 | 運動時 | 低頻度刺激（2〜5Hz） | 高頻度刺激（10〜50Hz） |
| --- | --- | --- | --- | --- | --- | --- | --- |
| | | 安静時周波数 | 量子容量 | | | | |
| 正常 | 1mV | 0.2/秒 | 60 | >5mV | >5mV | >5mV | >5mV |
| MG | 低下 | 正常 | 正常 | 正常 | 正常 | 漸減 | 正常/漸減 |
| LEMS | 正常 | 正常 | 低下 | 低下 | 漸増 | 漸減 | 漸増 |

MG：重症筋無力症　　LEMS：ランバート・イートン（Lambert-Eaton）筋無力症候群

# 誘発電位

## I 視覚誘発電位（visual evoked potential；VEP）
A. 閃光刺激あるいは市松模様反転刺激にて誘発する
B. 市松模様反転刺激のほうが高感度
C. 視神経から後頭葉皮質までの視覚伝導路を検査
D. VEPは単相性波形。P100
E. 正常P100潜時：90～110msec
F. 脱髄性変化
    1. 潜時遅延
    2. 振幅正常
    3. 視神経炎
        a. 90％以上の症例で視覚誘発電位潜時遅延
        b. 10年後に正常化する症例は5％未満
G. 視神経圧迫にて視覚誘発電位潜時遅延
H. 緑内障にて視覚誘発電位潜時遅延
I. 視力低下では
    1. 正常潜時
    2. 振幅低下

**VEP全視野刺激検査の解釈**

| 健側眼 | 患側眼 | 解釈 |
| --- | --- | --- |
| 正常 | P100 潜時遅延 | 視交叉前の病変 |
| 正常 | P100 左右差増大 | 視交叉前の病変 |
| 正常 | VEP消失 | 視交叉前の病変 |
| P100振幅低下 | P100 潜時遅延 | 視交叉前あるいは視交叉病変 |
| VEP消失 | VEP消失 | 技術的問題 |

## II 聴性脳幹誘発電位（brainstem auditory evoked potential；BAEP）
A. 片耳ずつへの1000～2000クリック音刺激
B. 正常聴性脳幹誘発電位持続はおよそ9msec
C. 聴性脳幹誘発電位は下記の7波
    1. N　蝸牛神経（cochlear nerve）
    2. C　蝸牛（cochlea）
    3. S　上オリーブ（superior olive）
    4. L　外側毛帯（lateral lemniscus）
    5. I　下丘（inferior colliculus）
    6. M　内側膝状体（medial geniculate body）

7. A　聴皮質（auditory cortex）
D. 脱髄疾患：Ⅲ～Ⅴ波の頂点潜時差の延長
E. 聴神経腫瘍：Ⅰ～Ⅲ波の頂点潜時差の延長

| 病変局在 | 潜時差 | 正常上限 |
|---|---|---|
| 下部脳幹 | Ⅰ-Ⅲ | 2.6msec |
| 上部脳幹 | Ⅲ-Ⅴ | 2.3msec |
| 聴神経～中脳上部 | Ⅰ-Ⅴ | 4.6msec |

### BAEP検査の解釈

| 異常所見 | 解釈 |
|---|---|
| 両側でBAEP消失 | 両側聴神経腫瘍 |
| | 脳死 |
| | 技術的問題 |
| BAEP全体で低振幅あるいは潜時遅延 | 末梢性聴力低下 |
| | 聴神経病変 |
| | 刺激強度不十分 |
| 一側BAEP消失 | 一側の聴神経あるいは蝸牛病変 |
| Ⅰ波正常，以後消失 | 一側の近位聴神経病変 |
| | 橋・延髄境界部病変 |
| | 脳死 |
| 全波の潜時遅延，Ⅲ-Ⅴ間隔正常 | 末梢性聴力低下 |
| | 聴神経病変 |
| Ⅴ波/Ⅰ波 振幅比低下 | 同側性橋病変 |
| Ⅴ波消失 | 上部脳幹病変 |
| | 多発性硬化症 |
| Ⅰ-Ⅲ間隔増大 | 下部脳幹病変 |
| Ⅲ-Ⅴ間隔増大 | 上部脳幹病変 |

## Ⅲ 体性感覚誘発電位（somatosensory evoked potential；SEP）
A. 主に太い感覚線維（固有位置覚と振動覚）を評価
B. 刺激神経：5Hz
　　1. 正中神経
　　2. 尺骨神経
　　3. 腓骨神経
　　4. 脛骨神経
C. 記録電極
　　1. エルプ（Erb）点
　　2. C2棘突起

3. 対側頭頂葉皮質
4. 下肢体性感覚誘発電位においては腰椎
D. 末梢神経障害
1. 刺激点とエルプ間の遅延
E. 神経根障害
1. Erb点と頚椎間の遅延
F. 後索傷害
1. 腰椎から頚椎間の遅延
G. 中枢傷害
1. 頚椎から頭頂葉間の遅延
H. 正中神経刺激体性感覚誘発電位では
1. EP：Erb点
2. N11：頚髄
3. N13/P13：下部延髄
4. N19：視床
5. P22：皮質

正中神経/尺骨神経刺激によるSEPの解釈

| 異常所見 | 解釈 |
| --- | --- |
| N9-N13 間隔増大 | 腕神経叢から下部延髄間における伝導障害 |
| N13-N20 間隔増大 | 下部延髄から皮質感覚野間における伝導障害 |
| N13 消失・N20 遅延あるいは消失 | 腕神経叢から皮質感覚野間における伝導障害 |
| N20 消失・EP-N13正常 | 下部延髄から皮質感覚野間における伝導障害 |
| N20 消失・N18 残存 | 視床病変 |

# 12章

# 中枢神経変性疾患

## せん妄/痴呆

### I 定 義
A. 意識不鮮明（confusion）：適切な速度・明晰度・関連性をもちつつ考察することができない状態。失見当・注意力低下や集中力低下を伴う。即時再生も損なわれ，すべての知的活動性が減少
B. せん妄（delirium）：急性の意識不鮮明状態で，知覚・意識状態に著しい変容を呈し，鮮明な幻覚・妄想・過度の清明状態・興奮・精神運動や自律神経機能の亢進・不眠・痙攣閾値低下・強度の感情障害を伴う
C. 痴呆症（dementia）：すでに"正常な"知性を獲得した固体において，知覚や意識の低下をほとんど伴わない状態において，多種の認知的ないし知的機能の破綻にて特徴づけられる症候群

### II せん妄の特徴（振戦せん妄を想起せよ）
A. 2〜3日間にて進行性に出現
B. 初期徴候/症状
1. 集中力低下，易刺激性，震え，不眠，食思不振
2. 痙攣（おそらく"一過性の興奮状態"。30％の症例でみられる）
3. 夢想（不快かつ鮮明）
4. 失見当（一過性の錯覚・幻覚）
C. 晩期徴候/症状
1. 感覚混濁・注意散漫
2. 妄想
3. 知覚変容
4. 振戦
5. 不眠
6. 自律神経反応亢進

D. 2日間ないしは数週間続く
E. 通常，完全回復。清明な期間・良眠にてもたらされる
F. 患者によって重症度がさまざまである

## III せん妄の原因

A. 中毒
  1. 薬剤
     a. アルコール
     b. 抗コリン薬
     c. 鎮静薬，睡眠薬
     d. 麻薬
     e. ジギタリス製剤
     f. ステロイド
     g. サリチル酸
     h. 抗生物質
     i. 抗痙攣薬
     j. 抗不整脈薬
     k. 降圧薬
     l. $H_2$ブロッカー
     m. 抗癌薬
     n. リチウム
     o. 抗パーキンソン薬
     p. disulfiram（嫌酒薬）
     q. インドメタシン
     r. コカイン
     s. グルテチミド
     t. 抗精神病薬
     u. meprobamate
     v. 塩酸フェンシクリジン（PCP）
     w. 抗うつ薬
     x. その他
  2. 揮発性物質
     a. ガソリン
     b. 接着剤
     c. エーテル
     d. 窒素酸化物
     e. 硝酸塩
  3. 毒素

           a. 工業生成物
               (1) 二硫化炭素
               (2) 有機溶媒
               (3) 臭化物
               (4) 塩化メチル
               (5) 重金属
               (6) 有機リン
               (7) 一酸化炭素
           b. 植物，きのこ
           c. 蛇毒
B. 離断症候群
   1. アルコール
   2. 鎮静薬，睡眠薬
           a. バルビツール酸
           b. ベンゾジアゼピン
           c. glutethimide
           d. meprobamate
           e. その他
   3. アンフェタミン
C. 代謝疾患
   1. 低酸素
   2. 低血糖
   3. 肝不全，呼吸不全，腎不全，膵障害
   4. 代謝異常
           a. ポルフィリン症
           b. カルチノイド症候群
           c. ウィルソン（Wilson）病
D. 栄養障害
   1. ビタミン欠乏症
           a. ビタミン$B_{12}$
           b. ニコチン酸
           c. ビタミン$B_1$
           d. 葉酸
           e. ビタミン$B_6$
   2. ビタミン過剰症：ビタミンA中毒症，ビタミンD中毒症
   3. 水・電解質異常
           a. 脱水，水中毒
           b. アルカローシス・アシドーシス

        c. 電解質高値・低値：Na, Ca, Mgなど
　E. ホルモン異常症
        1. 甲状腺機能亢進症/低下症
        2. 高インスリン血症
        3. 下垂体機能低下症
        4. アジソン（Addison）病
        5. クッシング（Cushing）症候群
        6. 副甲状腺機能亢進症/低下症
　F. 感染
        1. 全身感染：ほとんどあらゆる感染症，特に高齢者における肺炎・尿路感染，チフス，敗血症，リウマチ熱
        2. 頭蓋内感染（急性，亜急性，慢性）
            a. ウイルス性脳炎
            b. 無菌性髄膜炎
            c. ヘルペス感染症
            d. 狂犬病
            e. 真菌性髄膜炎
            f. 細菌性髄膜炎
　G. 悪性新生物
        1. 悪性腫瘍転移，髄膜癌腫症
        2. 傍腫瘍症候群（辺縁系脳炎）
        3. 側頭葉・頭頂葉・脳幹の原発性腫瘍
　H. 炎症：中枢神経系血管炎
　I. 外傷
        1. くも膜下出血
        2. 脳振盪後せん妄
        3. 脳挫傷，脳裂傷
　J. その他
        1. 痙攣後
        2. 術後/ICU症候群
        3. 混合性
        4. 脳卒中後

## Ⅳ　評　価

　A. 病歴・診察
        1. 家族からの聴取
        2. 時間的経過
        3. 全身疾患・中毒・てんかん発作の裏づけを探す

         4. 精神状態の評価
   B. CTスキャン（通常，非造影）
   C. 胸部X線
   D. 心電図
   E. 尿検査，尿中薬物スクリーニング
   F. 血清エタノール濃度
   G. 動脈血ガス
   H. 血液検査：血算，生化学（電解質・肝機能を含む），アミラーゼ，ビタミン$B_{12}$，葉酸，甲状腺機能，梅毒反応，血液培養（発熱性の場合），血沈，抗核抗体，リウマチ因子，HIV抗体，心筋逸脱酵素
   I. 脳波：非焦点性徐波（5〜7Hz），速波，正常脳波，三相波
   J. 腰椎穿刺

## V 管理
   A. 背景の疾患の制御
   B. 患者を静かでうす暗い環境に移す
   C. 外傷の予防
   D. 原因あるいは増悪を生じている可能性のある薬剤を中止し，鎮静薬を制限する（離断症状の場合は例外）
   E. 輸液，ビタミン$B_1$，総合ビタミン剤，葉酸投与。ビタミン$B_1$投与後にぶどう糖投与
   F. 生命徴候の観察を頻回に

## VI 痴呆の特徴
   A. 通常，記銘力および他に1つの認知機能（言語，行為，計算，判断力，視空間見当識，抽象的思考，集中力など）が障害された状態を指す
   B. 行動異常や性格変化を伴うことあり
   C. 意識状態や知覚にはほとんど障害はない（せん妄は除外）
   D. 定義上は，原因，進行性経過，不可逆性は問わない
   E. 皮質下痴呆
      1. 忘れっぽさ，思考の遅延，無気力，うつ状態，精神活動低下，なんらかの運動障害を特徴とする
      2. "皮質"機能は比較的保たれる（記憶，言語，行為，呼称，計算など）
      3. 典型例：AIDS痴呆，ハンチントン（Huntington）病
      4. 病理学的病変は通常，基底核・視床に存在。ただし，厳密にはどのタイプの痴呆も皮質あるいは皮質下に病変が限局するわけではない

## VII 各種病型の相対的頻度
   A. アルツハイマー（Alzheimer）病：60％

B. アルツハイマー病＋他疾患：10％
C. 血管障害：5％
D. 他の変性疾患：5％
E. 治療可能な原因（腫瘍・アルコールなど）：10％
F. 可逆性痴呆疾患（うつ状態・薬剤性・代謝性など）：5％
G. その他：5％

## VIII 痴呆症の原因

A. 神経変性疾患
   1. アルツハイマー病
   2. びまん性レヴィ（Lewy）小体病
   3. ピック（Pick）病，前頭・側頭型痴呆
   4. ハンチントン病
   5. 進行性核上性麻痺
   6. パーキンソン（Parkinson）病，シャイ・ドレーガー（Shy-Drager）症候群
   7. オリーブ橋小脳萎縮症（OPCA）
   8. 痴呆を伴う家族性痙性対麻痺
   9. グアムのパーキンソン-ALS痴呆症
   10. 皮質基底核変性症
   11. 進行性半球萎縮症（progressive hemiatrophy）

B. 血管性
   1. 多発梗塞性痴呆（ビンスワンガー（Binswanger）病を含む）・特殊領域における両側性/片側性皮質梗塞
   2. 心停止に伴う低還流

C. 器質性/外傷性
   1. 水頭症：交通性または閉塞性
   2. 慢性硬膜下血腫
   3. 脳腫瘍
   4. 中脳出血
   5. 脳振盪
   6. 放射線照射後
   7. 脳膿瘍

D. 代謝性/栄養障害/内分泌性/中毒性
   1. 甲状腺機能低下症
   2. クッシング（Cushing）症候群
   3. ウェルニッケ・コルサコフ（Wernicke-Korsakoff）症候群（ビタミン$B_1$欠乏）
   4. 亜急性連合性変性症（ビタミン$B_{12}$欠乏）
   5. ペラグラ：ニコチン酸欠乏

        6. ウィルソン病
        7. 肝性脳症
        8. ポルフィリン症
        9. 尿毒症
        10. 電解質異常（高Ca血症など）
        11. ビタミン$B_1$欠乏
        12. 慢性薬物中毒
        13. 慢性重金属中毒（鉛中毒など）
        14. 一酸化炭素中毒（慢性）
    E. 感染
        1. HIV
        2. 梅毒
        3. 亜急性硬化性全脳炎（SSPE）
        4. 進行性多巣性白質脳症（PML）
        5. ウィップル（Whipple）病
        6. クリプトコッカス症
        7. ウイルス性脳炎後
        8. 慢性真菌性/結核性髄膜炎
    F. 髄鞘の障害
        1. 多発性硬化症（MS）
        2. マルキアファーヴァ・ビニャミ（Marchiafava-Bignami）病
        3. 白質ジストロフィー（遺伝性疾患の項参照）
    G. 癌性
        1. 髄膜癌腫症
        2. 辺縁系脳炎
    H. 遺伝性神経代謝性疾患
        1. 白質ジストロフィー（クラッベ（Krabbe）病，異染性白質ジストロフィー，副腎白質ジストロフィーなど）
        2. 脂質蓄積症（テイ・サックス（Tay-Sachs）病，ニーマン・ピック（Niemann-Pick）病など）
        3. ミオクローヌスてんかん（神経元セロイドリポフスチン沈着症）
    I. てんかん
    J. うつ病
    K. 膠原病/血管性：炎症
        1. シェーグレン（Sjögren）症候群
        2. SLE
        3. 神経サルコイドーシスなど
    L. プリオン（prion）病

1. クロイツフェルト・ヤコブ（Creutzfeldt-Jakob）病（散発性・医原性・新変異型・家族性）
2. ゲルストマン・シュトロイスラー・シャインカー（Gerstmann-Sträussler-Scheinker）病
3. 致死性家族性不眠症

  注：痴呆の原因の記憶法：DEMEMTIAS
  D：degenerative, depression, drugs
  E：endocrine
  M：metabolic, myelin
  E：epilepsy
  N：neoplasm, nutrition
  T：toxic, trauma
  I：infection, inflammation, inherited disorders, infarction
  A：atherosclerotic/vascular
  S：structural, systemic

## IX 痴呆とせん妄のクイックリファレンス

| 特徴 | 皮質性痴呆 | 皮質下痴呆 | せん妄 |
| --- | --- | --- | --- |
| 発症形式 | 緩徐 | 緩徐 | 突然発症 |
| 期間 | 数カ月〜数年 | 数カ月〜数年 | 数時間〜数日 |
| 経過 | 進行性 | 進行性 | 変動 |
| 注意力 | 正常 | 正常 | 変動 |
| 発語 | 正常 | 低声性，構音障害 | 不明瞭，錯乱 |
| 言語 | 失語 | 正常，失名辞 | 失名辞，書字障害 |
| 記憶 | 学習障害 | 再生障害 | 意味づけ障害 |
| 認知 | 失算 | 遅い，荒廃 | 障害 |
| 病識 | 障害 | 保たれる | 障害 |
| 行動 | 脱抑制 | 無気力 | 無気力，興奮 |
| 精神症状 | 時にあり | 時にあり | しばしば顕著 |
| 運動症状 | なし | 振戦，ジストニア | 振戦，羽ばたき振戦 |
| 脳波 | びまん性徐波化 | 正常または軽度徐波化 | 中等度以上の徐波化 |

## X 痴呆症状と原因疾患

| | | アルツハイマー病 | パーキンソン病 | ハンチントン病 | 進行性核上性麻痺 |
| --- | --- | --- | --- | --- | --- |
| 見当識 | | 障害 | 正常 | 正常 | 正常 |
| 記憶 | 即時 | 障害 | 障害 | 障害 | 正常 |
| | 遅延 | 高度障害 | 障害 | 障害 | 正常 |
| | 再認 | 高度障害 | 正常 | 正常 | 正常 |
| | 記憶保持 | <50％ | 50〜80％ | 50〜80％ | 50〜80％ |
| 実行機能 | | 高度障害 | 高度障害 | 高度障害 | 高度障害 |
| 言語 | 呼称 | 高度障害 | 正常 | 正常 | 正常 |
| | 流暢性 | 障害 | 高度障害 | 高度障害 | 高度障害 |
| 視空間 | | 障害 | 障害 | 高度障害 | 障害 |

## XI 評価

A. 病歴・家族からの聴取・診察・精神状態の評価
B. CTスキャン（最初は非造影）
C. 脳波
D. 心電図
E. 尿検査
F. 血液検査：血算，生化学（電解質・肝機能を含む），ビタミン$B_{12}$，甲状腺機能，梅毒反応，血沈，抗核抗体，リウマチ因子

注：若年者で初期スクリーニングが陰性の場合，コルチゾル，銅，セルロプラスミン，ポルフィリン症検索，24時間蓄尿による重金属検索，HIV，結核，ACE，ビタミンE，極長鎖脂肪酸

G. 腰椎穿刺（適応がある場合）：細胞診，真菌培養，ACE，MS検索
H. 神経心理学的検査（診断に苦慮する場合）
I. 血管撮影/脳生検（適応がある場合）

## XII 一般的管理（各論は原因疾患による）

A. まず，治療可能な原因を除外する
B. 治療不能の痴呆

### 精神症状

| 薬物 | 薬剤名 | 初期量 | 最大量 |
| --- | --- | --- | --- |
| 非定型抗精神病薬 | | | |
| リスペリドン | リスパダール | 0.5mg/日 | 1〜3mg/日 |
| オランザピン | ジプレキサ | 2.5mg/日 | 5〜10mg/日 |
| クエチアピン | セロクエル | 12.5〜25mg/日 | 50〜150mg/日 |
| clozapine | clozaril | 6.25〜12.5mg/日 | 25〜100mg/日 |
| 定型抗精神病薬（力価） | | | |
| ハロペリドール（高） | セレネース | 0.25〜0.5mg/日 | 2〜4mg/日 |
| loxapine（中） | loxitane | 2.5〜5mg/日 | 10〜20mg/日 |
| チオリダジン（低） | メレリル | 10〜30mg/日 | 100〜300mg/日 |

### 興奮

| 分類 | 薬物 | 薬剤名 | 初期量 | 最大量 |
| --- | --- | --- | --- | --- |
| 抗精神病薬(上の表参照) | | | | |
| 抗痙攣薬 | divalproex | depakote | 250mg分2 | 1500〜2000mg/日 |
| | カルバマゼピン | テグレトール | 50〜100mg/日 | 500〜800mg/日 |
| 抗うつ薬 | トラゾドン | デジレル | 25〜50mg/日 | 200〜300mg/日 |
| | パロキセチン | パキシル | 5〜10mg/日 | 40mg/日 |
| | sertraline | zoloft | 25〜50mg/日 | 150〜200mg/日 |
| | citalopram | celexa | 10〜20mg/日 | 40mg/日 |
| 抗不安薬 | buspirone | buspar | 10mg分2 | 45mg/日 |
| | ロラゼパム | ワイパックス | 0.5mg/日 | 4〜6mg/日 |
| その他 | プロプラノロール | インデラル | 20mg分2 | 50〜240mg/日 |

## うつ病

| 薬物 | 薬剤名 | 初期量 | 最大量 |
|---|---|---|---|
| SSRI | | | |
| 　fluoxetine | prozac | 10mg/日 | 20〜40mg/日 |
| 　パロキセチン | パキシル | 5〜10mg/日 | 40mg/日 |
| 　sertraline | zoloft | 25〜50mg/日 | 150〜200mg/日 |
| 　citalopram | celexa | 10〜20mg/日 | 40mg/日 |
| 　フルボキサミン | ルボックス，デプロメール | 50mg/日 | 300mg/日 |
| 三環系 | | | |
| 　ノルトリプチリン | ノリトレン | 10mg/日 | 50〜100mg/日 |
| 　desipramine | — | 50mg/日 | 150mg/日 |
| その他 | | | |
| 　nefazodone | serzone | 300mg分2 | 600mg/日 |
| 　venlafaxine | effexor | 75mg/日 | 375mg/日 |

## 不 安

| 薬物 | 薬剤名 | 初期量 | 最大量 |
|---|---|---|---|
| buspirone | buspar | 5mg/日 | 30〜45mg/日 |
| ロラゼパム | ワイパックス | 0.5mg/日 | 2〜6mg/日 |
| オキサゾラム | セレナール | 10mg/日 | 30mg/日 |

## 睡眠障害

| 薬物 | 薬剤名 | 初期量 | 最大量 |
|---|---|---|---|
| トラゾドン | デジレル，レスリン | 50mg/日 | 300mg/日* |
| ゾルピデム | マイスリー | 5〜10mg/日 | 10mg/日 |
| temazepam | restoril | 15mg/日 | 30mg/日 |
| zaleplon | sonata | 5〜10mg/日 | 10mg/日 |

＊訳者注：本邦では，200mg/日が最大投与量

  2．神経・精神症状の非薬物的治療
   a．日中の活動を増やす
   b．音楽療法
   c．環境改善
   d．デイケア
   e．介護者の教育，援助活動
   f．関係者の連携
  3．認知障害（アルツハイマー病の治療の項参照）

# 中枢神経変性疾患

## I 痴呆性疾患
 A．アルツハイマー病
   1．疫学

       a. 脳の変性疾患の中で最多
       b. 65歳以上の人口の10％が罹患。65歳以上の痴呆の新しい症例の3分の2
       c. 男性＝女性，通常60歳以上にて発症するが早期発症もある
       d. 危険因子：高齢，家族歴，ダウン（Down）症（35歳以上で全員罹患），低教育歴，第1，14，21染色体の突然変異，アポリポタンパクEのε-4遺伝子型，脳外傷の既往，うつ病の既往，女性
2. 病態生理学
       a. アミロイド前駆タンパクがベータとガンマセクレターゼで切断されると，細胞毒性のAβフラグメント（主としてAβ40とAβ42）が生成する
       b. 細胞外にAβが不溶性のβシート構造で集積すると，神経の構造が障害され，シナプス伝達が行われなくなり，細胞毒性の炎症反応が起きる。この結果，アルツハイマー病の脳にみられる多くの変化が起こる
       c. たいていの家族性の症例は4つの遺伝子異常のいずれかに関係している。アミロイド前駆タンパク，apoEε4（最も多い遺伝子異常，発症は年齢が若い），プレセニリン1と2（若年発症で劇症）に関係している
       d. マイネルトの基底核からのコリン作動性の投射がなくなることにより，海馬と新皮質のコリンアセチルトランスフェラーゼが減少している
3. 臨床症候
       a. 知的機能の段階的低下
       b. 短期記憶の障害
       c. 視空間的失見当
       d. 言語/発語の問題：失語，失名辞，遅発性の反響言語，無言症
       e. 失行：着衣失行，観念運動失行
       f. 性格変化や妄想はまれではない
       g. 最終的には，寝たきり・無動・無言状態
       h. 晩期まで運動・感覚機能は保たれる
       i. 約10％の症例でてんかん発作
4. 画像検査
       a. CT/MRI：側頭葉・前頭葉・頭頂葉の萎縮（一次運動野，一次感覚野は比較的保たれる），シルビウス裂の対称性拡張，側脳室下角の拡大
       b. PET：両側頭頂葉・側頭葉の代謝低下
       c. SPECT：両側頭頂葉・側頭葉の血流低下
5. 病理
       a. 老人斑（senile plaque）：中心にアミロイドのコアを有し嗜銀性。痴呆の重症度と最も相関する。アミロイドβタンパクの細胞外蓄積
       b. 神経原線維塊（neurofibrillary tangles）：神経細胞内の対をなす螺旋状のフィラメント（paired helical filaments；PHF）から構成される。PHFのサブユニットは微小管結合タンパク，タウタンパク（原線維内のタウは高リン酸化され不溶

　　　　性でユビキチンとペアを作っている）
　　c. 顆粒空胞変性（granulovacuolar degeneration）：海馬の錐体細胞にみられる
　　d. アミロイド：Congo redにて染色され，偏光下でアップルグリーンの偏光性を示す。老人斑のコアおよび血管に存在（アミロイドコンゴ好性アンギオパチー）
　　e. 平野小体（Hirano body）：海馬の神経細胞にみられる好酸性の細胞質内封入体
　　f. 大脳皮質・マイネルト（Meynert）基底核（無名質substantia innominata）・青斑核におけるシナプス密度低下，広範な神経細胞脱落
　　g. タウ（Tau）染色陽性：線維性変性の進行に伴い，タウ染色陽性細胞が増加
　　h. 老人斑と神経原線維塊の形式は徐々にAβとAβの関連タンパクが集積していくため，ニューロンが示す細胞反応の表れである
6. 神経原線維塊を伴う他の疾患
　　a. ダウン症（老人斑・神経原線維塊の増加）
　　b. パーキンソン病（パーキンソン病患者の30％にて痴呆を生じることの説明）
　　c. ボクサー痴呆（dementia pugilistica）：ボクサーに生じる。神経原線維塊の増加を認めるが，老人斑は増加しない
　　d. 脳炎後パーキンソニズム
　　e. 進行性核上性麻痺
　　f. グアムのパーキンソン/痴呆/ALS複合
　　g. 亜急性硬化性全脳炎（SSPE）
　　h. クフス病
7. 診断
　　a. DSM-Ⅳの診断基準は，アルツハイマー型の痴呆を診断するうえで信頼がおける
　　b. 画像検査（機能的あるいは構造的），遺伝子検査，生化学的検査で，アルツハイマー病の診断に常に推奨できるものはない（2001年，AAN）
8. 治療（現在可能な治療はアセチルコリン仮説に基づいている）
　　a. 可逆性原因による痴呆を除外
　　b. tacrine（tetrahydroaminoacridine）：可逆性のアセチルコリエステラーゼ阻害薬
　　　　（1）用量・用法
　　　　　　（a）10mgを4回/日：6週間
　　　　　　（b）次いで20mgを4回/日：6週間
　　　　　　（c）次いで30mgを4回/日：6週間
　　　　　　（d）次いで40mgを4回/日

　　　　注：肝機能検査が必要。50％の症例で肝機能異常

　　c. ドネペジル（アリセプト™）
　　　　（1）重大な肝障害は起こさない
　　　　（2）軽度のアセチルコリン作動性の副作用（嘔気，嘔吐，下痢など）
　　　　（3）1日5mgから始め，4週後に1日10mgに*　　　*訳者注：本邦では5mg

            d. rivastigmine（Exelon™）
                (1) 重大な肝障害は起こさない
                (2) アセチルコリンエステラーゼとブチリルコリンエステラーゼを阻害する．
                (3) 重大なアセチルコリン作動性の副作用が，早く増量すると起きる．食べ物と一緒に投与すべし
                (4) 1.5mg 1日2回投与から，3～6mg 1日2回投与へ増量する
            e. galantamine（Reminyl™）
                (1) 重大な肝障害は起こさない
                (2) アセチルコリンエステラーゼの阻害とニコチンリセプターの神経修飾物質
                (3) 4mg 1日2回投与から始め，4週で8～12mg 1日2回投与まで増量する（コリナージックの副作用を軽減できる）
            f. すべてのコリンエステラーゼ阻害薬は，認知，行動，機能などの広い範囲で有効性がある
            g. これらの薬剤は，アルツハイマー病の進行を一時的におさえる働きがある
            h. ビタミンE 1000単位，1日2回は，1つの研究報告によると進行を遅らせ，死亡を抑制したという
            i. セレギリン
                (1) ビタミンEと同様の結果
                (2) 5mgを1日2回投与
            j. 行動の問題や興奮に対する対症療法
            k. 患者・介護者に対する助力
        9. 予防
            a. 閉経後のエストロゲン投与は研究の一致をみていないが，有効かもしれない
            b. 消炎薬：非ステロイド抗炎症薬を2年以上使うとアルツハイマー病のリスクを半減できる
            c. 予防効果がありそうなもの：赤ワイン，HMG-CoA還元酵素阻害薬，抗酸化薬
B. **ピック病（前頭側頭型痴呆）**
    1. 疫学
        a. まれ
        b. 通常，50歳代に発症
        c. 女性＞男性
    2. 臨床徴候
        a. 性格変化と行動異常：無気力，無為，前頭葉症状（前頭葉の変性）．判断力の障害が中心
        b. 失語（側頭葉の変性）
        c. クリューバー・ビューシー（Klüver-Bucy）症候群様症状を呈することあり（性的傾向，口傾向，従順）
        d. 全般性認知障害（視空間機能は保たれる）
        e. 行動障害が前景に立つ

3. 画像検査
    a. CT/MRI：前頭葉・側頭葉の特徴的萎縮。上側頭回の後3分の1，一次運動野，一次感覚野は比較的保たれる
4. 病理
    a. Ⅰ～Ⅲ層における神経細胞脱落
    b. ピック小体：嗜銀性の細胞質内封入体
    c. 風船様神経細胞（大脳皮質基底核変性症でもみられる）

C. 他の前頭側頭型痴呆
1. すべて臨床的にピック病に似ている。ただし明らかな病理像を欠く
2. 進行性である
3. 判断力障害，脱抑制，社会的違法行為，無関心，失語
4. 行動上の変化は記憶障害よりも悪い
5. 異型として，本態性進行性失語症，痴呆＋上位・下位ニューロン障害，進行性皮質下グリオーシス，第17染色体の家族性
6. 痴呆の5～10％を占める
7. 発病は50代である

D. レヴィ小体型痴呆（dementia with Lewy bodies）
1. 疫学
    a. 痴呆をきたす疾患の中で2番目に多いとされる。過小評価されている
    b. 典型的には50～80歳に発症（平均72歳）
    c. 男性＞女性（2：1）
2. 臨床徴候
    a. 三徴：①痴呆，②精神症状，③軽度の錐体外路症状
    b. 症状：多くは神経行動学的異常であり，30～50％にて脱抑制と精神症状，30％にてはっきりとした精神症状。軽度の妄想と幻視，行為障害が初期像
    c. 錐体外路症状：多くは固縮と動作緩慢。振戦はまれで晩期にしか生じない。痴呆は運動障害に比べて目立つ。一過性の意識障害を起こすことがある
3. 病理
    a. レヴィ（Lewy）小体：大脳皮質全般と脳幹の色素性細胞にみられる好酸性の細胞質内封入体
    b. ユビキチン（ubiquitin）にて染色される（特に海馬のCA2および3領域）
    c. タウ，アミロイドは染色されない。アルツハイマー型の病理変化は50～75％にみられる（主に老人斑）

E. 血管性痴呆（種々の脳梗塞，脳出血，無酸素/阻血または血管炎による）
1. 疫学
    a. 通常，脳梗塞の既往歴があり，動脈硬化危険因子がある
    b. 頻度はすべての痴呆の10％
    c. 男性＞女性

2. 臨床徴候
    a. 臨床徴候はハチンスキー（Hachinski）スコアにて計数される
        スコア7以上は多発脳梗塞性痴呆を示唆
        スコア4以下は変性疾患による痴呆を示唆

| 臨床徴候 | スコア |
|---|---|
| 突然発症 | 2 |
| 変動する経過 | 2 |
| 脳血管障害の既往 | 2 |
| 局所性神経症候 | 2 |
| 局所性神経徴候 | 2 |
| 階段状の進行 | 1 |
| 夜間の錯乱 | 1 |
| 性格は保たれる | 1 |
| うつ状態 | 1 |
| 身体的訴え | 1 |
| 感情失禁 | 1 |
| 高血圧 | 1 |
| 動脈硬化の根拠 | 1 |

    b. 両側性のラクナ梗塞による仮性球麻痺（構音障害，嚥下障害，感情失禁，尿失禁，下顎反射亢進，顔面反射亢進）をしばしば伴う。歩行障害を伴う
    c. アルツハイマー病に比べて，言語の障害は軽く，前頭葉，行為障害が目立つ
3. 画像検査と病理
    a. 通常，両側性の脳梗塞の所見
    b. MRI
4. 治療
    a. 梗塞予防（高血圧の管理など）

F. 痴呆と関連する他の疾患
    1. プリオン病（クロイツフェルト-ヤコブ病，ゲルストマン・シュトロイスラー・シャインカー（Gerstmann-Sträussler-Scheinker））
    2. 視床性痴呆（純粋に視床のみの変性，亜急性痴呆，舞踏病アテトーゼを呈するまれな症候群）
    3. ミトコンドリア病（MERRF，MELAS）
    4. 水頭症（NPH：痴呆，歩行障害，尿失禁）
    5. 外傷後痴呆（通常固定性，非進行性）
    6. 脳炎後痴呆（例：ヘルペス脳炎は両側側頭葉内側下面の障害の後遺症として記憶障害を呈することがある）

主な痴呆症の比較

|  | レヴィ小体型痴呆 | アルツハイマー病 | ピック病 |
|---|---|---|---|
| 男女比 | 男性＞女性 | 男性＝女性 | 男性＜女性 |
| 症候 | 精神症状<br>軽度の錐体外路症状 | 失行<br>失語<br>視空間障害 | 性格変化<br>失語 |
| 障害される皮質 | びまん性<br>側頭葉内側 | 頭頂葉<br>側頭極 | 前頭極 |
| 封入体 | レヴィ（Lewy）小体 | 神経原線維塊<br>老人斑<br>顆粒空胞変性<br>平野小体 | ピック小体 |
| タウ（tau） | 陰性 | 陽性 | 陽性 |
| ユビキチン（ubiquitin） | 陽性 | 陰性 | 陰性 |
| アミロイド | 陰性 | 陽性 | 陰性 |

## II 運動障害を呈する変性疾患

### A. パーキンソン病

1. 疫学
   a. 発症年齢：20～80歳。50歳代がピーク
   b. 若年性や家族性の報告がある
   c. 頻度の高い疾患であり，50歳以上の人口の1％
   d. 男女比は3：2
2. 臨床徴候
   a. 四徴
      (1) 固縮："歯車様"
      (2) 動作緩慢：運動の遅さ，突進歩行
      (3) 安静時振戦：3～5Hz。"丸薬をまるめるような"振戦，しばしば非対称性，多くは初発症状
      (4) 姿勢障害：最も治療が困難
   b. 他の特徴：瞬目の減少，前傾姿勢，流涎，小さく単調な声，"仮面様顔貌"，小字症，マイアーソン（Myerson）徴候（眉間を叩く刺激に対して瞬目を抑制できない），シュテルワーク（Stellwag）徴候（眼裂の拡大）*，腕振りの減少，すくみ足　　　＊訳者注：Stellwag徴候（バセドウ病で凝視する状態瞬目が減少する）
   c. 30％の症例において痴呆
   d. 片側性の発症とレボドパへの良好な反応は診断をサポートする
   e. うつ病は年2％
   f. 感覚症状（じんじんと痛む，チクチク）と下肢静止不能は多い
   g. 自律神経障害はしばしばみる
   h. 脂漏症と脂漏性皮膚炎は多い
3. 病理
   a. 黒質緻密帯の色素細胞の脱落，他の部位（青斑核，迷走神経背側運動核）の色

**パーキンソン病の遺伝型**

| タンパク | 染色体 | 遺型 |
|---|---|---|
| α-シヌクレイン（synuclein） | 4q21-q22 | 常染色体優性 |
| パーキン（parkin） | 6q25.2-q27 | 常染色体劣性 |
| ユビキチン カルボニルターミナルヒドロラーゼ-L1 | 4p | 常染色体優性 |
| アイオワ家系：PD/ET | 4q | 常染色体優性 |
| タウ；前頭側頭型痴呆 | 17q21 | 常染色体優性 |
| 易感受性染色体 | 2p13 | |
| GTP シクロ―ヒドラーゼ（dopa反応性ジストニア） | 14q22 | 常染色体優性 |
| 母からの遺伝 | ミトコンドリアDNA | ミトコンドリア |

　　　素細胞の脱落
　　b. レヴィ（Lewy）小体：色素細胞にみられる好酸性の細胞質内封入体
4. 病態生理
　　a. 黒質のドパミン含有細胞の脱落により，線条体におけるドパミンが減少（相対的にアセチルコリンが増加）。
　　b. MPTPモデル：MPTPはMAO-bによりMPP＋に変換され，ドパミン作動性神経細胞に対し毒性を示す。これをもとに，パーキンソン病の治療においてMAO-B阻害薬が用いられ，また本疾患の研究において動物実験モデルに用いられる
5. 治療
　　a. レボドパ（L-dopa）
　　　(1) 臨床剤形＝メネシット™（カルビドパ/レボドパ）
　　　(2) 用量：25mg/100mg錠を2回，あるいは3回にて開始
　　　(3) 血液脳関門を通過し，L-芳香族アミノ酸脱炭酸酵素によりドパミンに代謝される。治療の主たる薬剤
　　　(4) カルビドーパ（末梢性の脱炭酸酵素阻害薬）との合剤となっているため，末梢組織でのドパミンへの代謝は阻害される。その結果，より多くのレボドパが血液脳関門を通過するため，レボドパの必要投与量が減り，副作用も少ない
　　　(5) 副作用：用量依存性，可逆性
　　　　(a) 嘔気/嘔吐，起立性低血圧
　　　　(b) 用量依存性ジスキネジア，不穏状態，ジストニア，アテトーゼ
　　　　(c) 不眠，幻覚，不安，悪夢，操状態
　　　(6) 食前30分あるいは食後1時間に内服するのが望ましい。タンパク質がレボドパの吸収や輸送を低下させる
　　　(7) 薬物相互作用
　　　　(a) ビタミン$B_6$：末梢での代謝を促進し，レボドパの有効量を減少させる
　　　　(b) MAO阻害薬：ドパミンの代謝を抑制し中枢での作用を増強する
　　　　(c) レセルピン：中枢のドパミンを枯渇させる
　　　　(d) 向精神薬（D2阻害薬）：薬効を低下させる
　　　(8) レボドパ治療後5年たつと，約70％の患者がいずれかの副作用を有する（表参照）
　　b. MAO阻害薬：エフピー™（デプレニル，セレギリン）
　　　(1) MAO-b選択的阻害薬

(2) ドパミンの分解を阻害
(3) これらの薬剤による早期からの加療が神経保護作用を有するとの研究もある。レポドパの必要時期を9カ月遅らせる
(4) 用量：5mgを2回/日（朝，昼）。薬剤の刺激作用による不眠を避けるため，2回目は日中に投与する
(5) 副作用：不眠，嘔気／嘔吐，眩暈感，精神症状，ジスキネジア
(6) MAO-a阻害薬とは異なり，チラミンを避ける必要はない

c. ドパミン作動薬（ブロモクリプチン/パーロデル™，ペルゴリド/ペルマックス™，プラミペキソール/ビ・シフロール™）
(1) D2，D3受容体を直接刺激する
(2) レポドパとの組み合わせによりon-off減少を改善する，レポドパを増強する
(3) レポドパ長期投与の副作用を改善する
(4) レポドパ服用量を減らせる
(5) モノセラピーとして初期に用い，レポドパ必要時期を遅らせる（神経保護作用？）
(6) 副作用：眠気，浮腫，睡眠発作，起立性低血圧，幻覚，ジスキネジア，嘔気・嘔吐。肺線維症と肢端紅痛症（圧痛，発赤，浮腫性の肢）は麦角アルカロイドから由来するペルゴリドやブロモクリプチンのまれな副作用である
(7) 投与量
    (a) ブロモクリプチン：1.25mg眠前から始める。3〜7日ごとに2.5mgずつ増やし，最大量は1日量10〜30mgを分3投与とする
    (b) ペルゴリド：1日50μgで開始し，3日ごとに100〜150μgずつ増やし，ゴールは1日3mg分3とする
    (c) プラミペキソール：0.125mg 1日3回投与で始め，1週間に0.25mgずつ増やして，最大量1日1.5mg分3とする
    (d) ropinirole：0.25mg 1日3回投与で始め，1週間ごとに1回あたり0.25〜0.5mgずつ増やし，最大量1日24mg分3にする（本邦未発売）*　　*訳者注
(8) すべてはレポドパよりも薬効が少ないが，ジスキネジアを生じにくい

d. 抗コリン薬（トリヘキシフェニジル/アーテン™，benztropine/Cogentin™）
(1) 固縮や動作緩慢よりも振戦に対して効果的
(2) 他の薬剤に比して安価。ただし，高齢者への投与は困難な場合がある
(3) 副作用：中枢神経（記憶障害，錯乱，精神症状）。末梢（口渇，便秘，尿閉，霧視，緑内障の悪化）
(4) 用量：
    (a) benztropineを2mg/日，1日2回から開始。最大量4〜6mg/日
    (b) トリヘキシフェニジルを4mg/日，1日2回から開始。最大量6〜10mg/日

e. アマンタジン（シンメトレル™）
(1) 抗ウイルス薬，ドパミン再取り込みを阻害
(2) 他の治療薬に比較し効果は少ない
(3) 副作用：口渇，錯乱，嘔気，網状皮斑
(4) 投与量100mgを1日2回，最大量は200mgを1日2回

f. COMT阻害薬：レポドパの半減期を延ばす

(1) トルカポン投与量：経口で100〜200mgを1日3回。肝障害がこの薬の用法を制限している
(2) エンタカポン投与量：経口で200mgをレボドパ服用に合わせて毎回投与
  g．外科治療：内科治療が失敗したとき
(1) 胎児副腎髄質や黒質を脳に植えこむことで，ケースによっては軽快がみられる。異論もある
(2) 視床破壊術・視床刺激術：対側の難治性の振戦に最も効果がある。70％で効果あ

### パーキンソン病の特殊な症状への対応

| 症状 | 対応 |
| --- | --- |
| うつ | 三環系抗うつ薬，他の抗うつ薬，電気痙攣療法 |
| 構音障害 | クロナゼパム |
| 流涎 | 抗コリン薬，鼓室神経切断術 |
| 動作時振戦 | β遮断薬，プリミドン，アルコール |
| 有痛性ジストニア | バクロフェン，リチウム |
| 有痛性固縮 | 筋弛緩薬（cyclobenzaprine, orphenadrine） |
| ミオクローヌス | クロナゼパム，methysergide |
| 静坐不能 | 抗不安薬，プロプラノロール，naltrexone |
| 一側性振戦/固縮 | 視床破壊術/淡蒼球破壊術 |
| 嘔気 | diphenidol, cyclizine, カルビドパ，ベンセラジド，ドンペリドン |
| 起立性低血圧 | フルドロコルチゾン，yohimbine |
| 発作性発汗過多 | β遮断薬 |
| 失禁 | hyoscyamine, オキシブチニン，ベタネコール |
| 便秘 | 緩下薬 |

### パーキンソン病の臨床症状の変動

| 臨床状態 | 対応 |
| --- | --- |
| 薬剤効果時間の短縮 | レボドパ投与間隔の短縮* <br> レボドパ徐放薬 <br> ドパミン受容体作動薬 <br> レボドパ合剤の増量* <br> lisuride持続静注 |
| 薬剤反応の遅延 | 食前投与あるいは炭水化物の多い食事への変更 <br> 制酸薬* <br> レボドパあるいはlisuride持続静注 |
| 薬剤抵抗性off状態 | レボドパ合剤の増量と投与回数の増多* <br> 食前投与 <br> レボドパあるいはlisuride持続静注 |
| on-off現象 | レボドパあるいはlisuride持続静注 <br> レボドパ減量（休薬） |
| すくみ足現象 | レボドパの増量 <br> ドパミン受容体作動薬 <br> desipramine <br> 歩行調律 <br> 歩行の工夫 |

＊訳者注：賛成できない

**パーキンソン病のジスキネジア**

| ジスキネジア | 対応 |
|---|---|
| 血中濃度最高時（peak-dose）ジスキネジア | レボドパ1回投与量の減量<br>ドパミン受容体作動薬を追加 |
| 二相性ジスキネジア | 薬剤投与間隔の短縮<br>1回投与量の増量 |
| 早朝ジスキネジアおよびoff状態 | バクロフェン，ドパミン受容体作動薬，夜間レボドパ投与，抗コリン薬，三環系抗うつ薬，リチウム |
| ミオクローヌス | クロナゼパム，methysergide<br>レボドパ減量 |
| peak-dose 咽頭ジストニア | レボドパ減量<br>抗コリン薬 |
| ジストニア姿勢 | レボドパの増量<br>抗コリン薬<br>視床破壊術 |
| 口顔面ジスキネジア | レボドパ減量<br>抗コリン薬 |
| 静坐不能（akathisia） | 抗不安薬，プロプラノロール，naltrexone<br>レボドパ治療と無関係の可能性 |

　　　　り。刺激術のほうが安全
　　　(3) 淡蒼球破壊術：対側のドパミン誘発性のジストニア，ヒョレアに対して最も効果的。無動症や振戦にもいくらか効果あり
　　　(4) 視床下核刺激術：対側の無動症や振戦に対して最も効果的。レボドパを減量できる
B. 多系統萎縮症（multiple system atrophy；MSA）（パーキンソニズムの10％）
　1. 多系統萎縮症はパーキンソニズム・プラス（parkinsonism plus）症候群として知られる4つのoverlapする症候群を総括する神経病理学用語である
　　　a. シャイ・ドレーガー（Shy-Drager）症候群
　　　　(1) パーキンソニズム＋自律神経障害
　　　　(2) 起立性低血圧，インポテンス，膀胱直腸障害
　　　　(3) 中間外側束および迷走神経背側運動核の交感神経ニューロンの変性による（黒質および線条体にも変性あり）
　　　b. 線条体黒質変性症（SND）
　　　　(1) パーキンソニズム（通常，振戦は欠如），錐体路徴候，喉頭喘鳴
　　　　(2) 最初，被殻・尾状核に変性を生じ，二次的に，黒質・淡蒼球にも変性が及ぶ（線条体淡蒼球線維・線条体黒質線維）
　　　　(3) レボドパは無効で，ジストニアを生じることがある
　　　c. オリーブ橋小脳萎縮症（OPCA）
　　　　(1) 軽度のパーキンソニズム，錐体路徴候，小脳症状
　　　　(2) 家族性（小脳症状が前景）または散発性
　　　　(3) 小脳・橋・下オリーブ核および黒質・線条体に変性

d. パーキンソニズム－筋萎縮症候群
    (1) 黒質および前角細胞の変性
2. 患者がパーキンソニズム以外に下記の症候を合併する場合，パーキンソニズム・プラス（parkinsonism plus）症候群の可能性を疑う
    a. 著明な自律神経障害
    b. 失調症状
    c. 皮質脊髄路症候（錐体路徴候）
    d. 両側性かつ対称性の発症
    e. 安静時振戦の欠如
    f. レボドパ反応性の不良
3. 病理（MSAのカテゴリーに入る疾患に共通）
    a. グリアの細胞内封入体
        (1) 微小管の変性したものからなる
        (2) オリゴデンドロサイトに見出される
        (3) MSAに比較的特徴的
4. 画像
    MSAでは，フルオロデオキシグルコースPETでしばしば線条体と前頭葉の代謝低下が見出される
5. 治療
    レボドパを1日2gの最大量まで試してみる（＋/－ 抗コリン薬と併用）

C. 進行性核上性麻痺（リチャードソン・スティール・オルシェウスキィ（Richardson-Steele-Olszewski）症候群）
    1. 疫学
        a. 発症年齢：40歳以降（通常50歳代）
        b. 非家族性
        c. 男性＞女性
    2. 臨床徴候
        a. バランス障害・易転倒性（"転倒現象"）
        b. 核上性眼球運動障害：最初に随意的眼球下転が障害される。次いで上転，最後に水平方向運動の障害を呈する
        c. 嚥下障害，構音障害，仮性球麻痺
        d. 軸性ジストニア（硬直姿勢）
        e. 軽度痴呆（行動が特に侵される）
        f. パーキンソン病様の無動・固縮症候，ただし振戦は起こらない（体軸＞四肢）
        g. レボドパに反応しない
    3. 病理
        a. 橋・中脳の萎縮
        b. 大脳皮質・小脳は通常，保たれる

   c. 中脳の残存するニューロンに神経原線維塊を認める
  4. 画像所見
   a. 橋・中脳の萎縮
D. 大脳皮質基底核変性症（cortical-basal ganglionic degeneration）
  1. 疫学
   a. 男性＝女性
   b. 非家族性
   c. 通常，60代に起こる
   d. 5～10年で死亡
  2. 臨床徴候
   a. 皮質脊髄路および錐体外路系に障害
   b. 非対称性，一側性の発症
   c. 通常，上肢からの発症（左側が多い）
   d. 患側上肢における，錐体外路性の固縮（無動・固縮），動作時・姿勢時振戦，失行，エイリアンハンド（alien hand）症候群（他人の手徴候）
   e. 反射性ミオクローヌス，ジストニア
   f. 皮質性知覚障害，動作がへた
   g. 極軽度の痴呆（晩期に，一部の症例のみ）
   h. 核上性眼球運動障害，注視・開眼失行（晩期）
   i. 緩徐に両側に症状が進行
   j. 皮質脊髄路徴候は通常認められる（腱反射亢進65％，バビンスキー（Babinski）徴候50％）
  3. 画像所見
   a. MRI：非対称性頭頂葉萎縮（患側上肢の反対側にて顕著。通常は右頭頂葉）
   b. PET：障害側に強い視床・頭頂葉・前頭葉内側の代謝低下
  4. 病理
   a. 患側上肢の反対側の頭頂葉・前頭葉（運動前野）にて顕著な皮質萎縮，ニューロン脱落，グリオーシス
   b. 黒質・線条体の変性
   c. 残存ニューロンの色素脱失（膨化し，周辺に核を有し，Nissl小体を欠く）
   d. ピック小体，神経原線維塊，老人斑，顆粒空胞変性，アミロイド，レヴィ（Lewy）小体はみられない
   e. 電顕：細胞質内は10nmの中間径フィラメントにて満たされる
  5. エイリアンハンド（alien hand）症候群を呈しうる他の原因
   a. 頭頂葉病変
   b. 補足運動野病変
   c. 脳梁病変
E. グアムのパーキンソン-痴呆-ALS複合（リティコ・ボディグ（Lytico-Bodig）病）

1. 疫学
    a. 発症年齢：成人中期〜晩年
    b. 男性＞女性
    c. チャモロ（chamorro）族インディアンに発症。発生率は減少中
    d. ソテツの実（cycad nut）に発見された神経毒への暴露に関連している可能性
2. 臨床徴候
    a. パーキンソニズム，痴呆，運動ニューロン疾患/ALS（脱力，痙性）に特徴的な症候の複合
    b. 核上性眼球運動障害を呈することもある
3. 病理
    a. 変性したニューロンに特徴的な神経原線維塊
    b. レヴィ（Lewy）小体・老人斑はみられない

F. 変形性筋ジストニア（dystonia musculorum deformans）（捻転ジストニア）
  1. 疫学
      a. 2通りの遺伝形式
          (1) 常染色体劣性遺伝：ユダヤ人家系のみ。小児早期発症，数年で進行。通常，正常あるいは高い知能指数
          (2) 常染色体優性遺伝：どの民族でもみられる。小児後期あるいは成人にて発症。より緩徐に進行
  2. 臨床徴候
      a. ジストニアは間欠的に発症。通常，1日の後半に活動のあとに生じる
      b. 通常，足関節の内反にて始まる。
      c. まもなく，脊柱・肩関節・股関節にも拡大
      d. 徐々に，スパスムは頻繁となり，持続性になる。四肢はグロテスクに捻転する
      e. 脳神経領域の筋肉もジストニアを呈する（嚥下障害・構音障害）
      f. 手は正常に保たれることが特徴的である
      g. 他の神経徴候は認めない
  3. 病理
      a. 特異的所見はない
  4. 治療
      a. 抗コリン薬大量療法（アーテン™ 30mg以上/日）
      b. 視床（外側腹側核VL）破壊術

G. ハラーフォルデン・シュパッツ（Hallervorden-Spatz）病
  1. 疫学
      a. 常染色体劣性遺伝
      b. 発症年齢：小児後期から青年早期
      c. 10〜20年の経過で緩徐に進行
      d. 第20染色体p12.3-p13

2. 臨床徴候
    a. 痙性，腱反射亢進，バビンスキー徴候（皮質脊髄路徴候）
    b. 固縮，ジストニア，舞踏病アテトーゼ（錐体外路系徴候）
    c. 痙性・固縮は下肢にて顕著。患児は，突っ張った爪先歩きで，腕は硬く，手指は過伸展
    d. 顔面・球部の筋肉も症状を呈する。凍りついたような仮面様顔貌で強く噛み合わせた歯の隙間から発声
    e. やがて構音不能
    f. 全般性認知能力低下
    g. 網膜色素変性・視神経萎縮を伴う症例もある
3. 画像所見
    a. CT：レンズ核病変
    b. MRI：T2強調画像にて淡蒼球内節に顕著な低信号域（虎の目（eye of the tiger）徴候）
    c. 基底核における放射性鉄イオンの取り込み上昇
4. 病理
    a. 淡蒼球のオリーブ色もしくは金褐色の色素変化が特徴（黒質・赤核にも色素変性がある）
    b. 神経軸索ジストロフィー（neuroaxonal dystrophy）にて認められるものに似た膨化した軸索断片

H. ハンチントン（Huntington）病
1. 疫学
    a. 常染色体優性遺伝，第4染色体
    b. トリヌクレオチド・リピート病（trinucleotide repeat desease）（正常繰り返し数11〜34。発病＞37）
    c. 小児患者の90％は父親からの遺伝（表現促進）
    d. 発症平均年齢35〜40歳。通常15年以内の経過にて死亡
    e. 小児発症例あり，進行が早い
    f. 男性＞女性
    g. 突然変異あり。散発例の原因となる
    h. 突然変異によりハンチンティン（huntingtin）が発現され，細胞内に蓄積する
2. 臨床症状
    a. 三徴：①性格変化/行動異常，②痴呆，③舞踏病
    b. 典型的には，行動/性格変化は舞踏病・痴呆に先行。うつ，疑い深さ，易興奮性，衝動的，奇異，感情的などを示す症例もある
    c. 不随意運動は最初，落ち着きのなさなどで始まり，やがて著明な舞踏病へと進行
    d. ウェストファール変異（Westphal vaviant）：小児期発症，無動・固縮状態と精

神発達遅滞・てんかん発作。早い進行
   3. 画像所見
      a. MRI/CT：拡大した側脳室，尾状核萎縮，軽度の大脳皮質萎縮
      b. PET：尾状核・被殻における代謝低下
   4. 病理
      a. 尾状核萎縮（最も顕著）。被殻・大脳皮質（特に第3層）萎縮
      b. 病態生理：線条体のGABA，GADおよびコリン作動性ニューロンの変性。ドパミン系は相対的に保たれる
      c. 線条体はグリオーシスを呈する
   5. 治療
      a. 不随意運動の抑制にはハロペリドール 2～10mg/日が最も有効。ただし病状は徐々に進行
      b. 遺伝相談は欠かせない
      c. うつ病の対症療法
I. ウィルソン（Wilson）病（肝レンズ核変性症）
   1. 疫学
      a. 常染色体劣性遺伝，第13染色体
      b. 有病率：一般人口の1/35,000。100人に1人は保因者
      c. 神経症候の発症年齢：11～25歳。20代の発症はまれ
   2. 臨床徴候
      a. 肝炎・肝硬変など肝障害が全例で先行
      b. 古典的な神経症候は，嚥下障害，構音障害，流涎，さまざまな不随意運動
      c. 固縮，動作緩慢，閉口不全，遅く衝動性の眼球運動
      d. 運動症状は球部に初発し，尾側に進行
      e. 粗大な羽ばたき振戦
      f. カイザー・フライシャー輪（Kayser-Fleischer ring）：（角膜のデスメ（Descemet）膜への銅沈着）。中枢神経症状発症患者の100％，肝障害のみの患者の75％にて観察される。スリットランプでの観察が必要
      g. 検査：血清セルロプラスミン（ceruloplasmin）低値，血清の自由銅増多，血清銅低値，尿中銅排泄増多，肝機能異常，アンモニア高値
   3. 画像所見
      a. CT：大脳・小脳・脳幹のびまん性萎縮。視床・基底核の低吸収域
      b. MRI：基底核のT1信号高値
   4. 病理
      a. 基底核のレンガ色の色調変化・萎縮
      b. 被殻の海綿状変性・空胞形成
      c. アルツハイマーⅡ型細胞（細胞質の拡大した星状膠細胞）
      d. オパルスキー（Opalski）細胞（大型の貪食細胞）

  e. 病態生理：銅に結合するP-type ATPaseの欠如により，銅の胆汁への排泄が低下。その結果，銅が肝・中枢神経・角膜に沈着（メンケス病も銅輸送ATPaseの遺伝子異常による）
 5. 治療
  a. 中枢神経症状の発症前に治療開始するのが望ましい
  b. 銅制限食。食後に硫化カリウムを内服（銅の吸収を阻害）
  c. ペニシラミン（銅のキレート剤）1〜2g/日＋ピリドキシン25mg/日
  d. ペニシラミン不耐性の症例では，酢酸亜鉛，ammonium tetrathiomolybdate, triethylenetetramineを使用酢酸亜鉛，50mg 1日3回は維持療法，発症前療法に用いる
  e. 治療は生涯継続
  f. 10〜50％の患者はペニシラミン投与にて増悪
  g. 肝移植も選択肢
  h. 5〜6カ月で軽快が始まり，2年で正常化する

## III 遺伝性失調症（早発型）

### A. フリートライヒ（Friedreich）失調症

 1. 疫学
  a. 常染色体劣性（トリヌクレオチド・リピート病で，唯一常染色体劣性
  b. トリヌクレオチド・リピート病（トリプレット・リピート病）
  c. 第9染色体
  d. ミトコンドリアタンパク，フラタキシン（frataxin）をcodeする染色体異常
  e. 25歳以前に発症
  f. 10歳以前の発症が50％
 2. 臨床徴候
  a. 通常，歩行失調にて発症。立位保持や走行の不安定さが初期症状。上肢の失調や構音障害はあとから現れる
  b. 末梢神経障害，感覚失調と小脳失調の混在
  c. 凹足・槌状趾，側彎症
  d. 50％の症例にて心筋症。10％の症例にて糖尿病
  e. 神経所見：運動失調，構音障害，腱反射低下・消失，バビンスキー徴候，振動覚・位置覚消失，ロンベルク（Rhomberg）徴候。感音性難聴，視神経萎縮も少数に生じる
 3. 予後
  a. 進行性の四肢と歩行失調。たいていの患者は25〜30歳で歩行不能
  b. 構音障害は進行性。知能は正常のまま保たれる
  c. 心筋障害と不整脈が生命をおびやかす
  d. たいていの患者は30代まで生きる。心臓病または感染症で死亡

            e. 側彎症や心臓病が軽いケースでは，50歳以上まで生きることもある
    4. 画像/電気生理検査
        a. 下肢の感覚神経伝導検査にて誘発不能。上肢にて遅延
        b. 遺伝子検査：遺伝子が延長しているほど病態は重篤である
        c. CT/MRIは特異所見なし
    5. 病理
            脊髄の変性は3つの重要な場所で起こる
        a. 脊髄萎縮
            (1) 後索/後根神経節の変性：振動覚・位置覚消失，感覚失調，腱反射消失，ロンベルク（Rhomberg）徴候
            (2) 皮質脊髄路の変性：筋力低下，バビンスキー徴候
            (3) 脊髄小脳路の変性：失調，構音障害
        b. クラーク（Clarke）柱，下位脳神経核，歯状核，上小脳脚にも変性を認める症例もある。
        c. 心筋線維の変性
B. 表現型は似ているがフリートライヒ失調症ではないもの
    1. ビタミンE欠乏を伴う失調症（AVED）
        a. ビタミンEの吸収または代謝異常は臨床的にフリートライヒ失調症と区別できない症状を出すことがある
        b. AVEDは常染色体劣性である
        c. ビタミンEが低値または測定できないレベルで，脂肪の吸収障害はない
        d. αトコフェロール トランスファー プロテイン（αTTP）の染色体の変異による
    2. 無βリポタンパク血症（バッセン・コーンツヴァイク（Bassen-Kornzweig）症候群
        a. リポタンパク代謝のまれな常染色体劣性遺伝病
        b. ビタミンEの吸収障害
        c. アポリポタンパクBを含むタンパクが欠損する（カイロミクロン，LDL，VLDL）
        d. 網膜変性症があることで，フリートライヒ失調症を鑑別できる
        e. 他のフリートライヒ失調症と鑑別に役立つこと：血清コレステロール低値，末梢血でアカントサイト，血清のタンパク電気泳動の異常
    3. 後天性ビタミンE欠乏症
        a. 嚢胞性線維症，胆汁うっ滞性肝障害，セリアック病，短小腸症候群などで著しい吸収障害に伴って
    4. 早期に発症する小脳性失調症で，腱反射が保たれる症候群（EOCA）
        a. たいていは常染色体劣性のいろいろなグループからなっている
        b. 小児期発症はフリートライヒ失調症に似ているが，腱反射は保たれている
        c. 四肢は痙性のこともある
        d. トリプレットリピートはない
        e. 糖尿病，心臓疾患，骨格の変形はない

        f. フリートライヒ失調症よりも予後がよい
        g. 除外診断
    5. 生化学的異常を伴う進行性失調症
        a. セロイドリポフスチノーシス，高コレスタノール血症，ルイ・バー症候群，色素性乾皮症，コケイン症候群，GM2ガングリオシドーシス，副腎白質ジストロフィー症，異染性白質ジストロフィー症，ミトコンドリア病（MERRF, KSS, NARP），シアリドーシス，ニーマン・ピック病，スフィンゴミエリン蓄積症など

C. 毛細血管拡張性運動失調症（ataxia telangiectasia）（ルイ・バー（Louis-Bar）症候群）
    1. 疫学
        a. 常染色体劣性
        b. ATM（ataxia telangiectasia mutated）染色体の突然変異でDNAの修復ができなくなるため
        c. 第11染色体
        d. ATMタンパクはDNAの障害が起きると細胞サイクルのチェックポイントの調整をする働きがある
    2. 臨床症状
        a. フリートライヒ失調症よりも早く発病する。普通は乳児期
        b. 進行性の躯幹の運動失調。12歳までに車イス
        c. 特徴的な眼と皮膚の血管拡張は運動失調から遅れ，3〜5歳で現れる。初発徴候となることはまれ
        d. 構音障害，眼振，眼の運動障害，ジストニア，アテトーゼ，ミオクローヌス
        e. 多発神経炎
        f. 認知障害，知的機能の発達停止
        g. 発達は遅れるが，早発性の加齢（髪が灰色になる）はみられることがある
    3. 予後
        a. 免疫異常が呼吸器感染を繰り返す
        b. 癌を発生。白血病，悪性リンパ腫が最も多い。どの組織にも起こりうる
        c. 平均死亡年齢は20歳である。感染か癌による
    4. 診断
        a. アルファフェトプロティン（AFP）とカルシノエンブリオニック抗原（CEA）が高値
        b. IgAは減少か欠損している
        c. ファイブロブラストでX線の感受性をスクリーニングできる
    5. 病理
        a. 小脳変性
        b. 髄鞘線維が次のところで減少している
            (1) 後索
            (2) 末梢神経

(3) 脊髄小脳路
c. 変性が次のところで起こる
(1) 後根と自律神経節
(2) 前角細胞
d. 色素細胞が次のところで消失する
(1) 黒質
(2) 青斑核
(3) レヴィ小体がいくつかの色素細胞で

D. 進行性ミオクローヌス失調症
1. 小児の不均一な疾患群
2. 進行性小脳失調と動作性ミオクローヌス
3. 最も多くミトコンドリア病（MERRF, KSS, NARP）（ミトコンドリア異常の章を参照）
4. polyQ病とDRPLAまれに若年発症をする（トリプレット・リピート病の項を参照）

## IV 遺伝性失調症（晩発型）

A. 脊髄小脳失調症（1～14型）表参照：総合的な情報
1. ほとんどはCAGリピートによって起きる（CAG/ポリグルタミン病あるいはpolyQ病）。そして常染色体優性である

### 優性遺伝の脊髄小脳失調症

| 病気 | 遺伝子座 | 遺伝子異常 | しばしばみられる臨床特徴（失調、構音障害、嚥下障害が頻発） |
|---|---|---|---|
| SCA1 | 6 | CAG/polyQ | 構音障害、嚥下障害、眼球運動障害、錐体路徴候、神経炎、舞踏病アテトーゼ。パーキンソン症状はまれ。知能は末期まで正常。前頭葉症状が末期にみられる |
| SCA2 | 12 | CAG/polyQ | 構音障害、眼球の遅いサッケード、神経炎、腱反射消失、顔面のミオキミア、痴呆 |
| SCA3 | 14 | CAG/polyQ | マシャド・ジョセフ病。眼球突出、眼球運動障害、顔面の筋線維束攣縮、パーキンソニズムは多い。構音障害、嚥下障害は末期に現れる |
| SCA4 | 16 | 不明 | 感覚性軸索型多発神経炎が目立つ。腱反射消失、錐体路徴候、眼球運動は保たれる |
| SCA5 | 11 | 不明 | 純粋な小脳失調症。構音障害、SCA1-4よりもマイルド |
| SCA6 | 19 | CAG/polyQ | 晩発性（30～70歳）、経過は遅い、しばしば純粋の小脳失調、注視で誘発される眼振が強度。垂直性眼振、マイルドな神経炎 |
| SCA7 | 3 | CAG/polyQ | 網膜変性症、盲目 |
| SCA8 | 13 | CTG repeat | いろいろ。球麻痺、感覚性多発神経炎 |
| SCA9 | ? | ? | ? |
| SCA10 | 22 | ATTCT repeat | 痙攣、メキシコの家系だけ。5つのヌクレオチドのリピート |
| SCA11 | 15 | 不明 | 軽症。腱反射亢進と錐体外路徴候。感覚障害。正常の予後 |
| SCA12 | 5 | CAG nonencoding | 上肢と頭部の振戦、運動の少なさ。眼球運動障害 高齢の患者で痴呆 |
| SCA13 | 19 | 不明 | 小児早期に発症。運動障害、知能発達障害 |
| SCA14 | 19 | 不明 | 体軸のミオクローヌス、振戦、日本の一家系 |

2. 進行性の小脳性失調症と，いろいろな程度の球筋麻痺，眼筋障害，錐体路・錐体外路障害，視神経萎縮，痴呆を伴う
   3. SCAタイプ2, 3, 6が最も多い（世界中ですべての症例の半数）
   4. SCA3はまたマシャド・ジョセフ病（Machado-Joseph）と呼ばれている
      a. 世界で最も多い優性遺伝の小脳変性症
      b. 臨床症状
         (1) 30歳代から40歳代に歩行失調で発症する
         (2) 20歳以前に発病することもあるし，まれには60歳以降に発病する
         (3) 3年以内に進行性の外眼筋麻痺を呈する
         (4) 眼球突出は眼瞼の後退とまばたきの減少による
         (5) パーキンソン症状は，特に若年発症患者によくみられる。固縮とジストニア
         (6) 構音障害，嚥下障害は後にみられる
         (7) 顔面の線維束攣縮がみられる
         (8) 発病後15～25年で死亡する

B. 歯状核赤核淡蒼球ルイ体萎縮症（DRPLA）
   1. 疫学
      a. 非常にまれ，常染色体優性遺伝
      b. トリプレット・リピート病（trinucleitide repeat desease），polyQ病
   2. 臨床症状
      a. 通常は成人で発症。ハンチントンに似る
      b. 小脳失調，舞踏病アテトーゼ，ジストニア
      c. 若年で発症すると，ミオクローヌス，運動失調を呈する
   3. 病理
      a. 歯状核赤核系および淡蒼球ルイ体系の変性

C. オリーブ橋小脳萎縮症（OPCA）
   1. 疫学
      a. 家族性（通常，常染色体優性遺伝。常染色体劣性遺伝もあり）と散発性がある
   2. 臨床徴候
      a. 家族性：40歳代にて発症。下肢の失調にて初発，次第に上肢・手指や球部の失調へと進行。50％の症例ではパーキンソニズムも合併。眼振，視神経萎縮，網膜色素変性，外眼筋麻痺，尿失禁を合併する症例もある
      b. 散発性：発症年齢はより高齢。上記の合併症状は伴わない。
   3. 病理
      a. 小脳・中小脳脚・橋の著明な萎縮

## V 脊髄の変性疾患（主として上位運動ニューロン障害）

A. 原発性側索硬化症（primary lateral sclerosis）
   1. 疫学

a. まれ。全運動ニューロン疾患症例の5％未満
2. 臨床徴候
a. 発症年齢：40歳以降
b. 緩徐進行性の痙性と四肢の脱力，のちに進行停止。時には速く進行
c. 杖などの補助具を使用しての歩行は保たれることが多い
d. 括約筋障害はまれ（まれに痙性膀胱）
e. 構音障害や嚥下障害が起こることもある
3. 診断
a. MRI：通常は正常所見。他の痙性対麻痺を生じる疾患の鑑別上必要
b. 筋電図や神経生検で神経変性はない
4. 病理
a. 皮質脊髄路の変性
b. 皮質延髄路が障害されることもある
5. 成人発症の痙性対麻痺の鑑別診断
a. 多発性硬化症
b. 頸椎症
c. 筋萎縮性側索硬化症
d. 副腎白質ジストロフィー
e. 熱帯性痙性対麻痺
f. HIV関連脊髄症（HAM）
g. 傍腫瘍性脊髄症
h. 亜急性連合性変性症（ビタミン$B_{12}$欠乏症）
i. 家族性痙性対麻痺

## VI 脊髄の変性疾患（主として下位運動ニューロン障害）

A. 脊髄性進行性筋萎縮症（spinal muscular atrophy）：Ⅰ型。ウェルドニッヒ・ホフマン（Werdnig-Hoffmann）症候群
1. Ⅰ～Ⅲ型の全般的特徴
a. 脊髄性筋萎縮症Ⅰ～Ⅲ型はいずれも常染色体優性遺伝を示し，第5染色体に連鎖する
b. 全病型は神経伝導速度検査・筋電図・筋生検で除神経を示す
c. 神経伝導速度は正常
d. 通常，血清CK値は上昇（通常は正常の1～2倍）
e. 知覚障害，大脳の障害（精神遅滞）はない
2. ウェルドニッヒ・ホフマン（Werdnig-Hoffmann）症候群（脊髄性筋萎縮症Ⅰ型）
a. 出生時もしくは出生後早期（6カ月以前）から症状を示す
b. フロッピーインファント（floppy infant）症候群の最多の原因疾患の1つ
c. 近位筋，次いで遠位筋に症状を生じる。終期には弛緩性四肢麻痺

   d．舌の線維束攣縮（四肢筋では通常みられない）
   e．腱反射消失
   f．外眼筋は保たれる
   g．感覚刺激に対して正常の反応。意識清明
   h．85％の症例が2歳以前に死亡
 B．脊髄性進行性筋萎縮症II型
  1．臨床徴候
   a．ウェルドニッヒ・ホフマン（Werdnig-Hoffmann）症候群に似ているが，発症年齢は6カ月〜1歳。
   b．2歳以降まで生存することあり
   c．座ることができることもある。しかし非常に遅れる
   d．手のふるえ，トーヌスの低下，目覚めている，認知は正常
   e．70％は腱反射消失
 C．脊髄性進行性筋萎縮症III型（クーゲルベルク・ヴェランダー病）
  1．臨床徴候
   a．発病は小児期後期または青年期
   b．転倒，階段昇降のトラブルが2〜3歳である
   c．近位筋筋力低下，下肢が上肢よりも障害が強い
   d．たいていの症例で腱反射消失
   e．舌と四肢筋の筋線維束攣縮
   f．より良性の経過。正常の年齢まで生きることも
   g．感覚，球筋，および知能は保たれる
 D．ファツィオ・ロンド（Fazio-Londe）症候群（小児型球筋萎縮症）
  1．臨床徴候
   a．発症年齢：小児期後期，青年期
   b．障害は下位脳神経のみ
   c．選択性に構音障害，嚥下障害，両側顔面神経麻痺を呈する（下位脳神経障害）
   d．舌の筋萎縮，線維束攣縮
   e．数年は症状が球部に限局することもあり，のちに上肢・下肢の筋力低下を示すこともある。
   f．1〜5年で死亡する
 E．ケネディ（Kennedy）病（成人型球脊髄筋萎縮症）
  1．遺伝
   a．伴性劣性
   b．CAGリピート病（トリヌクレオチド・リピート病）
  2．臨床徴候
   a．症状は40歳以降に生じる
   b．構音障害・嚥下障害が最初に生じ，その後，四肢筋筋力低下

      c. 舌線維束攣縮
      d. 腱反射消失。上位運動ニューロン徴候は示さない
      e. 女性化乳房（アンドロゲン不感性）
      f. 感覚性ニューロパチー
      g. 先天性の骨折，関節拘縮を呈することもある

## Ⅶ 脊髄の変性疾患（上位と下位運動ニューロン障害）

A. 筋萎縮性側索硬化症
   1. 疫学
      a. またの名はルー ゲリック（Lou Gehrig）病
      b. 男性＞女性（2：1）
      c. 発症年齢：通常50歳以降
      d. 5〜10％の症例が家族性（常染色体優性遺伝）。そのうち約20％は第21染色体上のsuperoxide dismutase（SOD1）遺伝子の異常による
   2. 臨床徴候
      a. 筋力低下，筋萎縮，線維束攣縮（下位運動ニューロン徴候）
      b. 腱反射亢進，痙性，バビンスキー徴候（上位運動ニューロン徴候）
      c. しばしば上肢から発症，通常非対称性。やがて下肢筋（垂れ足），球部筋（嚥下障害・構音障害）に拡大
      d. 筋攣縮
      e. 体重減少
      f. 感覚系・外眼筋・括約筋は保たれる。
      g. 3〜5年の経過（90％が6年以内に死亡）
      h. 片麻痺亜型（Mills）：一側の筋から筋力低下が始まる
   3. 診断
      a. 筋電図：少なくとも3肢にて検査し，広範な除神経を確認。巨大運動神経単位電位・多相性電位，線維束攣縮を認める
      b. 神経伝導速度：正常
      c. 画像：正常
   4. 病理
      a. 前角細胞・皮質脊髄路の変性
      b. ブニナ（Bunina）小体：前角細胞細胞質内の好酸性封入体
      c. 筋生検：線維束性萎縮，神経原性萎縮（小角化線維）
   5. 治療
      a. リルゾール（肝機能検査が必要）
         (1) 症状の進展を遅くする
         (2) 神経ターミナルからのグルタミン酸のリリースをへらす
      b. 補助的ケア

# 振　戦

## I 定義，現象，分類

### A. 定義と総合的な情報
1. 振戦はすべての運動障害の中でいちばん多い疾患である
2. 最も多いのは本態性振戦とパーキンソン病である
3. 作動筋と拮抗筋の相反性収縮により，機能的な身体の一部が不随意に律動的なふるえをすると定義できる
4. パターン化され，律動的である（舞踏病様不随意運動，ジストニア，ミオクローヌス，チックとは異なる）
5. 振幅はいろいろであり，情動により強まる（恐れ，不安，興奮）
6. 周波数はおおむね一定である

### B. 分類
1. 安静時振戦
   a. 侵された身体の部分が完全に重力に対して支持されていてもみられる。例えば，手が安楽椅子に休んでいるとき，または歩行動作で自由にぶら下がっているとき
   b. 周波数は3～6Hzである
   c. 最も多く以下の疾患で現れる
      (1) パーキンソン病
      (2) パーキンソニズム
2. 動作時振戦
   a. 四肢筋の随意収縮の際に起こる
   b. 姿勢時，運動時，等尺性収縮時の3つに分けられる
   c. 姿勢時振戦：身体の一部が重力に対して随意的に維持される，例えば，腕を身体の前にストレッチして保つなどのときに観察される
   d. 運動時振戦：随意運動の線に沿って動揺する動き。指鼻試験，食事，飲水などで示される
      (1) 単純な運動時振戦：方向の決まった随意収縮の際にみられる振戦
      (2) 企図振戦：目標に近づくにつれ振幅が大きくなる
      (3) 等尺性収縮時振戦：動きを伴わない随意運動の際にみられる。壁押し体操，ゲンコツを作る，重りを持ち上げるなど
      (4) 仕事に特徴的な振戦：書字や会話時に起こる振戦

| 振戦の種類 | 周波数Hz | 安静時 | 姿勢時 | 動作時 |
|---|---|---|---|---|
| 生理的 | 8～12 | ＋ | ＋＋＋＋ | ＋＋ |
| パーキンソン | 4～6 | ＋＋＋＋ | ＋＋ | ＋＋ |
| 本態性 | 4～11 | ＋ | ＋＋＋ | ＋＋ |
| 小脳性 | 3～5 | ＋ | ＋＋＋ | ＋＋＋＋ |

## II それぞれの振戦症候群

### A. 生理的振戦
1. 通常目にみえない振戦で，たいていの動作に無症候性である
2. 増強すると目にみえる。例えば，手を伸ばして紙を支える，レーザーポインターを遠くのスクリーンに投射するなど

### B. 増強した生理的振戦
1. 目でみえる，姿勢時の，高周波数の振戦である。他の神経症状はない
2. 薬，感情，ストレス，運動，疲労，低温，低血糖，甲状腺機能亢進症，薬ないしアルコールが切れたときなどに増強される
3. 増強する因子がなくなると軽減される
4. $\beta$ブロッカーが効果がある

### C. 本態性振戦
1. 疫学
    a. 最も多い不随意運動疾患
    b. 米国の500万人が罹患している
    c. 年齢とともに罹患率は上昇し，65歳以上の10％が有している
2. 遺伝
    a. 常染色体優性
    b. 患者の60〜70％に家族歴がみられる
3. 診断基準
    a. 手または上肢の両側性の運動時振戦，または
    b. 頭部の振戦で，ジストニアや異常肢位をとらないもの
    c. "歯車"以外の他の神経徴候は伴わない
    d. 補助的な診断基準は
        (1) 長い経過（3年以上）
        (2) 家族歴があること
        (3) アルコールで軽快すること
        (4) 他のふるえを起こす疾患や薬を飲んでいない
4. 臨床特徴
    a. 手90％，頭50％，声30％，足とあご15％
    b. 頭だけの振戦は34％
    c. 運動時の振戦が目立つ。まれに安静時振戦も5％にみられる
    d. 片側性に始まることもあるが，時とともに両側性になる。一般的には左右対称性，しかしわずかな非対称はよくある
    e. 徐々に進行性
    f. ストレス，不安，疲労，脳の興奮で悪化する
    g. 書字，飲水，食事などに障害をもたらす
5. 治療

a. プリミドン
    (1) 70％の患者で振戦を軽減する
    (2) 1日50〜350mgを通常は眠前に投与
    (3) 耐性がおよそ13％に起こる
    (4) 上肢の振戦に比べて頭の振戦は効きが悪い
    (5) 急性の副作用：めまい，嘔気，ふらつき
    (6) 慢性の副作用：眠気，うつ病
b. βブロッカー
    (1) 40〜50％の患者で振戦を軽減する
    (2) 通常1日80〜320mg
    (3) これもまた，上肢の振戦に比べて頭の振戦は効きが悪い
    (4) 副作用：疲労，インポテンス，徐脈，うつ病
    (5) 禁忌：慢性心不全，糖尿病，喘息，心ブロック
c. アルコール
    (1) 50〜90％の患者で一時的に振戦を軽減する
    (2) 酔いが醒めるとリバウンドが起こる
d. ベンゾジアゼピン
    (1) アルプラゾラムとクロナゼパムが一定の効果を示す
e. clozapine
    (1) いくつかのケースリポートで有効例の報告あり
    (2) 通常量1日18〜36mg
    (3) 致死的な顆粒球減少症が1〜2％に起こる。血算を最初の6カ月は毎週，その後は2週間ごとに行う
f. 他の有効例が報告されているもの
    (1) topiramate, mirtazapine, gabapentin, glutethimide, methazolamide
g. 外科的治療法
    (1) 視床除去術（VIM核）：69〜83％のケースで，対側の振戦が軽快する
    (2) 深部脳刺激術：片側あるいは両側．視床除去術と同様の効果で，副作用も少ない

D. パーキンソン病の振戦
  1. 臨床特徴
    a. パーキンソン病の患者の50％で初発症状
    b. 安静時振戦で，周波数が4〜6Hz
    c. 典型的な手の丸薬を丸めるようなふるえ，前腕の回内回外，肘の屈伸
    d. パーキンソン病のおよそ10％が振戦を示さない
    e. 通常は安静時の他に姿勢時や運動時の振戦もある
  2. 治療
    a. 抗コリン薬
      (1) トリヘキシフェニジル，benztropine
      (2) 50％以上に効果あり
      (3) 副作用：口渇，眼がぼやける，幻覚，記憶障害，錯乱，前立腺症

         b. ドパミン作動性薬物
            (1) レボドパ，ドパミンアゴニスト
            (2) 振戦よりも固縮や無動に効果
            (3) 50％のケースで振戦を改善
         c. βブロッカー
            (1) プロプラノロール，ナドロール
            (2) 姿勢時振戦を改善する
         d. clozapine
            (1) 他の方法が失敗したときは効果があることもある
            (2) 用量と注意点は本態性振戦におけると同じ
         e. 外科的治療法
            (1) 視床除去術
            (2) 脳深部刺激術
E. 小脳性振戦
   1. 臨床特徴
      a. 通常近位筋が障害され，四肢が目標に達するにつれ悪化する
      b. 指鼻試験，膝かかと試験で明らかになる
      c. 揺動（titubation）は小脳扁桃の障害によって，躯幹と頭部に起こる姿勢時振戦である
      d. 多発性硬化症は最も多い原因疾患である。他に腫瘍，脳卒中，変性疾患，傍腫瘍性症候群などが原因となる
   2. 治療
      a. 確立された薬物治療はない
         (1) 視床VIM刺激術が有効
F. ホームズ（Holmes'）振戦
   1. 臨床特徴
      a. 赤核あるいは中脳による振戦
      b. 安静時，姿勢時，運動時の振戦がある
      c. 周波数は他のたいていの振戦よりも遅い（2〜4Hz）
      d. 中脳被蓋の断絶による症状である
      e. 他の脳幹や脳神経の症状が通常はみられる
      f. 病変から振戦の発症まで時間がある
   2. 治療
      a. 効果，データは限定的である。効果も疑わしい
         (1) ベンゾジアゼピン，バルプロ酸，βブロッカー，抗コリン薬，ドパミン作動薬，レボドパ
         (2) 視床VIM除去術，VIM脳深部刺激術
G. ジストニックな振戦
   1. 臨床特徴

a. 振戦がジストニアに重なっている
b. 通常は斜頸でみられる
c. 振戦はジストニアによって力が加わるのと反対方向に動かすと悪化する
2. 治療
a. ボツリヌス毒素を罹患筋に筋注する
H. 音声振戦
1. 臨床特徴
a. 長い単語や音を出そうとするといちばん目立つ
b. 本態性振戦の15〜25％にみられる
c. 他の疾患で音声振戦を伴うもの
(1) パーキンソン病
(2) 筋萎縮性側索硬化症
(3) 小脳疾患
d. 痙性発声障害と鑑別しなければならない
2. 治療
a. 効果はさまざまであり，通常困難である
b. 薬剤：プリミドン，プロプラノロール，ベンゾジアゼピン
c. 外科：視床VIM刺激術
d. ボツリヌス毒素の注射は内転筋の痙性発声障害と，本態性振戦に伴う重度の音声振戦には有効なことがある
I. 本態性書字振戦（primary writing tremor）
1. 臨床特徴
a. 書字や書字の姿勢をとるときだけ振戦が現れる
b. 非対称的
c. 他の神経症状はない
d. 周波数は5〜7Hz
2. 治療
a. 薬物：プリミドン，プロプラノロール，抗コリン薬
b. 外科：視床VIM刺激術
c. ボツリヌス毒素注入
J. 口蓋振戦（口蓋ミオクローヌス）
1. 臨床特徴
a. 軟口蓋が律動的に不随意運動をするまれな運動障害
b. 二型：
(1) 症候性口蓋振戦
(a) 昏睡状態や睡眠中にも続く
(b) 脳幹または小脳病変による
(c) 下オリーブ核の肥大変性
(d) 歯状核−赤核−オリーブ路の異常

(e) 一生続く
(2) 本態性口蓋振戦
(a) 単一の症状
(b) 他の神経学的検査は正常
(c) 下オリーブ核と脳幹は正常
(d) 慢性的
2. 治療
a. 症候性口蓋振戦に有効な治療はない
b. 本態性口蓋振戦は時にフェニトイン，バルビタール，ベンゾジアゼピン，抗コリン薬，5-ヒドロキシトリプトファンが有効なことがある

K. 起立性振戦
1. 臨床特徴
a. 起立すると起こり，歩行や座ることで止まる，下肢や躯幹の振戦。まれである
b. 起立すると数秒から数分かけて次第に強くなり，ついには座るか歩くかしなければならなくなる
c. 中年か高齢に起こる
d. 筋電図は16Hzの群化放電が体重をかけた筋にみられる
2. 治療
a. クロナゼパムが有効である。1日0.5〜2.0mgを投与する
b. 他の薬剤：プリミドン，フェノバルビタール，バルプロ酸

L. 遅発性振戦
1. 臨床特徴
a. 遅発性ジスキネジアの部分症状
b. 抗精神病薬や他のドパミン拮抗薬によって起こる
c. 頭部，口唇，上肢，下肢が障害される
d. 抗精神病薬の中止によって悪化する
2. 治療
a. tetrabenazine（ドパミン涸渇物質）
b. 非定型抗精神病薬

M. 振戦を生じる薬剤や他の物質
1. 薬剤
a. アルコール（振戦はアルコールを服用中あるいは離脱時に起こる）
b. アンフェタミン
c. 中枢神経興奮薬（テオフィリン，albuterol，カフェイン）
d. 抗痙攣薬（バルプロ酸）
e. リチウム
f. アミオダロン
g. 副腎皮質ステロイド

         2. 化学物質など
            a. 重金属
            b. 金属キレート薬
            c. 四塩化炭素

# 母 斑 症

## I 結節性硬化症（tuberous sclerosis）
A. 疫学：1：10,000
B. 遺伝形式：常染色体優性，第9染色体（時に第16染色体）
C. 臨床徴候
   1. ヴォイト（Voigt）の古典的三徴：3分の1の患者にのみみられる
      a. てんかん
      b. 皮脂腺腫（adenoma sebaceum）
      c. 精神発達遅滞
   2. 第1診断基準
      a. 皮脂腺腫（adenoma sebaceum）（4歳以上では90％）
      b. 爪の線維腫（思春期に発症）
      c. 大脳皮質結節
      d. 上衣下結節（candle gutterings）
      e. 線維性前額斑（fibrous forehead plaques）
   3. 第2診断基準
      a. 乳児期痙攣：4〜7カ月で発症（75％），脳波上ヒプスアリスミア
      b. 葉状白斑（90％）
         (1) 色素脱失
         (2) 結節性硬化症の初発皮膚症状であることがある
         (3) 診断にはWood's lampを用いる
      c. 表皮下線維性斑（shagreen patch 粒起革様皮膚）
         (1) 通常，腰仙骨領域にみられる
         (2) オレンジの皮のような表面
      d. 網膜血腫・色素斑
      e. 両側性腎嚢胞
      f. 腎血管脂肪腫
      g. 心平滑筋肉腫
      h. 一親等親族に結節性硬化症
   4. 腎不全が最多の死因
D. 画像所見
   1. 皮質結節

            a. 5mm～3cm
            b. CT上低吸収域
        2. ろうそく溝形成（candle gutterings）
            a. 側脳室壁
            b. しばしば石灰化
        3. 上衣下巨細胞星状細胞腫
            a. モンロー（Monro）孔に生じることが多い
        4. モンロー孔閉塞による水頭症
    E. 病理
        1. 皮質結節
            a. 巨細胞
            b. グリオーシス
            c. ミエリン構築異常
            d. 過誤腫
        2. heterotopic islands（異所性皮質）
        3. 上衣下巨細胞星状細胞腫
    F. 治療
        1. 切除術
        2. 副腎皮質ホルモン
        3. 抗痙攣薬

## II 神経線維腫症Ⅰ型（末梢型）

A. 遺伝形式：常染色体優性遺伝，第17染色体
B. 臨床症候
    1. カフェオレ斑：6個以上
    2. 腋窩の雀卵斑（axillary freckles）
    3. Lisch結節（虹彩の白色過誤腫）
    4. 多発性皮膚腫瘍（molluscum fibrosum）
    5. 多発性皮下腫瘍
        a. 硬性結節
        b. 叢状神経線維腫（bag of worms）
    6. 聴神経腫瘍
    7. 三叉神経鞘腫
    8. 視神経膠腫
    9. 脊髄神経根腫瘍
    10. 骨嚢胞，病的骨折（偽関節症）
    11. 褐色細胞腫
    12. 脊椎側湾症

           13. 早熟症
           14. 脊髄空洞症
           15. グリア過成長による閉塞性水頭症
           16. てんかん発作：正常の20倍の頻度
           17. 活動性過多
           18. 40％に知能障害
     C. 病理
           1. 皮膚腫瘍：疎な構築の結合組織細胞
           2. カフェオレ斑
                 a. メラノサイトの数は正常
                 b. メラノソームが増多
           3. 神経線維腫：2〜5％に悪性化

### III 神経線維腫症II型（中枢型）
     A. 遺伝形式：常染色体優性遺伝，第22染色体
     B. 臨床症候
           1. 皮膚所見は少ない
           2. 両側性聴神経腫瘍
                 a. 第VIII脳神経の前庭神経に生じる
                 b. 初発症状は蝸牛神経への圧迫による難聴
           3. 髄膜腫

### IV スタージ・ウェーバー（Sturge-Weber）症候群（脳三叉神経血管腫症）
     A. 遺伝形式：散発性
     B. 臨床症状
           1. 顔面のポートワイン（port wine）色素斑（両側性はまれ）
                 a. 通常，色素斑は頭蓋内病変の大きさを反映
                 b. 上眼瞼を含む場合，ほとんど脳病変を合併
           2. 対側不全片麻痺
           3. 対側半側萎縮
           4. 緑内障
           5. てんかん発作（しばしば難治性）
           6. 精神発達遅滞
     C. 画像所見
           1. X線上の軌道状（tram-line）石灰化。2歳までにみられる
                 a. 皮質の石灰化による
           2. 大脳萎縮
           3. 肥厚した頭蓋冠板間層

4. MRI 上の脳回様造影
D. 脳波：病変領域の電位低下
E. 病理
1. 後頭葉病変が多い
2. 脳軟膜血管腫
3. 皮質石灰化
4. 血管壁石灰化

## V 家族性毛細血管拡張症（オスラー・ランデュ・ウェーバー（Osler-Rendu-Weber）症候群）
A. 遺伝形式：常染色体優性遺伝
B. 臨床症状
1. 皮膚・中枢神経・消化管・生殖泌尿器系・粘膜の血管腫
2. 出血
C. 病理
1. 血管壁欠損による物理的脆弱性

## VI 色素失調症（incontinentia pigmenti）
A. 遺伝形式：伴性優性遺伝
B. 臨床症状
1. 線状の空胞嚢胞様病変にて発症し，線条を伴う角化・色素沈着に進行
2. 青灰色（slate-gray）色素沈着
3. 禿頭
4. 運動発達遅滞
5. 痙性片麻痺
6. 精神発達遅滞
7. てんかん発作
C. 病理
1. 萎縮
2. 小脳回
3. 白質の局所壊死
D. 検査所見
1. 好酸球増多（65％）

## VII フォン ヒッペル・リンダウ（von Hippel-Lindau）病（小脳血管芽腫）
A. 遺伝形式：常染色体優性遺伝
B. 臨床症状
1. 運動失調

        2. 閉塞性水頭症
　C. 病理
        1. 小脳血管芽腫：多発嚢胞性腫瘍
        2. 網膜血管芽腫
        3. 肝嚢胞
        4. 膵嚢胞
        5. 腎腫瘍
        6. エリスロポエチン増加による多血症
        7. 褐色細胞腫

## VIII 毛細血管拡張性運動失調症（ataxia telangiectasia）（ルイ・バー（Louis-Bar）症候群）
　A. 遺伝形式：常染色体劣性遺伝
　B. 異常：DNA修復障害
　C. 臨床症状
        1. 生後2〜3年は発達正常
        2. 失調：四肢・歩行・言語。4〜5歳までにみられる
        3. 舞踏病アテトーゼ
        4. 視運動性眼振消失
        5. 随意眼球運動の失行
        6. 軽度知能低下
        7. 多発ニューロパチー（9歳までに腱反射消失）
        8. 3〜5歳以降，乳頭下静脈叢毛細血管拡張
        9. 悪性腫瘍。リンパ腫・神経膠腫
        10. 免疫グロブリン低値
        11. 10歳代までに腫瘍・感染にて死亡
　D. 病理
        1. 小脳変性
        2. 有髄線維の脱落
            a. 後索
            b. 末梢神経
            c. 脊髄小脳路
        3. 変性
            a. 後根
            b. 自律神経節
            c. 前角細胞
        4. 色素細胞の脱落
            a. 黒質
            b. 青斑核

        5. 色素細胞におけるレヴィ (Lewy) 小体
   E. 検査
        1. 免疫グロブリン低値

# トリヌクレオチド・リピート病

## I 基本的事項
   A. 常染色体優性，劣性，または伴性劣性に遺伝する
   B. 同じ家系でも表現型は変わりうる
   C. 遺伝子増幅 (amplification)：リピート数が多いほど重症になる
   D. 表現促進 (anticipation)：遺伝していくにつれて重症になっていく
   E. 父からの遺伝はリピートの長さが延長していく。したがって若年発症の疾患は父からの遺伝であることが多い

## II トリヌクレオチド・リピート病
   A. CAGポリグルタミン (polyQ) 病
        1. SCA1
        2. SCA2
        3. SCA3，マシャド・ジョセフ病
        4. SCA6
        5. SCA7
        6. ハンチントン舞踏病
        7. 歯状核赤核淡蒼球ルイ体萎縮症 (DRPLA)
        8. 球脊髄型筋萎縮症
   B. 蛋白をコードしているところ以外のリピート
        1. フリートライヒ型失調症
        2. 筋強直性ジストロフィー症
        3. 脆弱X症候群 (FraXAとFraXE)
        4. SCA8
        5. SCA12

| 疾患 | trinucleotide | 正常repeat | 患者repeat | タンパク |
|---|---|---|---|---|
| ハンチントン病 | CAG | <37 | 37〜121 | huntintin |
| fragile X (A,E,F,16A) | CGG | 6〜54 | 50〜1500 | FMR-1 |
| 筋緊張性ジストロフィー | CTG | 5〜37 | 44〜3000 | myotonin |
| SCA1 | CAG | 25〜36 | 43〜81 | ataxin-1 |
| 球脊髄性筋萎縮症 | CAG | 13〜30 | 30〜62 | androgen受容体 |
| DRPLA | CAG | 30以下 | >31 | CTG-B37 |
| マシャド・ジョセフ (Machado-Joseph) 病 | CAG | 30以下 | >31 | 不明 (Ataxin-3) |
| フリートライヒ失調症 | GAA | <200 | 200〜900 | frataxin |

# ミトコンドリア異常症

## I 遺伝学

| 疾患 | 遺伝形式 | 遺伝子異常 | 赤色ぼろ線維 |
| --- | --- | --- | --- |
| MELAS | 母系遺伝 | tRNA（leu）点変異 | ＋ |
| MERRF | 母系遺伝 | tRNA（lys）点変異 | ＋ |
| MIMyCa | 母系遺伝 | tRNA（leu）点変異 | ＋ |
| LHON | 母系遺伝 | ND1，ND4点変異<br>または cytochrome b 遺伝子 | － |
| CPEO | 散発性/常染色体優性 | 欠失 | ＋ |
| KSS | 散発性 | 欠失・挿入 | ＋ |

略語は該当のページ参照

## II 臨床型

A. ミトコンドリア脳筋症・乳酸アシドーシス・脳卒中様発作症候群（mitochondrial encephalopathy, lactic acidosis, and stroke-like syndromes；MELAS（メラス））
   1. 疫学
      a. 小児期発症：びまん性発症
      b. 成人発症：局所性発症
   2. 臨床症状
      a. ミトコンドリア筋症
      b. 脳症
      c. 脳卒中様発作：多くは後頭葉
      d. 周期性嘔吐
      e. 皮質性盲
      f. 片麻痺
      g. 半盲
   3. 病理：筋生検にて赤色ぼろ線維（ragged red fibers）
   4. 検査所見：乳酸アシドーシス

B. 赤色ぼろ線維・ミオクローヌスてんかん症候群（myoclonic epilepsy with ragged red fibers；MERRF（マーフ））
   1. 疫学：小児期発症
   2. 臨床症状
      a. ミオクローヌスてんかん
      b. ミオクローヌス/運動失調
   3. 病理
      a. 歯状核・下オリーブ核・黒質のニューロン脱落
      b. 小脳皮質グリオーシス

        c．後索変性
        d．筋生検にて赤色ぼろ線維
  C．母系遺伝の筋症・心筋症（maternally inherited myopathy and cardiomyopathy；MIMyCa）
     1．疫学：母系遺伝；成人発症
     2．臨床症状
        a．筋症
        b．心筋症
     3．病理：筋生検にて赤色ぼろ線維
  D．レーバー遺伝性視神経萎縮症（Leber's hereditary optic Neuropathy；LHON））
     1．疫学
        a．男性：女性＝2：1
        b．男性は10〜20歳代に発症
        c．女性患者から生まれた男児は発症，女児は保因者
        d．男性患者からの遺伝はない
     2．臨床症状：無痛性一側性中心視力障害
     3．病理：筋生検にて赤色ぼろ線維は認めない
  E．慢性進行性外眼筋麻痺（chronic progressive external ophthalmoplegia；CPEO）
     1．疫学：20歳以前発症
     2．臨床症状
        a．緩徐進行性の眼球運動障害・眼瞼下垂
        b．瞳孔は正常
        c．単独疾患としてみられるほかに，下記の症候群を呈する
          (1) 眼咽頭筋ジストロフィー：CPEO＋嚥下障害
          (2) カーンズ・セイヤー（Kearns-Sayre）症候群
          (3) ophthalmoplegia plus：CPEO
             (a) 精神発達遅滞
             (b) 難聴
             (c) 脳波上徐波
             (d) 大脳・脳幹の海綿状変性
     3．病理：筋生検にて赤色ぼろ線維
     4．検査所見：髄液タンパクが上昇する症例がある
  F．カーンズ・セイヤー（Kearns-Sayre）症候群（KSS）
     1．疫学：20歳以前発症
     2．臨床症状
        a．CPEO
        b．網膜色素変性
        c．心筋伝導障害
        d．小脳失調

3. 病理：筋生検にて赤色ぼろ線維
  4. 検査所見：髄液タンパク＞100mg/dl
G. リー病（Leigh's disease）：亜急性壊死性脳脊髄症
  1. 疫学
  2. 臨床症状
      a. 呼吸障害（周期性過呼吸，無呼吸）
      b. 外眼筋麻痺
      c. 嚥下麻痺
      d. 運動異常（失調・舞踏病・衝動運動）
  3. 病理
      a. 脱髄
      b. グリオーシス
      c. 壊死
      d. 神経脱失
      e. 部位：基底核→脳幹→小脳→皮質
      f. ミトコンドリア機能の複数の障害による
          (1) cytochrome C oxidase低下
          (2) ピルビン酸脱水素酵素低下
  4. 検査所見：乳酸・ピルビン酸増加

## Ⅲ 治 療

A. carnitine 2〜3 g/日
B. coenzyme Q 60〜300mg/日
C. ビタミンK₃ 40〜80mg/日
D. ビタミンC 500mg/日

# 正常な加齢による神経系の変化

A. 母趾における振動覚10〜12秒
B. 良性の加齢性健忘（日付，名前）
C. 60歳以上における眼球上転制限
D. 滑動性眼球運動の障害
E. 瞳孔縮瞳
F. 嗅覚・味覚低下
G. 高音域聴力低下（子音）
H. 腸腰筋軽度筋力低下
I. 継ぎ足歩行軽度不全
J. 生理的振戦の軽度増強

K. アキレス腱反射低下
L. 反応時間の遅延
M. ニューロンの数が減少
N. シナプスの数が減少
O. 樹状突起減少
P. 脳重量減少10％

# 行動神経学

## I 失語症

A. ブローカ失語（Broca's aphasia）
   1. 症候：文法の障害，非流暢，韻律障害，呼称障害，複唱障害，錯語
   2. 病巣：運動野下部・前頭葉弁蓋部，左中大脳動脈前枝
B. 慢性ブローカ失語（chronic Broca's aphasia）
   1. 症候：無言あるいは運動過多，痙性
   2. 病巣：前頭葉背外側部，弁蓋部皮質下
C. ウェルニッケ失語（Wernicke's aphasia）
   1. 症候：錯語あるいは内容のない発語，言語新作，迂言，失文法，呼称障害，失行，復唱障害
   2. 病巣：上側頭回
D. 伝導失語（conduction aphasia）
   1. 症候：復唱障害，発語におけるすくみ，呼称障害は一定しない，聴覚性短期記憶低下
   2. 病巣：縁上回（弓状束）
E. 超皮質性運動失語（transcortical motor aphasia）
   1. 模造ブロック，反響言語，復唱正常，文法障害，ドパミン作動薬有効
   2. 病巣：シルビウス裂周囲皮質を含まない前頭葉背外側部の大きな病巣
F. 超皮質性感覚失語（transcortical sensory aphasia）
   1. 流暢で意味性錯語，迂言，ジャルゴンがみられ，復唱正常，理解低下，聴覚理解障害，呼称障害，読時障害
   2. 病巣：シルビウス裂周囲皮質を含まない中あるいは下側頭回
G. 語唖性失語（aphemia）
   1. 症候：無言あるいは努力性発語
   2. 病巣：シルビウス裂周囲皮質を含まない前頭葉前部，前頭葉中部，ブローカ野皮質下

## II 失読症

A. 失書を伴わない失読（alexia without agraphia）
   1. 症候：書字は保たれるが読字が不能
   2. 病巣：左後頭葉および脳梁膨大部

- B. 無視性失読（neglect alexia）
    1. 症候：文字列の中の第1字を同定できない。無視症候群の一要素
    2. 病巣：左半球障害にて，時に右側無視性失読がみられる
- C. 注意性失読（attention alexia）
    1. 症候：単語は読めるが文章は読めない。時に，文字は読めるが文字列は読めない。
    2. 病巣：アルツハイマー病，注意力障害
- D. 深部失読（deep alexia）
    1. 症候：意味性の過ち。具体的単語は保たれるが，機能性単語（冠詞，代名詞）は困難。"PRAT"などの非単語は読めない
    2. 病巣：シルビウス裂周囲の広範な病巣，通常，失語を伴う
- E. 音韻性失読（phonologic alexia）
    1. 症候：音への変換を行わずに読む。非単語文字列が読めない
    2. 病巣：優位半球シルビウス裂周囲皮質，上部側頭葉，角回
- F. 表層失読（surface alexia）
    1. 症候："cough, rough, bough"などの不規則発音を伴う非音韻性単語の発音が困難
    2. 病巣：アルツハイマー病，局在性に乏しい

## III 失書

- A. 失行性失書（apraxic agraphia）
    1. 症候：文字を書けない（運動制御）
    2. 病巣：優位半球頭頂葉上部
- B. 空間性失書（spatial agraphia）
    1. 症候：空間定位障害，しばしば無視を伴う
    2. 病巣：劣位半球頭頂葉
- C. パーキンソニズムによる書字障害（parkinsonian agraphia）
    1. 症候：小字症，動作緩慢，運動保続
    2. 病巣：局在性に乏しい
- D. 脳梁性失書（callosal agraphia）
    1. 膝部：失行性失書，タイピングも障害
    2. 体部：失行性失書，タイピングは正常
    3. 膨大部：半側失語性失書（綴り間違い）
- E. 痴呆性失書（dementia agraphia）
    1. 症候：意味性の過ち。同音性の過ち（nightとknight），空間性失書
    2. 病巣：アルツハイマー病
- F. 孤立性失書（isolated agraphia）
    1. 症候：綴り間違い
    2. 病巣：おそらく第2前頭回（Exner領域）
- G. 失計算（acalculia）

1. 症候：数字を扱うことの障害
2. 病巣：左半球後半

## IV　失行症
A. 肢節運動失行（limb kinetic apraxia）
1. 症候：細かい手指動作の障害（脱力はわずか）
2. 病巣：対側頭頂葉
B. 観念運動性失行（ideomotor apraxia）
1. 症候：動作の産生の障害（姿勢あるいは空間的誤動作）
2. 病巣：優位半球頭頂葉下部，±脳梁，±補足運動野
C. 解離性失行（disassociation apraxia）
1. 症候：動作や命令を認知できないが，物品操作は良好
2. 病巣：脳梁離断
D. 伝導失行（conduction apraxia）
1. 症候：実際にもっているときに比べ，真似をするときに動作に障害
2. 病巣：不明
E. 観念性失行（ideational apraxia）
1. 症候：物事の遂行に必要な連続性の動作の障害
2. 病巣：痴呆症
F. 概念失行（conceptual apraxia）（観念性失行とされることあり）
1. 症候：道具と対象物を用いた動作の障害
2. 病巣：痴呆症，左頭頂葉

## V　視覚失認
A. 統覚型視覚失認（apperceptive agnosia）
1. 症候：物体を正しく見ること（知覚）ができない。模写も障害
2. 病巣：びまん性脳障害（一酸化炭素中毒），左後頭側頭葉病変
B. 連合性視覚失認（associative agnosia）
1. 症候：物体の視覚認知の障害（名称および使用方法がわからない），模写は可能
2. 病巣：後頭側頭葉
C. 相貌失認（prosopagnosia）
1. 症候：顔を認知識別できない
2. 病巣：右（表情）あるいは両側後大脳動脈梗塞
D. 中枢性色盲（central achromatopsia）
1. 症候：色彩の知覚の障害（無彩色に見える）
2. 病巣：後頭側頭葉境界部（舌状回・紡錘状回）。半盲や失読を伴うことがある
E. 色彩失認（color agnosia）
1. 症候：色彩の認知の障害

     2. 病巣：後頭側頭葉病変
  F. 色名呼称障害（color anomia）
     1. 症候：色名の呼称障害
     2. 病巣：左後頭側頭葉

Ⅵ 聴覚失認
  A. 皮質聾（cortical deafness）
     1. 症候：聴覚感受性，音声言語理解，復唱，聞き慣れた音の認知，音楽の知覚，抑揚の障害
     2. 病巣：両側ヘシュル回
  B. 純粋語聾（pure word deafness）
     1. 症候：音声言語理解，復唱，音楽の知覚の障害
     2. 病巣：両側上側頭回前部
  C. 非言語音の聴覚失認（auditory sound agnosia）
     1. 症候：聞き慣れた音の認知，音楽の知覚の障害
     2. 病巣：側頭頭頂葉境界部
  D. 感覚性失音楽（sensory amusia）
     1. 症候：±音楽の知覚の障害，抑揚の障害
     2. 病巣：劣位半球
  E. 表出性抑揚障害（expressive aprosodia）
     1. 症候：感情（怒り，恐れ）をイントネーションにて表出できない
     2. 病巣：右前頭葉
  F. 受容性抑揚障害（receptive aprosodia）
     1. 症候：感情（怒り，恐れ）を表すイントネーションを理解できない
     2. 病巣：右頭頂葉

Ⅶ 感覚失認
  A. 立体失認（astereognosis）
     1. 症候：触覚による物体知覚の障害
     2. 病巣：右半球における体性感覚路の障害
  B. 触覚失認（tactile agnosia）
     1. 症候：触覚による物体認知の障害
     2. 病巣：対側頭頂葉下部，島葉後半部，外側体性感覚連合野
  C. 視覚性失調（optic ataxia）
     1. 症候：視覚性に捉えた目標に手を届かせることができない
     2. 病巣：（通常）両側の頭頂間溝，上頭頂小葉
  D. 幻肢（phantom body parts）
     1. 症候：切断した手足が残っているように感じる

2. 病巣：切断肢を知覚する領域の皮質の再構築（仮説）
E. 身体部位失認（autotopagnosia）
   1. 症候：自分自身の身体の一部の定位障害
   2. 病巣：左頭頂葉後部
F. 手指失認（finger agnosia）
   1. 症候：手指の認知障害
   2. 病巣：対側半球病変，通常左側
G. 構成失行（constructional apraxia）
   1. 症候：線画などを模写できない。空間的配置の解析や再生の障害
   2. 病巣：アルツハイマー病，非局在性
H. 地誌的失見当（topographical disorientation）
   1. 症候：慣れた環境で正しい道順をたどれない。新しい道順を学べない
   2. 病巣：右頭頂葉，痴呆症
I. 重複（複製性）健忘（reduplicative amnesia）
   1. 症候：現在の周囲環境を認知できるが，違った場所にあると信じる
   2. 病巣：右前頭葉・頭頂葉，アルツハイマー病
J. 無視（neglect）
   1. 症候：空間無視
   2. 病巣：頭頂葉下部，前頭葉内側，対側前頭葉背側部，視床，基底核，中脳
K. バリント（Balint）症候群
   1. 症候：視覚性同時認知障害，視覚性失調，視覚性失行，空間性失見当，深さの知覚障害
   2. 病巣：両側頭頂後頭境界部
L. アントン（Anton）症候群
   1. 症候：盲目の否認，作話的反応
   2. 病巣：両側後頭葉病変
M. 病態失認（片麻痺）（anosognosia）
   1. 症候：神経障害の認識障害
   2. 病巣：劣位半球頭頂葉，前頭葉，基底核
N. ゲルストマン（Gerstmann）症候群
   1. 症候：失書，失計算，左右混同，手指失認
   2. 病巣：左角回
O. 脳梁症候群（callosal syndrome）
   1. 症候：左手に触知した物品の呼称障害，視覚的フィードバックを遮断すると一側の手の位置を対側の手が模倣する，左上肢の失行，ミラームーヴメント，エイリアンハンド
   2. 病巣：脳梁

# 13章

# 臓器移植と神経学

## 移植医学における神経学 – 合併症

- I 糖質コルチコイド
    - A. 日和見感染
    - B. ステロイドミオパチー
    - C. 精神症状
    - D. せん妄

- II メソトレキセート (methotrexate)
    - A. 髄腔内投与
        1. 無菌性髄膜炎
        2. 急性横断性脊髄症
    - B. 大量静注
        1. 脳卒中
        2. 脳症

- III 抗CD3抗体
    - A. サイトカイン分泌
    - B. 無菌性髄膜炎

- IV シタラビン (cytarabine)
    - A. 脊髄症
    - B. ニューロパチー
    - C. 小脳障害（多くは可逆性）

- V シクロスポリン (cyclosporine)
    - A. 皮膚：多毛症

- B. 腸管：食思不振，嘔気，嘔吐
- C. 肝臓：胆汁うっ滞
- D. 血液系：血栓症，血栓性血小板減少性紫斑病，溶血性尿毒症症候群
- E. 内分泌：高血糖
- F. 悪性腫瘍：原発性中枢神経リンパ腫
- G. 中枢神経系
    1. 意識不鮮明
    2. 精神症状
    3. 昏睡
    4. 振戦（20〜40％の症例）
    5. てんかん発作（2〜5％の症例）
    6. 脳症
    7. 巣症状
        a. 失語
        b. 皮質盲
        c. 不随意運動
        d. 失調
        e. 不全麻痺
- H. 末梢神経系
    1. 異常感覚およびニューロパチー
- I. 副作用は多くの場合，投与量減量にて急速に改善する
- J. MRI上の変化も可逆性である

## VI タクロリムス（FK-506）（シクロスポリンと同様）

## VII 移植片対宿主病（通常，骨髄移植患者でみられる）

- A. 神経系への自己免疫
    1. 重症筋無力症
    2. 炎症性筋炎
- B. 急性横断性脊髄炎

# 14章

# 神経眼科学

## I 眼　振

A. 先天性眼振
   1. 輻輳にて減弱
   2. 固視にて増強
   3. 視運動性眼振（OKN）の倒錯
   4. 平面上
B. 潜在性眼振
   1. 片眼遮蔽時のみ出現
   2. 遮蔽眼と反対側に急速相が向かう
   3. 視力障害
C. 下眼瞼向き眼振：頸髄延髄移行部
   1. アーノルド・キアリ（Arnold-Chiari）奇形
   2. 脊髄小脳変性症
   3. 脳幹部血管障害
   4. 多発性硬化症
D. 上眼瞼向き眼振
   1. 延髄病変を弱く示唆
E. 回転性眼振
   1. 視床
F. シーソー眼振
   1. 鞍上部病変
G. 輻輳・後退性眼振
   1. 中脳背側（パリノー（Parinaud）症候群）
   2. 下向きOKNの解発障害
   3. 年齢別鑑別診断
      a. 10歳代：松果体腫瘍
      b. 20歳代：頭部外傷

           c. 30歳代：血管奇形
           d. 40歳代：多発性硬化症
           e. 50歳代：脳底動脈梗塞
    H. 注視眼振
        1. 薬剤：抗てんかん薬，鎮静薬
        2. 両側性脳幹病変
        3. 小脳病変
    I. 眼球ミオクローヌス
        1. モラレの三角
    J. 眼球浮き運動（ocular bobbing）
        1. 急速に下眼瞼向きに偏倚し，緩徐にもとの位置に戻る
        2. 橋病変
        3. 鑑別診断
           a. 水頭症
           b. 代謝性脳症
    K. 眼球クローヌス（opsoclonus）（dancing eyes）
        1. 歯状核病変
        2. 鑑別診断
           a. 神経芽腫
           b. 感染後
           c. 傍腫瘍症候群

## II 小脳病変
   A. 同側性滑動性追従運動障害（衝動性になる）
   B. 対側への一過性眼球偏倚

## III 前頭葉病変
   A. 同側への眼球偏倚
   B. 滑動性眼球運動：正常
   C. 核上性眼球運動障害：人形の目現象
   D. 患側向きのOKNの障害
   E. 前頭葉病変による障害は典型的には一過性（数日〜数週）
   F. PPRF病変による障害は恒久的

## IV 頭頂葉病変
   A. 対側同名半盲
   B. 衝動性眼球運動：正常
   C. 患側向きの滑動性眼球運動の障害

D. 患側向きのOKNの障害

## V　パリノー（Parinaud）症候群
　　A. 核上性上転障害
　　B. 眼瞼後退
　　C. 輻輳・後退性眼振
　　D. 対光近見反射解離

## VI　トロサ・ハント（Tolosa-Hunt）症候群
　　A. 有痛性眼球運動障害
　　B. 血沈亢進
　　C. LE反応陽性
　　D. 三叉神経第一枝感覚障害
　　E. 高用量プレドニゾロン療法（100mg/日）

## VII　ミラー フィッシャー（Miller Fisher）症候群/ギラン・バレー（Guillain-Barré）症候群
　　A. 外眼筋麻痺
　　B. 腱反射消失
　　C. 運動失調
　　D. 抗GQ1b抗体陽性

## VIII　下垂体卒中
　　A. 多発性外眼筋麻痺
　　B. 激しい頭痛
　　C. 両側失明

## IX　アーガイル ロバートソン（Argyll Robertson）症候群
　　A. 小さく不正な瞳孔
　　B. 対光反射と近見反射の解離
　　C. 視力正常
　　D. 散瞳不全

## X　バリント（Balint）症候群
　　A. 視線の固定障害
　　B. 視覚性失調
　　C. 視覚性同時認知障害

## XI 乳頭浮腫
A. 出血を伴うことの多い乳頭浮腫
  1. うっ血乳頭：頭蓋内圧亢進に伴う
  2. 乳頭炎：炎症性あるいは脱髄性疾患に伴う
  3. 両側性乳頭浮腫の鑑別診断
     a. 乳頭炎
     b. 視神経炎
     c. 虚血性視神経障害
     d. 視神経網膜炎（乳頭浮腫と星状斑。炎症性）
     e. うっ血乳頭（他疾患が確定しない症例の90％）
     f. 炎症性疾患
     g. 浸出性疾患
  4. 一側性乳頭浮腫の鑑別診断
     a. 視神経炎
     b. 非対称性うっ血乳頭
     c. 前部虚血性視神経障害
     d. 炎症性疾患
     e. 浸出性疾患
     f. フォスター ケネディー（Foster Kennedy）症候群：同側性乳頭浮腫と対側視神経萎縮。前頭蓋窩占拠性病変
     g. 偽性フォスター ケネディー症候群
     h. 視神経網膜炎
B. 視神経炎
  1. 求心性瞳孔反応障害，視力障害，眼球運動に伴う疼痛
  2. 治療
     a. The optic neuritis treatment trialでは，偽薬，ステロイド内服，ステロイド静注に有意差なし
        (1) ステロイド内服は多発性硬化症のリスクを増やす
        (2) ステロイド静注は多発性硬化症のリスクを減らす
C. 虚血性視神経障害
  1. 巨細胞性血管炎（側頭動脈炎），リウマチ性多発筋痛症に伴う
  2. 高齢者に多い，無痛性視力障害

## XII 機能性（非器質性）眼科学
A. 詐病患者はすべての障害物にぶつかる
B. ヒステリー患者はすべての障害物を見逃す
C. 詐病/ヒステリー性全盲：鏡を眼前で傾けると眼球を動かす
D. 視力障害：視覚誘発電位VEPを検査

    1. 網膜電図ERGは杆体・錐体を検査
E. ヒステリー性視野狭窄
    1. 管状視野：距離が遠くなっても視野が広がらない
    2. らせん状視野
F. 眼球運動
    1. 多視（polyopia）
    2. 自発眼振：急速な動揺と眼瞼痙攣
    3. 共同性眼球運動障害（独立して動く）
G. 調節・輻輳障害
    1. 調節攣縮
H. 色視症（chromatopsia）：すべての対象が同一色に見える
I. 小視症（micropia）
J. 眼精疲労（asthenopia）

### 瞳孔異常の特徴

|  | 全般 | 対光/近見 | 瞳孔左右差 | 散瞳薬 | 縮瞳薬 |
|---|---|---|---|---|---|
| 本態性瞳孔不同 | 正円 | 正常/正常 | 不変 | 散瞳 | 縮瞳 |
| ホルネル（Horner）徴候 | 小さい正円，一側性 | 正常/正常 | 暗所で増大 | 散瞳 | 縮瞳 |
| 緊張性瞳孔 ホームズ・アディー（Holmes-Adie）症候群 | 明所でも大 90％一側性 | 対光反射消失/近見反射緊張性 | 明所でも大 | 散瞳 | 縮瞳 |
| アーガイル ロバートソン（Argyll Robertson）症候群 | 小さい不正円 両側性 | 対光反射減弱/近見反射正常 | 不変 | 散瞳不全 | 縮瞳 |
| 中脳病変 | やや散瞳 両側性 | 対光反射減弱/近見反射正常 | 不変 | 散瞳 | 縮瞳 |
| アトロピン | 極めて大，正円 | 無反応 | 明所で増大 |  | 不変 |
| 動眼神経麻痺（非糖尿病性） | やや散瞳 一側性 | 無反応 | 明所で増大 | 散瞳 | 縮瞳 |

# 15章

# 疼　痛

## 頭　痛

### I 頭痛の分類
A. 片頭痛
  1. 前兆を伴わない片頭痛
  2. 前兆を伴う片頭痛
     a. 典型的な前兆を伴う片頭痛
     b. 遷延する前兆を伴う片頭痛
     c. 家族性片麻痺性片頭痛
     d. 脳底動脈片頭痛
     e. 頭痛を伴わない片頭痛前兆
     f. 急性発症の前兆を伴う片頭痛
  3. 眼筋麻痺型片頭痛
  4. 片頭痛に関連する小児期発作性症候群
     a. 小児期良性発作性眩暈症
     b. 交代性片麻痺
  5. 複雑型片頭痛
     a. 片頭痛重積状態
     b. 片頭痛性脳梗塞
B. 緊張型頭痛
  1. 発作性緊張型頭痛
  2. 慢性緊張型頭痛
C. 群発頭痛
  1. 発作性群発頭痛
  2. 慢性群発頭痛
     a. 発症から寛解を示さない群発頭痛
     b. 発作性群発頭痛から伸展した慢性群発頭痛

    3. 慢性発作性片側頭痛
D. その他
    1. 特発性拍動性頭痛
    2. 外的圧迫性頭痛
    3. 寒冷刺激性頭痛
    4. 良性咳頭痛
    5. 良性労作性頭痛
    6. 性行為に伴う頭痛
    7. 反動性頭痛
    8. 三叉神経痛
    9. 硬膜穿刺後頭痛
    10. 髄膜刺激性頭痛
    11. くも膜下出血
    12. 頭蓋内占拠性病変
    13. 側頭動脈炎
    14. 偽性脳腫瘍

## II 各種の頭痛

A. 前兆を伴わない片頭痛
    1. 少なくとも5回の発作
    2. 持続時間：4〜72時間
    3. 特徴（下記のうち少なくとも2つ）
        a. 一側性分布
        b. 拍動性の性状
        c. 中程度から重度の疼痛
        d. 身体活動にて増悪
    4. 少なくとも下記のうち1つと関連
        a. 光がまぶしい
        b. 嘔気/嘔吐
        c. 音がうるさい
    5. 睡眠中の発症が多い
    6. 疫学
        a. 女性：男性＝3：1
        b. 家族性60％
        c. 前兆を伴わない片頭痛は片頭痛全体の85％を占める
B. 前兆を伴う片頭痛
    1. 少なくとも2回の発作
    2. 持続時間：4〜72時間

3. 特徴（下記のうち少なくとも3つ）
    a. 1回以上の完全に可逆性の前兆
    b. 少なくとも1回の4分以上緩徐に伸展する前兆
    c. 前兆は1時間以上は持続しない
    d. 前兆後1時間以内の頭痛発作
    e. 閃輝性の辺縁をもつ暗点，中心部色盲，眼筋麻痺などの視覚性前兆
4. 頭痛の特徴
    a. 一側性の分布
    b. 拍動性の性状
    c. 中程度から重度の疼痛
    d. 身体活動にて増悪
5. 関連徴候
    a. 光がまぶしい
    b. 嘔気/嘔吐
    c. 音がうるさい
6. 疫学
    a. 前兆を伴う片頭痛は片頭痛全体の15％を占める

**C. 群発頭痛**
1. 少なくとも5回の発作
2. 持続時間：15〜180分
3. 特徴
    a. 一側性の眼窩あるいは側頭部の疼痛
    b. 激しい突き刺すような痛み
4. 同側性の随伴症状（下記のうち少なくとも1つ）
    a. 流涙
    b. 角膜充血
    c. 鼻閉
    d. 鼻汁
    e. 顔面発汗
    f. 縮瞳
    g. 眼瞼下垂
    h. 眼瞼浮腫
5. 通常，夜間に発症
6. 頻度：群発期は数週ないし数カ月間隔にて生じる
7. 群発期には日に1〜8回の頭痛発作
8. 疫学
    a. 男性：女性＝4：1
    b. 初発：30歳代が多い

D. リバウンド頭痛
   1. 鎮痛薬や麻薬の慢性常用に伴って生じる
   2. 全般性の激しい頭痛
   3. 頓挫薬は無効
E. 三叉神経痛
   1. 発作性の強い拍動性の痛み。$V_2$および$V_3 > V_1$領域
   2. 通常，一側性
   3. 顔面や口腔の刺激で誘発される
   4. 顔面痙攣に至ることもある
   5. 多発性硬化症のような脱髄疾患に関連している可能性
F. 硬膜穿刺後頭痛
   1. 疫学
      a. 腰椎穿刺後の20％
      b. 自然発症はまれ
   2. びまん性の拍動性鈍痛
   3. 坐位・立位にて増悪
G. 髄膜刺激性頭痛
   1. 全般に一定した激しい痛み
   2. 髄膜症，発熱，白血球増多，意識障害
   3. ケルニッヒ（Kernig）徴候，ブルジンスキー（Brudzinski）徴候
H. くも膜下出血
   1. 突然発症の爆発的な頭痛
   2. 髄膜刺激徴候，意識状態の変化
   3. 80％においてCTに所見あり
   4. 髄液穿刺では90％以上にて所見陽性
I. 頭蓋内占拠性病変
   1. 数週間にわたり常時進行する鈍痛
   2. 咳にて増悪
   3. 午前の早期に嘔気・頭痛
   4. 局所神経症状の合併
J. 側頭動脈炎
   1. 一側性の鈍痛
   2. 拍動が減弱し，太く曲がりくねった側頭動脈
   3. 顎関節運動障害，微熱，貧血，血沈亢進
   4. 急性単眼盲と単眼眼筋麻痺を呈する
   5. 側頭動脈生検にて診断
   6. 疫学：通常60歳以上
K. 偽性脳腫瘍

1. 持続性鈍痛
2. 霞視，複視，うっ血乳頭
3. 視野狭窄。鼻側下部に始まる
4. 若年肥満女性に多い
5. 投薬に関連
    a. 経口避妊薬，リチウム，テトラサイクリン，ビタミンA

## III 治療
### A. 片頭痛
1. 予防薬
    a. β遮断薬，カルシウムチャネルブロッカー，三環系抗うつ薬，methysergide，バルプロ酸，セロトニン再取り込み阻害薬
    b. 合併症の治療も考慮して調整する
    c. ベラパミルは複雑型片頭痛に有効
2. 頓挫薬
    a. ジヒドロエルゴタミン（DHE）プロトコール
        (1) プロクロルペラジン 10mg 静注
        (2) メトクロプラミド 10mg 静注
        (3) DHE 0.5mg 静注（2〜3分かけて。8時間ごと）
        (4) 無効の場合，DHE 1mg 静注（8時間ごと，3日間）
        (5) 血圧・脈拍を4時間ごとにモニター
        (6) 心疾患患者と60歳以上は禁忌
    b. DHE45注射または経鼻スプレー
    c. compazine, phenergan, thorazine, ドロペリドール
    d. スマトリプタン注射，経鼻スプレー，または錠
        (1) 6mg皮下注，オートインジェクターで
        (2) 25〜100mgを経口投与
        (3) 5〜20mgを経鼻スプレーで
    e. ゾルミトリプタン
        (1) 2.5〜5mg内服
    f. ナラトリプタン
        (1) 1〜2.5mgを内服
    g. リザトリプタン
        (1) 5〜10mgを内服
        (2) プロプラノロール服用時に5mg
    h. almotriptan
        (1) 6.25〜12.5mgを内服
    i. トリプタンの副作用で多いものは，チクチク感，あたたかい感じ，潮紅，胸部の不快感

j. トリプタンの禁忌は，狭心症，心筋梗塞，脳梗塞，脳底型片頭痛，コントロールされない高血圧，MAO-I抗うつ薬，妊娠
   k. fiorinalまたはfioricet（バルビツール酸と鎮痛薬の合剤）
   l. プレドニゾロン/メチルプレドニゾロン
   m. NSAID
   n. narcotics（妊娠中，CADなど特殊な症例）
  3. 食事療法
   a. カフェイン，チョコレート，チーズ，ナッツ類，加工肉製品，アルコール，MSG，柑橘類，リマ豆，イーストを避ける

B. 群発頭痛
  1. 酸素10L/分，経鼻カニューレ
  2. リチウム300mg/日
  3. プレドニゾロン80mg/日，漸減
  4. インドメタシン25mg/日
  5. methysergide 2mg/日
  6. リドカイン経鼻スプレー
  7. ベラパミル
  8. 翼状口蓋神経ブロック
  9. 三叉神経節切断術

C. 反動性頭痛
  1. 常用薬の中止

D. 三叉神経痛
  1. カルバマゼピン
  2. フェニトイン
  3. バクロフェン
  4. アミトリプチリン
  5. 神経節切断術

E. 硬膜穿刺後頭痛
  1. 捕液
  2. トレンデレンブルグ体位
  3. 臥位安静
  4. 血液パッチ

F. 偽性脳腫瘍
  1. β遮断薬
  2. カルシウムチャネルブロッカー
  3. 三環系抗うつ薬
  4. ジゴキシン
  5. ステロイド

6. 髄液穿刺を繰り返す
7. アセタゾラミド
8. フロセミド

## IV 画像検査の適応
A. 今までに経験したことのない最悪の頭痛
B. 頭痛の様相が変わったとき
C. 神経学的検査で異常があるとき
D. 進行性の頭痛
E. 頭痛が常に同一側に起こる
F. 治療に反応しない

# 16章

# 画像診断

## I　CT吸収値

| 成分 | Hounsfeld単位 |
|---|---|
| 骨 | 1000 |
| 石灰化 | 100 |
| 急性期出血 | 85 |
| 腫瘍 | およそ30〜60 |
| 灰白質 | 35〜40 |
| 白質 | 25〜30 |
| 脳脊髄液 | 0 |
| 脂肪 | −100 |
| 空気 | −1000 |

## II　脳梗塞におけるCT所見

| 時期 | 単純撮影 | 造影後 |
|---|---|---|
| 超急性期 | 正常あるいは灰白質・白質の境界不明瞭 | 造影効果なし |
| 急性期 | 境界不明瞭な低吸収域　高度の脳浮腫 | 造影効果なし　あるいは脳回の軽微な造影効果 |
| 亜急性期 | 低吸収域，脳浮腫軽度 | 脳回に造影効果 |
| 陳旧性 | 境界明瞭な低吸収域 | 造影効果（〜6週間） |

## III　脳出血におけるCT所見

| 時期 | 単純撮影 |
|---|---|
| 急性期 | 高吸収域/圧排所見 |
| 亜急性期 | 周辺部低吸収域，中央部高吸収域/圧排所見 |
| 陳旧性 | 低吸収域 |

## IV 磁気共鳴画像（MRI）
- A. 繰り返し時間（TR）：連続するラジオ波パルスの間隔
- B. エコー時間（TE）：ラジオ波パルスと組織ラジオ波信号測定までの間隔
- C. 緩和時間：ラジオ波パルスのあとで平衡状態に達するのに要する時間
- D. MRIはさまざまな組織の緩和時間の差に基づいて画像化される
- E. diffusion weighted imageは脳梗塞の90％で数分以内に陽性になる
- F. diffusion perfusion imageは像のミスマッチを示すことがある（ischemiaとhypoperfusion）

## V T1強調画像

| 低信号（長いT1緩和時間） | 高信号（短いT1緩和時間） |
| --- | --- |
| 脳脊髄液 | 脂肪 |
| 細胞内デオキシヘモグロビン | 造影剤 |
| 石灰化 | メトヘモグロビン |
| 空気 | タンパク質様物質 |
| 水（浮腫） | 低酸素性変化 |
| 多くの腫瘍 | 黒色腫 |
|  | 肝不全 |

## VI T2強調画像

| 低信号（短いT2緩和時間） | 高信号（長いT2緩和時間） |
| --- | --- |
| 皮質骨（骨緻密質） | 脳脊髄液 |
| 石灰化 | 水（浮腫） |
| ヘモジデリン | 多くの腫瘍 |
| 細胞内デオキシヘモグロビン |  |
| メトヘモグロビン |  |
| フェリチン |  |
| 粘液様物質 |  |
| 空気 |  |

## VII 脳出血におけるMRI所見

|  | T1強調画像 | T2強調画像 |
| --- | --- | --- |
| 急性期（3時間〜3日） | 等信号/低信号 | 等信号/低信号 |
| 亜急性期（3〜7日） | 高信号 | 低信号 |
| 亜急性期（7日以降） | 高信号 | 高信号 |
| 慢性期 |  |  |
| 　ヘモジデリン | 低信号 | 低信号 |
| 　吸収後 | 低信号 | 高信号 |

## VIII 超音波検査

- A. Bモード
    1. 組織境界での超音波信号の反射に基づく
    2. 解剖学的構造の描出に用いる
    3. 血管径の測定やプラークの評価に用いる
- B. ドップラーモード
    1. 赤血球などの移動する対象物からの超音波の反射に基づく
    2. 血流速度や血流動態の評価に用いる
    3. 狭窄部では血流速度は増大する
- C. パワードップラー
    1. 信号強度を用い，血流を同定する

## IX ポジトロン断層画像（PET）

- A. $^{15}O$，$^{18}F$，$^{11}C$，$^{13}N$など陽電子を含む核種を用いる
- B. これらの核種はトレーサーに導入される
    1. FDG（ブドウ糖を含む）は脳組織の代謝の測定に用いる
    2. $^{15}O$は脳血流や脳組織代謝率の測定に用いる

## X 単一フォトン断層画像（SPECT）

- A. 脳血流測定のために放射性トレーサーを用いる
- B. てんかん発作時のSPECTは通常，焦点部位の血流増加を示す
- C. 発作間欠期のSPECTは通常，焦点部位の血流低下を示す
- D. アルツハイマー病では通常，SPECTにて側頭頭頂葉の血流低下を示す

# 17章

# 自己抗体

## I 傍腫瘍症候群に関連する自己抗体

### A. 抗Yo抗体（抗Purkinje細胞抗体）
1. 症候：小脳変性症
2. 腫瘍：乳癌，卵巣癌，子宮内膜癌，頸部癌
3. 臨床的特徴：小脳症状が数週〜数カ月進行し遷延する
   a. 支持なしで歩行可能な患者は3分の1のみ
   b. 腫瘍の診断よりも神経症候が先行する場合が50％
   c. 関係する腫瘍をもつ患者の中で小脳変性をきたす割合は1％未満
4. 病理：Purkinje細胞の破壊
5. 脳脊髄液：リンパ球優位細胞数増多，タンパクおよびIgG増加
6. 抗体価：2000倍以上で陽性
7. 治療：血漿交換，IV IgG，ステロイド，シクロホスファミドへの反応は10％未満

### B. 抗Hu抗体
1. 症候：感覚ニューロパチー，辺縁系脳炎
2. 腫瘍：肺小細胞癌，前立腺癌
3. 臨床的特徴：感覚性ニューロパチー，辺縁系脳炎，失調，自律神経障害，多発性単神経炎などが多くみられる
   a. 腫瘍の診断よりも神経症候が先行する場合が75％
   b. 悪性腫瘍をもつ患者の中で抗Hu抗体が陽性になる割合は1％未満
4. 病理：感覚ニューロパチー，辺縁系脳炎
5. 脳脊髄液：細胞数増多，タンパク，IgGおよび抗Hu抗体増加
6. 抗体価：2,000倍以上で陽性，多くの症例で10万倍以上
7. 治療：有効治療なし

### C. 抗Ri抗体
1. 症候：眼球クローヌス（opsoclonus），体幹失調
2. 腫瘍：乳癌，肺小細胞癌
3. 臨床的特徴：突然発症の眼球クローヌスおよび体幹失調

        a. 腫瘍の診断よりも神経症候が先行する場合が50％
        b. 眼球クローヌスを呈する患者の20％に悪性腫瘍
        c. 眼球クローヌス/ミオクローヌスを呈する小児の50％は神経芽細胞腫
    4. 脳脊髄液：細胞数増多，タンパクおよびIgG増加
    5. 治療：眼球クローヌス/ミオクローヌスを呈する小児の神経芽細胞腫患者は腫瘍の治療により予後良好
  D. CAR抗体（VPS）
    1. 症候：急速な視力消失
    2. 腫瘍：肺小細胞癌，前立腺癌，頸部癌，大腸癌，黒色腫
    3. 臨床的特徴：急速な視力消失および網膜変性

## II 末梢神経障害を呈する自己抗体
  A. 抗GM1抗体（抗ガングリオシド抗体）
    1. 症候：運動性ニューロパチー，筋萎縮性側索硬化症，ギラン・バレー（Guillain-Barré）症候群，多巣性運動ニューロパチー，下位運動ニューロン疾患
    2. 臨床的特徴：3分の1の症例で単クローン性ガンマグロブリン血症が存在
    3. 治療：IVIG療法後にシクロホスファミド投与
        a. ステロイドおよび血漿交換は有効ではない
  B. 抗MAG抗体（抗myelin-associated glycoprotein抗体）
    1. 症候：純粋脱髄性ニューロパチーあるいはガンマグロブリン血症を伴う感覚ニューロパチー
    2. 臨床的特徴：IgM型単クローン性ガンマグロブリン血症を伴うニューロパチーの症例の50％はIgM型抗MAG抗体陽性
    3. 病理：髄鞘に結合する抗体
    4. 治療：血漿交換，IV IgG，シクロホスファミド
  C. スルファチド（sulfatide）
    1. 症候：軸索優位感覚ニューロパチー

# 18章

# 自律神経検査

## I 解剖と生理学
A. 交感神経節前ニューロンは第2胸髄から第1腰椎の中間外側柱にある
B. 副交感神経節前ニューロンは脳神経Ⅲ，Ⅶ，Ⅸ，Ⅹと脊髄のS2からS4にある
C. 交感神経節後ニューロンの神経伝達物質は主としてノルエピネフリンである
D. 副交感神経節後ニューロンの神経伝達物質はムスカリン性のアセチルコリンである
E. 汗腺を支配する神経伝達物質はアセチルコリンである
F. 脱神経過敏は節後線維の病変の兆候である

## II ヴァルサルヴァ手技
A. 40mmHgの圧で15秒間保つと，最もよい刺激となる
B. ヴァルサルヴァの手技は次の4相からなる
    1. 第一相：胸腔内の圧が上がり，血圧が上昇する
    2. 第二相前期：静脈還流が減少し，血圧と心拍出量が減少する
    3. 第二相後期：4～5秒後に交感神経が興奮し血圧が上昇する
    4. 第三相：胸腔内の圧が急激に低下し，1～2秒間血圧が低下する
    5. 第四相：血管収縮の間，静脈還流が増加し，血圧のオーバーシュートが10秒以内続く
C. ヴァルサルヴァの手技は増殖性網膜症の患者で行うべきではない
D. ヴァルサルヴァは失神，狭心症，あるいは不整脈を起こすことがある
E. 第四相の最も長いR-R間隔と第二相の最も短いR-R間隔の差は1.51未満である。この値は正常の高齢者では減少する
F. 第二相の減少が過度の場合，交感神経の血管運動機能が破綻している
G. 第四相でオーバーシュートがみられないときは，心拍出量を増加できないことと，心臓のアドレナリン作動性ニューロンが機能低下していることを示す

## III 深呼吸に伴う脈の反応
A. 正確な反射経路は不明
B. 吸気で頻脈になる

C. 呼気で徐脈になる
  D. 検査は患者を寝かせ，深呼吸を行わせることで，最大の効果が得られる
  E. 心臓の脈またはR-Rインターバルをモニターする
  F. 正常では14拍/分以上の違いがみられる
  G. 11〜14拍/分の差はボーダーラインである
  H. 11拍/分未満の差は異常である
  I. この検査は初期の心臓迷走神経機能障害の最も鋭敏な試験である

Ⅳ 起立による脈拍数の変化
  A. 初期に頻脈，のちに徐脈
  B. 15発目のRR間隔と30発目のRR間隔を比較する
  C. 正常の比率は＞1.03
  D. ボーダーラインは1.01〜1.03
  E. 異常は＜1.01

Ⅴ チルト台（tilt table）を使ったテスト
  A. 血圧測定を起立あるいは傾けて行う
  B. 水平から80度に4秒以内にできるべきである
  C. 患者はチルトの前20分間背臥位安静とする
  D. 交感神経機能障害があると，チルトの間，血圧が下がり続ける
  E. 正常は11mmHg未満の違い
  F. ボーダーラインは11〜29mmHgの違い
  G. 異常は29mmHg以上の違いが起こるとき

Ⅵ 手を握るときの血圧変動
  A. 血圧を安静状態で測定する
  B. 最大の握力の30％で5分間握り，血圧を測定する
  C. 安静状態から5分握り終えるまでの拡張期血圧の上昇を測定する
  D. 正常は15mmHg以上の増加
  E. ボーダーラインは11〜15mmHgの増加
  F. 異常は11mmHg未満の増加

Ⅶ 温熱発汗検査
  A. 発汗機能の定性的検査である
  B. 患者にアリザリン赤の粉をふる
  C. 全身を温める
  D. 発汗のパターンを記録する
  E. この試験は節前の障害か節後の障害かを識別できない

## VIII シリコンゴムに刻印する方法
A. 汗腺はピロカルピン電気泳動で刺激する
B. 刺激部位にシリコンゴムを塗る
C. 刻印された発汗の粒のサイズと数を測定する
D. これは糖尿病性多発神経炎における，鋭敏で定量的な検査法である

## IX 定量的な汗腺神経反射試験
A. 交感神経節後線維の機能を定量的に測定する
B. アセチルコリンを皮膚に電気泳動して，交感神経のC群線維を刺激，軸索反射を起こす
C. 湿度を測定することで定量する
D. 温熱発汗とこの試験で発汗がみられないときは節前の障害である

# 19章

# 頭部外傷

## I グラスゴー・コーマ・スケール (Glasgow Coma Scale)

開眼
- 自発的　　　　　　4
- 声によって　　　　3
- 疼痛刺激で　　　　2
- なし　　　　　　　1

最良の運動反応
- 命令に応じる　　　　　　　6
- 痛みを局在できる　　　　　5
- 痛みに対して引っ込める　　4
- 屈曲肢位　　　　　　　　　3
- 伸展肢位　　　　　　　　　2
- なし　　　　　　　　　　　1

最良の声の反応
- 会話をし，見当識が正常　　5
- 会話をするが失見当識　　　4
- 不適当な言葉　　　　　　　3
- 意味のわからない音　　　　2
- なし　　　　　　　　　　　1

## II びまん性軸索障害

|  | 軽度 | 中等度 | 高度 |
|---|---|---|---|
| 意識障害 | 即時 | 即時 | 即時 |
| 意識障害の時間 | 6〜24時間 | ＞24時間 | 数日から数週 |
| 除脳固縮 | まれ | 時々 | ある |
| 健忘 | 数時間 | 数日 | 数週 |
| 記憶障害 | 軽度 | 中等度 | 高度 |
| 3カ月後の予後 | | | |
| 　回復良好 | 63％ | 38％ | 15％ |
| 　重度の後遺症 | 6％ | 12％ | 14％ |
| 　死亡 | 15％ | 24％ | 51％ |

## III 脳圧亢進の治療

- A. CTでモニターする
- B. 鎮静
- C. CPP（脳潅流圧）が70mmHg以下のときは頭蓋内圧降下薬
- D. CPPが120mmHg以上の場合は血圧を下げる
- E. マンニトール 0.25〜1.0g/kgを2時間〜6時間ごと
- F. アルブミンとラシックス™
- G. $PCO_2$レベルを28〜32mmHgに保つため，過呼吸をする
- H. EEGにてバーストサプレッションがみられたら，ペントバルビタール
- I. 低体温

# 20章

# 睡　眠

## I 睡眠時随伴症

|  | 睡眠時驚愕症（夜驚） | 悪夢 |
|---|---|---|
| 頻度 | まれ | しばしば |
| 睡眠ステージ | 徐波睡眠 | レム期 |
| はじまり | 睡眠の最初の90分 | 夜の後半 |
| 特徴 | 強い；声に出す，恐れ，運動 | 強くない；声に出す，恐れ，運動 |
| 精神的内容 | まばら | 念入り |
| 暴力 | しばしば | なし |
| 外傷 | 多い | 起こりにくい |
| 記銘力障害 | しばしば | まれ |
| 起こしやすさ | 困難 | 容易 |
| 起きてから | 錯乱 | 見当識正常 |

|  | 錯乱覚醒 | 睡眠時遊行症 | レム睡眠行動障害 |
|---|---|---|---|
| 頻度 | まれ | しばしば | 0.5%，パーキンソンに多い |
| 睡眠ステージ | 徐波睡眠 | 徐波睡眠 | レム期 |
| はじまり | 夜の最初の3分の1 | 夜の最初の3分の1 | 夜の最後の3分の1 |
| 特徴 | 複雑な行動；遅い錯乱した言語 | 複雑な行動；歩行だけではない | 夢を行動化する；凶暴な事もある，筋電図電位が増強 |
| 暴力 | 時に | まれ | しばしば |
| 外傷 | まれ | まれ | 時に |
| 治療 | ベンゾジアゼピン | ベンゾジアゼピン，三環系 | クロナゼパム，カルバマゼピン |

## II ナルコレプシー

A．ナルコレプシー-カタプレキシー症候群の有病率は2,000人に1人（0.02%）
B．ピークは10代
C．一卵性双生児はナルコレプシーについては双胎間不均衡である
D．日本に多い

- E. 男女比＝1：1
- F. 症状
    1. 日中の過度の眠気，しかしながら眠りから覚めるとリフレッシュした感じを抱く
    2. 睡眠発作
    3. カタプレキシー（ナルコレプシーの67～80％）
        a. 情動で誘発される
        b. 程度はさまざま
        c. 外眼筋は典型的には侵されない。しかし視野のぼやけは起こることもある
        d. 持続時間は数秒から30分以上まで
        e. 単シナプス反射のH波は抑制される
        f. 脱力が感情や興奮で起こる（冗談を言ったり聞いたりして）
        g. 脱力は膝に多く起こる
        h. アドレナリン作動性取り込み阻害薬が抗うつ薬の抗カタプレキシー効果を媒介し，強くレム睡眠を抑制する
        i. 三環系抗うつ薬はノルエピネフリンの再取り込みを阻害する
        j. クロミプラミン，イミプラミン，fluoxetine，zoloftが使われてきた
        k. MAO阻害薬（phenylzine）はカタプレキシーを減少させる
    4. 睡眠麻痺（ナルコレプシーの64％）
        a. 起きているのに動けない。刺激を与えられると動くことができる
        b. 数秒から10分続く
    5. 入眠幻覚（ナルコレプシーの67％）
        a. 覚醒時に鮮明な夢をみる
        b. 通常は視覚である
        c. 聴覚性の幻覚もありうる
        d. セネストパチー：つねったり，こすったり，空中浮遊の感覚
    6. 15％のみが4徴候すべてをみる（日中の過度の眠気と睡眠発作，カタプレキシー，睡眠麻痺，入眠幻覚）
    7. 夜間の睡眠が目覚めと恐ろしい夢で分断されることはしばしばある
    8. 夜間の睡眠研究では，周期性四肢運動（periodic limb movement）が増えていることが示されている
    9. レム睡眠行動障害がナルコレプシー患者に多い
    10. 記憶障害を伴う自動症
- G. 遺伝
    1. 確実なナルコレプシーの86％が第6染色体上にHLA DQB1-0602を有している
    2. オレキシンまたはヒポクレチンもまた頻度が高い

## III 特発性過眠症
- A. 日中の過度の眠気

B. 夜間の睡眠が妨げられずに可能
C. 寝起きが困難
D. 短い（1〜4秒間）マイクロスリープ
E. 自動症
F. 通常は高齢で発症
G. 睡眠時間は多様。通常，特発性過眠症はナルコレプシーよりも長い

# 追 補

## 全般性痙攣発作を呈するてんかん重積状態

### I 治療プロトコール*

＊訳者注：日本で用いられない薬剤・剤型の相違に注意

A. 診断
1. 2回またはそれ以上の痙攣発作が意識の完全な回復を経ずに連発するか，あるいは10分以上持続する痙攣発作

B. 治療

0～10分
1. 気道確保，経鼻酸素投与，パルスオキシメーター
2. 生命徴候確認，心電図モニター装着
3. 生食にて末梢点滴ルート確保
4. 採血：血糖，FBP，CBC，AED，中毒物質
5. ビタミン$B_1$ 100mg静注
6. 50％ブドウ糖50ml静注

10～30分
1. ロラゼパム 0.1mg/kg静注（2mg/分にて）
2. 血圧，心拍数，呼吸数を5分間隔にてモニタリング
3. 痙攣発作が持続する場合
   a. 成人：fosphenytoin 20mg/kg静注（生食にて希釈，150mg/分にて）
   b. 小児：fosphenytoin 1mg/kg/分
   c. 高齢者：fosphenytoin 15mg/kg
4. 痙攣が続く場合，バルプロ酸静注（デパケン™ 20mg/kg）
5. 痙攣発作がさらに持続する場合：気管内挿管，フェノバルビタール 20mg/kg静注（100mg/分にて）

30～60分
1. ICU入室，動脈ライン確保，心電図モニター装着

2. ペントバルビタール 10mg/kgを1時間かけて持続静注，あるいはmicrobolusにて250mg
   3. ペントバルビタール1〜2mg/kg/時にて，脳波上burst-suppressionを呈するよう加減
   4. ペントバルビタールを中断し，12，24および72時間後にモニタリング
 C. 合併症
   1. 低血圧
      a. 静注を中断
      b. 昇圧薬
      c. トレンデレンブルグ体位
   2. 呼吸抑制
      a. 気管内挿管
      b. 必要な場合，静注を中断
   3. 不整脈
      a. フェニトインはしばしば心伝導ブロックやQT間隔延長をきたす
      b. 静注速度を下げる
 D. 維持
   1. 12時間以内に維持療法を開始
   2. CT，髄液穿刺，脳波などにて原因疾患を検索

# 脳死クライテリア*

*訳者注：日本国内のものとの相違に注意

## I 前提条件

A. 原因疾患が確定し不可逆的であること
B. 基礎疾患に下記の内科的疾患がないこと
   1. 電解質異常，酸塩基平衡障害，内分泌異常
C. 薬物中毒を除外
D. 深部体温で32℃以上（90°F）

## II 必須条件

A. 無反応（疼痛刺激に対する運動反応の欠如）
B. 脳幹反射消失
   1. 瞳孔対光反応がない
   2. 頭位眼反射（doll's eye phenomenon）がない
   3. 前庭動眼反射（冷水caloric反射）がない
      a. 冷水50ml。一耳あたり1分間観察，対側耳との間に5分間空ける
   4. 角膜反射。疼痛にて顔をしかめない
   5. 咽頭反射。気管内吸引に対して咳反応や徐脈をきたさない

C. 無呼吸試験
    1. 体温36.5℃以上，収縮期血圧90mmHg以上，尿崩症や過去6時間の正の輸液バランスなし
    2. 動脈酸素分圧200mmHg以上に酸素化，二酸化炭素分圧40mmHg以下
    3. 人工呼吸器を8分間停止，呼吸がみられたり，収縮期血圧90mmHg以下，酸素分圧の異常低値，不整脈出現にて中止
    4. 動脈血ガス採血：二酸化炭素分圧が60mmHg以上あるいは前値より20mmHg増加にて陽性とする

### III オプションとしての精密検査
A. 血管造影：頸動脈分岐部あるいはウィリス（Willis）輪での造影欠如
B. 脳波：電気脳沈黙
C. 経頭蓋ドップラー超音波検査：血流信号の欠如
D. $^{99}$Tc-HMPAO脳血流シンチ：up takeの欠如
E. SEP：N20-P22波形の欠如
F. 6時間後に判定を繰り返す

### IV 医療記録
A. 原疾患と不可逆性
B. 脳幹反射消失
C. 疼痛に対する運動反応消失
D. 二酸化炭素分圧60mmHg以上での自発呼吸消失
E. 確認検査の正当性と結果
F. 6時間後の判定の繰り返し（オプション）

# 索引

| | |
|---|---|
| 3Hz棘徐波複合 | 228, 248 |
| 3-Oxothiolase欠損症 | 109 |
| 3段階分類 | 160 |
| 6Hz陽性棘徐波複合 | 244 |
| 6Hz陽性棘波 | 244 |
| AIDS | 96 |
| AIDSニューロパチー | 192 |
| Alzheimer I型星状膠細胞 | 173 |
| Alzheimer II型星状膠細胞 | 173 |
| AMPA | 75 |
| A帯 | 62 |
| B6反応性痙攣 | 75 |
| Bモード | 333 |
| CADASIL | 151 |
| CAR抗体 | 336 |
| CIDP | 199 |
| Clチャネル | 217 |
| COMT阻害薬 | 278 |
| Cowdry A 封入体 | 96 |
| CT所見 | 331 |
| DNA修復障害 | 304 |
| F波 | 252 |
| GABA | 76 |
| GALOP抗体症候群 | 192 |
| GM2ガングリオシドーシス | 121 |
| Gタンパク | 69, 72 |
| HIV痴呆 | 96 |
| H反射 | 252 |
| IgG index | 138 |
| I帯 | 62 |
| Kinky hair病 | 120 |
| K複合 | 245 |
| Lambert-Eaton症候群 | 208 |
| MAO阻害薬 | 79, 277 |
| MERRF | 229 |
| MPTP | 73, 277 |
| M波 | 253 |
| NMDA | 75 |
| one-and-a-half症候群 | 146 |
| on-off現象 | 279 |
| P2タンパク | 194 |
| PLEDs | 95 |
| POEMS症候群 | 192 |
| polyQ病 | 290 |
| REM | 245 |
| REM睡眠 | 79 |
| Restless leg症候群 | 86 |
| T1強調画像 | 332 |
| T2強調画像 | 332 |
| α波 | 244 |
| βシート構造 | 271 |
| β波 | 244 |
| γ運動ニューロン | 65, 66 |
| γ-ハイドロキシブチル酸尿症 | 111 |
| κ波 | 244 |
| λ波 | 244 |
| μ波 | 244 |

## あ

| | |
|---|---|
| アーガイル ロバートソン症候群 | 319 |
| アーノルド・キアリ奇形 | 3 |
| アイカルディ症候群 | 5, 231 |
| アイザクス病 | 219 |
| アイスパックテスト | 204 |
| アヴェリス症候群 | 147 |
| アウエルバッハ | 44 |
| アカシジア | 81, 87 |
| 亜急性運動感覚麻痺 | 182 |
| 亜急性壊死性脳脊髄症 | 308 |
| 亜急性感覚ニューロパチー | 188 |
| 亜急性硬化性全脳炎 | 99 |
| 亜急性連合変性症 | 50 |
| 悪臭 | 30 |
| 悪性症候群 | 83 |
| 悪性末梢神経鞘腫瘍 | 166 |
| 悪性リンパ腫 | 171 |

| | | | |
|---|---|---|---|
| アクチン | 62 | 一般体性遠心性 | 29 |
| 悪夢 | 343 | 一般体性求心性 | 29 |
| アステリクシス | 87 | 一般内臓遠心性 | 29 |
| アスピリン | 153 | 一般内臓求心性 | 29 |
| アスペルギルス症 | 101 | 遺伝子増幅 | 305 |
| アセチルコリン | 69 | 遺伝子発現制御因子 | 160 |
| アダムキーヴィッツの根動脈 | 46 | 遺伝性運動感覚性ニューロパチー | 193 |
| アダリン欠損症 | 214 | 遺伝性感覚自律神経性ニューロパチー | 193 |
| アテローム性血栓症 | 144 | 遺伝性コプロポルフィリア | 118 |
| アポリポタンパクE | 271 | 遺伝性ニューロパチー | 181 |
| アマンタジン | 278 | 遺伝性慢性多発ニューロパチー症候群 | 193 |
| アミノ酸血症 | 109 | 咽頭反射 | 43, 348 |
| アミノ酸代謝異常 | 109 | 陰部神経 | 58 |
| アミノ酸輸送障害 | 113 | 陰部大腿神経 | 57 |
| アミロイド前駆タンパク | 271 | ヴァルサルヴァ手技 | 337 |
| アリセプト | 272 | ウイルス性髄膜炎 | 91 |
| アルギニノコハク酸合成酵素欠損症 | 112 | ウィルソン病 | 119, 285 |
| アルギニノコハク酸分解酵素欠損 | 112 | ウィルブランドの膝 | 31 |
| アルコール性幻覚 | 129 | ウートホフ徴候 | 137 |
| アルコール性小脳変性症 | 132 | ウェーバー試験 | 42 |
| アルコール性ポリニューロパチー | 132 | ウェーバー症候群 | 33, 146 |
| アルツハイマー型星状膠細胞 | 120 | ウェジナー肉芽腫 | 151 |
| アルツハイマー病 | 270 | ウェスト症候群 | 231 |
| アルツハイマーⅡ型細胞 | 113, 285 | ウェストファール変異 | 284 |
| アルファフェトプロティン | 288 | ウェルドニッヒ・ホフマン症候群 | 291 |
| アレキサンダー病 | 128 | ウェルニッケ・コルサコフ症候群 | 131 |
| アンジェルマン症候群 | 7 | ウェルニッケ失語 | 149, 309 |
| 安静時振戦 | 294 | ウェルニッケ脳症 | 23, 131 |
| アンドロゲン不感性 | 293 | ヴェルネ症候群 | 147 |
| アントン症候群 | 313 | ヴェロカイ小体 | 165 |
| アントン症状 | 148 | ヴォイトの古典的三徴 | 300 |
| 意義不明の単クローン性高γグロブリン血症 | 189 | ウォーカー・ワールブルグ症候群 | 7 |
| 異型ポルフィリア | 118 | 内側レンズ核線条体動脈 | 150 |
| 意識不鮮明 | 261 | うつ病 | 78 |
| 異常タンパク血症を伴う多発ニューロパチー | 188 | 運動単位電位 | 251, 254 |
| 移植片対宿主病 | 316 | 運動ニューロン | 65 |
| 異染性白質ジストロフィー | 125 | 運動の分解 | 19 |
| イソ吉草酸血症 | 109 | ウンフェルリヒト・ルントボルク | 228 |
| 異痛症 | 180 | 鋭波 | 247 |
| 一過性全健忘 | 24 | エイリアンハンド | 313 |
| 一過性脳虚血発作 | 143 | エイリアンハンド症候群 | 282 |
| 一酸化炭素中毒 | 28 | エーラース・ダンロス症候群 | 152 |

腋窩神経……53
エトスクシミド……236
エナメル上皮腫性……168
エメリ・ドレフュス型筋ジストロフィー……215
エルプ・デュシェンヌ症候群……52
エルプ点……259
円回内筋症候群……54
猿頭症……4
凹足……178
オキシトシン……21
オスラー・ランデュ・ウェーバー症候群……303
遅い棘徐波複合……231
遅いチャネル症候群……212
オパルスキー細胞……173, 285
オリーブ橋小脳萎縮症……280, 290
オリーブ小脳路……18
オリゴクローナルバンド……138
オルニチントランスカルバミラーゼ欠損症……112
音韻性失読……310
音階局在……41
音声振戦……298
温熱発汗検査……338

## か

カーノハン圧痕……176
カーノハン分類……160
カーンズ・セイヤー症候群……307
回外筋症候群の徴候……56
カイザー・フライシャー輪……119, 285
外側膝状体……20
外側大腿皮神経……57
外側腹側核……20
外側レンズ核線条体動脈……150
外転神経……37
回転性眼振……317
概念失行……311
海馬……22
海馬体……22
海馬台……22
海馬旁回……22
解離性失行……311
カウザルギー……181

カウドリーB型封入体……94
下顎神経……37
化学性髄膜炎……169
下眼瞼向き眼振……317
核鎖筋線維……65
拡散強調画像……152
拡散循環画像……152
核袋筋線維……65
拡張型心筋症……144
角膜反射……348
下行性MLF……41
過呼吸負荷……243
かご細胞……12
下肢静止不能症候群……86
下小脳脚……11
下神経幹症候群……52
下垂体腫瘍……167
下垂体腺腫……167
下垂体卒中……319
画像診断……331
家族性致死的不眠症……103
家族性乳児筋無力症……212
家族性毛細血管拡張症……303
カタプレキシー……344
滑車神経……33
滑脳症……7
カッパ受容体……77
カテコール-O-メチル・トランスフェラーゼ……71, 72
下殿神経……58
カナヴァン病……127
化膿性髄膜炎……89
鎌状赤血球症……152
顆粒空胞変性……272
顆粒細胞……12
カルシウムチャネル……69
カルシノエンブリオニック抗原……288
カルバマゼピン……236
カルバモイルリン酸合成酵素欠損症……112
眼咽頭筋ジストロフィー……215
感音性難聴……43
感覚神経芽細胞腫……164
感覚性失音楽……312

| | | | |
|---|---|---|---|
| 眼球浮き運動 | 318 | 胸腺摘除 | 211 |
| 眼球クローヌス | 318, 335 | 胸腺摘除術 | 206 |
| 眼球ミオクローヌス | 318 | 橋中心髄鞘崩壊 | 133 |
| 間欠性律動性δ波 | 247 | 極長鎖脂肪酸 | 126, 128 |
| 眼瞼痙攣 | 225 | 協働収縮不能 | 19 |
| カンジダ症 | 101 | 胸背神経 | 53 |
| 肝疾患関連ニューロパチー | 191 | 橋腕 | 11 |
| 間質性浮腫 | 176 | 棘孔 | 38 |
| 管状視野 | 321 | 局所性徐波 | 247 |
| 干渉パターン | 254 | 棘徐波複合 | 248 |
| 眼振 | 85 | 棘波 | 247 |
| 眼神経 | 37 | 巨大運動単位電位 | 255 |
| 眼精疲労 | 321 | 魚鱗癬 | 124 |
| 汗腺神経反射試験 | 339 | ギヨン管 | 55 |
| 間代発作 | 227 | ギラン・モラレの三角 | 14 |
| 観念運動性失行 | 311 | 起立性振戦 | 299 |
| 観念性失行 | 311 | 起立による脈拍数の変化 | 338 |
| 間脳 | 1 | 起立不能 | 17 |
| 眼脳腎症候群 | 113 | 筋萎縮性側索硬化症 | 293 |
| 顔面肩甲上腕型筋ジストロフィー | 215 | 筋緊張性ジストロフィー | 216 |
| 顔面神経 | 38 | 筋形質 | 62 |
| 肝レンズ核変性症 | 119, 285 | 筋原性変化 | 256 |
| 緩和時間 | 332 | 筋原線維 | 62 |
| 奇形種 | 169 | 筋強直性電位 | 255 |
| 偽性脳腫瘍 | 326 | 筋細管ミオパチー | 218 |
| 基板 | 1 | 筋小胞体 | 62 |
| 吸引反射 | 9 | 筋伸張反射 | 66 |
| 嗅覚低下 | 30 | 筋線維 | 62 |
| 球形嚢 | 40 | 筋線維鞘 | 62 |
| 嗅条 | 29 | 筋線維分節 | 62 |
| 球状核 | 12 | 緊張型頭痛 | 323 |
| 嗅神経 | 29 | 緊張性頸反射 | 9 |
| 嗅神経芽細胞腫 | 164 | 筋肉痛 | 84 |
| 急性炎症性脱髄性多発ニューロパチー症候群 | 193 | 筋皮神経 | 53 |
| 急性間歇性ポルフィリア | 118 | 筋フィラメント | 62 |
| 急性上向性運動ニューロパチー | 182 | 筋フォスフォフルクトキナーゼ欠損症 | 108 |
| 急速眼球運動 | 245 | 筋フォスフォリラーゼ欠損症 | 107 |
| 境界溝 | 1 | 筋紡錘 | 65 |
| 狂犬病 | 99 | 筋無力症性急性悪化 | 204 |
| 胸神経 | 52 | 空間性失書 | 310 |
| 恐水病 | 99 | クーゲルベルク・ヴェランダー病 | 292 |
| 胸腺腫 | 202 | 空胞形成ミエロパチー | 97 |

| | | | |
|---|---|---|---|
| クールー | 102 | 結節性動脈周囲炎 | 151 |
| 躯幹失調 | 17 | ケネディ病 | 292 |
| クフス病 | 229 | ゲルストマン・シュトロイスラー病 | 102 |
| くも膜下出血 | 156, 326 | ゲルストマン症候群 | 148, 313 |
| グラスゴー・コーマ・スケール | 341 | 神経膠腫症 | 163 |
| クラッベ病 | 125 | 肩甲下神経 | 53 |
| グラデニーゴ症候群 | 38 | 肩甲上神経 | 52 |
| クリーゼ | 204 | 肩甲背神経 | 52 |
| クリオグロブリン血症 | 189 | 肩甲腓骨型筋ジストロフィー | 215 |
| 繰り返し時間 | 332 | 幻肢 | 312 |
| グリシン | 76 | 原始癌遺伝子 | 160 |
| クリッピング術 | 156 | 原始神経外胚葉性腫瘍 | 163 |
| クリプトコッカス症 | 100 | 原始反射 | 9 |
| クリプトコッカス髄膜炎 | 97 | 原小脳 | 16 |
| クリューバー・ビューシー症候群 | 23, 95, 148, 273 | 欠神発作 | 228 |
| グルタミン酸 | 75 | 拳闘様運動 | 238 |
| グルタル酸尿症 | 110 | 原発性側索硬化症 | 290 |
| クルンプケ症候群 | 52 | 原発性中枢神経悪性リンパ腫 | 97 |
| クロイツフェルト・ヤコブ病 | 102 | 原発性マクログロブリン血症 | 189 |
| クロード症候群 | 33, 146 | 語唖性失語 | 309 |
| 黒後家蜘蛛 | 71 | 抗AchR抗体 | 202 |
| クロナゼパム | 236 | 抗CD3抗体 | 315 |
| クロピドグレル | 154 | 抗GAD抗体 | 219 |
| グロボイド細胞白質ジストロフィー | 125 | 抗GM1抗体 | 187, 336 |
| 群発頭痛 | 323, 325 | 抗Hu抗体 | 188, 335 |
| 群発抑制交代 | 99, 250 | 抗MAG抗体 | 189, 336 |
| 脛骨神経 | 58 | 抗Purkinje細胞抗体 | 335 |
| 経食道エコー | 144 | 抗Ri抗体 | 335 |
| 頸静脈孔 | 43, 44 | 抗Yo抗体 | 335 |
| 経頭蓋ドップラー | 144 | 高アンモニア血症 | 110 |
| 茎乳突孔 | 39, 45 | 抗うつ薬 | 78 |
| 痙攣 | 227 | 構音障害：手先不器用症候群 | 145 |
| 結核 | 91 | 口蓋振戦 | 298 |
| 血管炎性ニューロパチー | 186 | 後外側核 | 20 |
| 血管芽腫 | 170 | 後外側腹側核 | 20 |
| 血管原性浮腫 | 175 | 後外側脈絡叢動脈 | 149 |
| 血管性痴呆 | 274 | 口蓋ミオクローヌス | 14, 298 |
| 血管内膜剥離術 | 154 | 後下小脳動脈 | 15 |
| 結合織形成性髄芽細胞腫 | 163 | 抗ガングリオシド抗体 | 336 |
| 結合腕 | 11 | 交感神経節後ニューロン | 337 |
| 楔状小脳路 | 17 | 交感神経節前ニューロン | 337 |
| 結節性硬化症 | 300 | 抗凝固療法 | 153 |

| | |
|---|---|
| 高グリシン血症 | 110 |
| 後骨間神経症候群 | 56 |
| 抗コリンエステラーゼ | 71 |
| 抗コリン薬 | 278 |
| 膠細胞腫瘍 | 160 |
| 後索 | 45 |
| 後視床穿通動脈 | 149 |
| 甲状腺機能低下性多発ニューロパチー | 191 |
| 甲状腺中毒性周期性四肢麻痺 | 223 |
| 抗スルファチド抗体関連ニューロパチー | 191 |
| 構成失行 | 313 |
| 抗精神病薬 | 80 |
| 後脊髄症候群 | 48 |
| 後脊髄動脈 | 46 |
| 後大腿皮神経 | 58 |
| 後大脳動脈 | 149 |
| 強直発作 | 227 |
| 抗電位依存性Caチャネル抗体 | 208 |
| 抗てんかん薬 | 236 |
| 後天性ビタミンE欠乏症 | 287 |
| 高伝導速いチャネル症候群 | 212 |
| 後頭葉てんかん | 233 |
| 後頭葉発作性異常波を伴う小児てんかん | 249 |
| 後内側腹側核 | 20 |
| 後内側脈絡叢動脈 | 149 |
| 後脳 | 1 |
| 厚脳回症 | 7 |
| 孔脳症 | 7 |
| 後腹側核 | 20 |
| 鉤ヘルニア | 176 |
| 鉤発作 | 30 |
| 抗ボツリヌス毒素抗体 | 225 |
| 高ホモシステイン血症 | 151 |
| 硬膜外血腫 | 155 |
| 硬膜外膿瘍 | 49 |
| 硬膜下血腫 | 155 |
| 硬膜下膿瘍 | 90 |
| 硬膜穿刺後頭痛 | 326 |
| 硬膜内髄外腫瘍 | 49 |
| 硬膜内髄内腫瘍 | 49 |
| 抗ミオシン抗体 | 220 |
| 後脈絡叢動脈 | 21 |

| | |
|---|---|
| 抗利尿ホルモン | 21 |
| 抗リン脂質抗体症候群 | 151 |
| ゴーシェ病 | 123, 230 |
| コクシジオイド真菌症 | 101 |
| 黒質 | 25 |
| 古小脳 | 17 |
| 骨硬化性多発性骨髄腫 | 188 |
| 孤立性失書 | 310 |
| コリン性クリーゼ | 205 |
| コルサコフ症候群 | 131 |
| コルサコフ精神病 | 23 |
| ゴルジ腱器官 | 65, 66 |
| ゴルジ細胞 | 12 |
| コルチ器官 | 42 |
| コレスタノール | 117 |
| コロイド嚢胞 | 169 |
| 混合性乏突起星状細胞腫 | 162 |

## さ

| | |
|---|---|
| 細管線維状核内封入体 | 216 |
| サイズの法則 | 65 |
| 細胞障害性浮腫 | 175 |
| 細胞性浮腫 | 175 |
| 細胞内横行小管 | 63 |
| 索状体 | 11 |
| 錯乱覚醒 | 343 |
| 鎖骨下神経 | 52 |
| 坐骨神経 | 58 |
| 砂腫小体 | 166 |
| サブスタンスP | 77 |
| サルコイドーシス | 187 |
| サルコメア | 62 |
| 三叉神経 | 35 |
| 三叉神経痛 | 141, 326 |
| 酸性マルターゼ欠損症病 | 107 |
| 三相波 | 250 |
| 酸素供給量 | 144 |
| サンタヴォリ病 | 229 |
| ザントホフ病 | 122 |
| 三半規管 | 40 |
| サンフィリッポ | 121 |
| シアリドーシス | 229 |

| | | | |
|---|---|---|---|
| シーソー眼振 | 317 | 実験的アレルギー性神経炎 | 194 |
| ジェファーソン骨折 | 47 | 失語 | 149 |
| 視覚性失調 | 312 | 失行症 | 311 |
| 視覚誘発電位 | 257 | 失行性失書 | 310 |
| 磁気共鳴画像 | 332 | 失語症 | 309 |
| 色彩失認 | 311 | 失書を伴わない失読 | 309 |
| 色視症 | 321 | ジッター | 256 |
| 色素失調症 | 5, 303 | 室頂核 | 11 |
| 色名呼称障害 | 312 | 失調性片麻痺 | 145 |
| シクロスポリン | 315 | 失読症 | 309 |
| 自咬症 | 115 | 室傍核 | 21 |
| 篩骨脳 | 4 | 耳毒性物質 | 84 |
| 視索上核 | 21 | シトルリン血症 | 112 |
| 視床 | 19 | シナプス後電位 | 251 |
| 歯状回 | 22 | シナプス小胞 | 69 |
| 視床下核刺激術 | 280 | 刺入電位 | 253 |
| 歯状核 | 12 | 脂肪腫 | 170 |
| 歯状核赤核視床路 | 18 | シャイエ | 121 |
| 歯状核赤核淡蒼球ルイ体萎縮症 | 230, 290 | シャイ・ドレーガー症候群 | 280 |
| 視床下部 | 21 | ジャクソン型運動発作 | 232 |
| 視床下部過誤腫 | 170 | ジャクソン症候群 | 147 |
| 視床刺激術 | 279 | 若年型GM2ガングリオシドーシス | 230 |
| 視床膝動脈 | 21 | 若年型筋無力症 | 210 |
| 視床髄条 | 22 | 若年型神経軸索ジストロフィー | 230 |
| 視床性痴呆 | 145 | 若年性脳梗塞 | 150 |
| 視床前核 | 20 | 若年性ミオクローヌスてんかん | 228 |
| 視床穿通動脈 | 21 | 尺骨神経 | 54 |
| 視床枕 | 20 | シャルコー関節 | 190 |
| 視床破壊術 | 279 | シャルコー・マリー・トゥース病 | 193 |
| 視床毛様核 | 20 | 周期性一側てんかん型発射 | 95, 249 |
| 視神経 | 30 | 周期性四肢麻痺 | 223 |
| ジスキネジア | 280 | 周期性全般性鋭波 | 249 |
| ジストニア | 81, 86, 224 | 周期性全般性複合 | 250 |
| ジストニックな振戦 | 297 | 周期性同期性放電 | 99, 102 |
| ジストロフィン | 213 | 重症筋無力症 | 202 |
| 肢節運動失行 | 311 | 重篤な疾患に伴う多発ニューロパチー | 191 |
| 持続性多型性δ波 | 247 | 終脳 | 1 |
| 肢帯型筋ジストロフィー | 214 | シューマッハの診断基準 | 136 |
| シタラビン | 315 | 手根管症候群 | 53 |
| 肢端紅痛症 | 278 | 手指失認 | 313 |
| 失嗅 | 30 | シュテルワーク徴候 | 276 |
| 失計算 | 310 | シュピールマイヤー・フォークト病 | 229 |

| | | | |
|---|---|---|---|
| 腫瘍 | 159 | 神経管 | 1 |
| 受容性抑揚障害 | 312 | 神経筋接合部障害 | 84 |
| 腫瘍抑制遺伝子 | 159 | 神経元セロイドリポフスチン沈着症 | 229 |
| 純粋運動麻痺 | 145 | 神経原線維塊 | 271, 272 |
| 純粋感覚麻痺 | 145 | 神経再支配 | 253 |
| 純粋語聾 | 312 | 神経細胞腫瘍 | 166 |
| 上衣下巨大星状細胞腫 | 160 | 神経軸索移送 | 77 |
| 上衣下結節 | 300 | 神経終板 | 254 |
| 上衣芽細胞腫 | 165 | 神経鞘腫 | 165 |
| 上衣下腫 | 163 | 神経性筋強直症 | 219 |
| 上衣腫 | 162 | 神経節膠腫 | 166 |
| 上顎神経 | 37 | 神経節細胞腫 | 166 |
| 松果体芽腫 | 164 | 神経線維腫 | 165 |
| 松果体細胞芽腫 | 168 | 神経線維腫症Ⅰ型 | 301 |
| 松果体細胞腫 | 168 | 神経線維腫症Ⅱ型 | 302 |
| 松果体腫瘍 | 167 | 神経痛性筋萎縮症 | 51 |
| 上眼窩裂 | 35, 45 | 神経堤 | 2 |
| 上眼瞼向き眼振 | 317 | 神経伝導検査 | 252 |
| 上行性MLF | 41 | 神経伝導速度 | 253 |
| 小視症 | 321 | 神経胚形成 | 2 |
| 上小脳脚 | 11 | 心原性塞栓症 | 144 |
| 上小脳動脈 | 14 | 進行性核上性麻痺 | 281 |
| 上神経幹症候群 | 52 | 進行性多巣性白質脳症 | 99 |
| 小多脳回症 | 7 | 進行性ミオクローヌス失調症 | 289 |
| 上殿神経 | 58 | 進行性ミオクローヌスてんかん | 228 |
| 小児型球筋萎縮症 | 292 | 新小脳 | 18 |
| 小児の腫瘍 | 159 | 新生児型筋無力症 | 207, 211 |
| 小脳 | 11 | 新生児てんかん | 238 |
| 小脳血管芽腫 | 303 | 新生児脳波 | 246 |
| 小脳失調 | 83 | 真性多血症 | 152 |
| 小脳性振戦 | 297 | 振戦 | 294 |
| 小脳ヘルニア | 176 | 振戦せん妄 | 130 |
| 小脳変性症 | 335 | 心臓迷走神経機能障害 | 338 |
| 小脳扁桃ヘルニア | 176 | 身体部位失認 | 313 |
| 上皮膜抗原陽性 | 166 | 深腓骨神経 | 58 |
| 書痙 | 225 | 深部失読 | 310 |
| 除神経 | 255 | 心房細動 | 144 |
| 触覚失認 | 312 | 髄液異常 | 105 |
| 除脳固縮 | 41 | 錘外線維 | 65 |
| シリコンゴム | 339 | 髄芽筋芽細胞腫 | 164 |
| 自律神経検査 | 337 | 髄芽細胞腫 | 163 |
| 神経芽細胞腫 | 164, 336 | 髄鞘形成障害 | 8 |

| | | | |
|---|---|---|---|
| 水頭症性浮腫 | 176 | 脊髄視床路 | 46 |
| 錘内線維 | 65 | 脊髄小脳 | 17 |
| 髄脳 | 1 | 脊髄小脳失調症 | 289 |
| 髄板内核 | 20 | 脊髄ショック | 48 |
| 髄膜刺激性頭痛 | 326 | 脊髄髄膜瘤 | 2 |
| 髄膜腫 | 166 | 脊髄性進行性筋萎縮症Ⅰ型 | 291 |
| 睡眠 | 245, 343 | 脊髄性進行性筋萎縮症Ⅱ型 | 292 |
| 睡眠時驚愕症 | 343 | 脊髄性進行性筋萎縮症Ⅲ型 | 292 |
| 睡眠時後頭一過性陽性鋭波 | 245 | 脊髄中央症候群 | 47 |
| 睡眠時小鋭棘波 | 245 | 脊髄裂 | 2 |
| 睡眠時随伴症 | 343 | 脊髄癆 | 50, 93 |
| 睡眠時遊行症 | 343 | セスタン・シュネ症候群 | 147 |
| 睡眠発作 | 344 | 舌咽神経 | 43 |
| 睡眠麻痺 | 344 | 舌咽神経痛 | 43 |
| 頭蓋咽頭腫 | 168 | 舌下神経 | 44 |
| 頭蓋骨の孔 | 45 | 舌下神経孔 | 45 |
| 頭蓋頂鋭波 | 244 | ゼブラ小体 | 121 |
| すくみ足現象 | 279 | セルロプラスミン | 120, 285 |
| スタージ・ウェーバー症候群 | 302 | 線維筋性異形成症 | 150 |
| ズダン好性大脳硬化症 | 126 | 線維自発電位 | 254 |
| ズダン好性封入体 | 127 | 線維束攣縮 | 255 |
| 頭痛 | 323 | 前下小脳動脈 | 15 |
| スティッフ・パーソン症候群 | 219 | 前胸神経 | 52 |
| スライ | 121 | 前駆症状 | 227 |
| 正円孔 | 35, 45 | 前骨間神経症候群 | 54 |
| 生後第5日目のてんかん | 239 | 仙骨部退縮症候群 | 4 |
| 脆弱X染色体症候群 | 7 | 潜在性眼振 | 317 |
| 星状細胞 | 12 | 全失語 | 149 |
| 星状細胞腫瘍 | 160 | 栓状核 | 12 |
| 正常な加齢 | 308 | 線条体 | 24 |
| 成人型球脊髄筋萎縮症 | 292 | 線条体黒質変性症 | 280 |
| 成人の腫瘍 | 159 | 全身硬直症候群 | 219 |
| 正中神経 | 53 | 前脊髄症候群 | 47 |
| 成長因子 | 160 | 前脊髄動脈 | 46 |
| 成長因子受容体 | 160 | 全前脳症 | 4 |
| 静的迷路 | 40 | 前大脳動脈 | 150 |
| 生理的振戦 | 86, 295 | 前兆 | 227 |
| 世界保健機構分類 | 160 | 前庭小脳 | 16 |
| 赤色ぼろ線維・ミオクローヌスてんかん症候群 | 306 | 前庭小脳路 | 16 |
| 脊髄 | 45 | 前庭神経核 | 12 |
| 脊髄円錐 | 47 | 前庭動眼反射 | 348 |
| 脊髄空洞症 | 50 | 先天性眼振 | 317 |

| | |
|---|---|
| 先天性筋緊張性ジストロフィー | 217 |
| 先天性筋強直症 | 217 |
| 先天性筋無力症 | 207, 212 |
| 先天性水頭症 | 5 |
| 前頭側頭型痴呆 | 273 |
| 前頭葉てんかん | 232 |
| セントルイス脳炎 | 98 |
| 前脳 | 1, 4 |
| 全般性強直間代発作 | 227 |
| 全般性非同期性徐波 | 247 |
| 全般性発作性速波 | 248 |
| 浅腓骨神経 | 58 |
| 前腹側核 | 20 |
| 前脈絡叢動脈 | 21, 149 |
| せん妄 | 261 |
| 旋毛虫症 | 104 |
| せん妄の原因 | 262 |
| 臓器移植 | 315 |
| 早期に発症する小脳性失調症で、腱反射が保たれる症候群 | 287 |
| 双極誘導 | 243 |
| 総腓骨神経 | 58 |
| 相貌失認 | 311 |
| 測定異常 | 19 |
| 側頭動脈炎 | 326 |
| 側頭葉てんかん | 24, 232 |
| 束傍核 | 20 |
| 組織プラスミノーゲンアクチベーター | 154 |
| 速筋 | 64 |
| ソテツの実 | 283 |

## た

| | |
|---|---|
| 帯状回ヘルニア | 176 |
| 対称性多発ニューロパチー | 182 |
| 苔状線維 | 12 |
| 帯状疱疹 | 94 |
| 体性感覚誘発電位 | 258 |
| 大腿神経 | 57 |
| 大腿皮神経痛 | 57 |
| 大脳基底核 | 24 |
| 大脳電気的無活動状態 | 250 |
| 大脳皮質基底核変性症 | 282 |
| 大脳辺縁系 | 21 |
| 大理石状態 | 29 |
| タウリン | 76 |
| ダウン症候群 | 7 |
| 多棘徐波複合 | 248 |
| タクロリムス | 316 |
| 多形膠芽腫 | 161 |
| 多形性黄色細胞腫 | 161 |
| 多巣性運動ニューロパチー | 186 |
| 多巣性脱髄性ニューロパチー | 186 |
| 多脱炭酸酵素欠損症 | 109 |
| 脱髄巣 | 135 |
| 多発筋炎 | 220 |
| 多発性硬化症 | 135 |
| 多発単ニューロパチー | 183 |
| 多発ラクナ梗塞 | 146 |
| 垂井病 | 108 |
| 単一線維筋電図 | 204, 210, 256 |
| 単一フォトン断層画像 | 333 |
| 単眼症 | 4 |
| 単極誘導 | 243 |
| タンジール病 | 117 |
| 単純ヘルペス | 95 |
| 淡蒼球 | 25 |
| 淡蒼球破壊術 | 280 |
| ダンディ・ウォーカー奇形 | 5 |
| チオキサンテン | 80 |
| 遅筋 | 64 |
| チクロピジン | 154 |
| 地誌的失見当 | 313 |
| チック | 86 |
| 遅発性ジスキネジア | 82 |
| 遅発性振戦 | 299 |
| 痴呆症 | 261 |
| 痴呆性失書 | 310 |
| チャーグ・ストラウス症候群 | 151 |
| チャモロ族インディアン | 283 |
| 注意性失読 | 310 |
| 中位核 | 12 |
| 注視眼振 | 318 |
| 中小脳脚 | 11 |
| 中心核ミオパチー | 218 |

| | | | |
|---|---|---|---|
| 中神経幹症候群 | 52 | 伝導失行 | 311 |
| 中心コア線維 | 218 | 点頭てんかん | 231 |
| 中心コア病 | 218 | テント切痕ヘルニア | 176 |
| 中心正中核 | 20 | 頭位眼反射 | 348 |
| 中心・側頭領域棘波を伴う良性小児てんかん | 249 | 動員 | 255 |
| 中枢神経細胞腫 | 166 | 統覚型視覚失認 | 311 |
| 中枢性色盲 | 311 | 動眼神経 | 32 |
| 中脳 | 1 | 動眼神経麻痺 | 33 |
| 中脳穿通動脈 | 149 | 糖原病 | 109 |
| 肘部管症候群 | 55 | 糖原病II型 | 107 |
| 超音波検査 | 333 | 糖原病V型 | 107 |
| 長胸神経 | 52 | 糖原病VII型 | 108 |
| 蝶形骨電極 | 247 | 瞳孔対光反応がない | 348 |
| 腸骨下腹神経 | 57 | 橈骨神経 | 55 |
| 腸骨鼠径神経 | 57 | 橈骨神経溝圧迫徴候 | 55 |
| 聴神経腫瘍 | 301 | 動作時振戦 | 294 |
| 聴神経鞘腫 | 165 | 登上線維 | 12 |
| 聴性脳幹反応 | 42 | 動的迷路 | 41 |
| 聴性脳幹誘発電位 | 257 | 糖尿病性筋萎縮 | 184 |
| 超皮質性運動失語 | 149, 309 | 糖尿病性多発神経根症 | 185 |
| 超皮質性感覚失語 | 149, 309 | 糖尿病性ニューロパチー | 183 |
| 超皮質性混合性失語 | 149 | 登攀性起立 | 213 |
| 重複健忘 | 313 | 洞不全症候群 | 144 |
| チルト台 | 338 | 東部馬脳炎 | 98 |
| ツァンク法陽性 | 95 | 動脈硬化性パーキンソニズム | 29 |
| 椎間板ヘルニア | 48 | トキソプラズマ症 | 96, 103 |
| ツェルウェーガー症候群 | 7, 128 | 特殊体性求心性 | 29 |
| 爪の線維腫 | 300 | 特殊内臓遠心性 | 29 |
| 低悪性度星状細胞腫 | 161 | 特殊内蔵求心性 | 29 |
| テイ・サックス病 | 121 | 特発性過眠症 | 344 |
| ティネル徴候 | 54 | ドップラーモード | 333 |
| デジュリーヌ・ルシー症候群 | 21 | ドパミン | 72 |
| デビック病 | 141 | ドパミン作動薬 | 278 |
| デュシェンヌ型筋ジストロフィー | 213 | トムゼン痛 | 217 |
| デルタ受容体 | 77 | 土曜の夜麻痺 | 55 |
| 手を握るときの血圧変動 | 338 | 虎の目徴候 | 28, 284 |
| 転移性脳腫瘍 | 171 | トリヌクレオチド・リピート病 | 284, 286, 292, 305 |
| 伝音性難聴 | 42 | トリプレット・リピート病 | 7, 216, 286, 290 |
| てんかん | 227 | トロサ・ハント症候群 | 319 |
| てんかん重積状態 | 227, 347 | トロポミオシン | 63 |
| テンシロンテスト | 203 | | |
| 伝導失語 | 149, 309 | | |

## な

内耳神経 　40
内側膝状体 　20
内側縦束 　41
ナルコレプシー 　79, 343
ニーマン・ピック病 　123
ニコチン遮断薬 　70
ニコチン受容体 　70
二重らせん構造 　62
乳頭浮腫 　320
入眠幻覚 　344
乳幼児突然死症候群 　209
ニューロミオトニア 　255
尿素サイクル異常症 　112
尿毒症性多発ニューロパチー 　190
尿崩症 　21
ネグリ小体 　99
熱性痙攣 　228
ネマリン小体 　219
ネマリンミオパチー 　218
ネレリア・ファウレリ髄膜脳炎 　103
捻転ジストニア 　283
脳圧亢進 　342
脳弓 　22
脳血管障害 　143
脳血流 　143
脳腱黄色腫症 　117
脳梗塞 　143
脳死 　348
脳室周囲白質軟化症 　8
脳室内乏突起膠腫 　162, 166
脳出血 　155
脳膿瘍 　90
脳神経 　29
嚢虫症 　104
脳波 　243
脳浮腫 　153, 175
脳ヘルニア 　176
脳瘤 　2
脳梁形成不全症 　5
脳梁症候群 　313

脳梁性失書 　310
ノートナーゲル症候群 　146
ノルエピネフリン 　71

## は

パーキンソニズム 　81, 85
パーキンソニズム－筋萎縮症候群 　281
パーキンソン-痴呆-ALS複合 　282
パーキンソン病 　276
把握反射 　9
パーソネージ・ターナー症候群 　51
ハートナップ病 　113
バーベス結節 　99
ハーラー 　121
バーンウォース症候群 　187
胚芽層出血 　239
胚細胞腫 　167
肺小細胞癌 　207
肺線維症 　278
背側外側核 　20
背側三叉神経視床路 　37
背側(後)脊髄小脳路 　17
梅毒 　93
背内側核 　19
排尿中枢 　61
白質ジストロフィー 　125
白質脳症 　87
破骨性多発骨髄腫 　188
バゾプレッシン 　21
ハチンスキースコア 　275
バッセン・コーンツヴァイク症候群 　116, 287
バッテン病 　229
馬尾 　45
バビンスキー・ナジョット症候群 　147
バビンスキー反射 　9
ハラーフォルデン・シュパッツ病 　28, 283
パラシュート反射 　9
バリウム周期性四肢麻痺 　223
パリノー症候群 　146, 167, 319
バリント症候群 　148, 313, 319
バルプロ酸 　236
パワードップラー 　333

| | |
|---|---|
| 反回神経麻痺 | 44 |
| ハングマン骨折 | 47 |
| 反射性てんかん | 233 |
| ハンター | 121 |
| 反跳現象 | 19 |
| ハンチンチン | 284 |
| ハンチントン病 | 284 |
| ハント・ヘスのスケール | 156 |
| 反復拮抗運動不能 | 19 |
| 反復刺激試験 | 256 |
| 非遺伝性アミロイドニューロパチー | 189 |
| ビールショウスキー・ヤンスキー病 | 229 |
| ビオチニダーゼ欠損症 | 110 |
| 被殻 | 24 |
| 被角血管腫 | 122, 124 |
| 光刺激 | 244 |
| 非ケトン性高血糖 | 112 |
| 皮質下梗塞 | 145 |
| 皮質下痴呆 | 265, 268 |
| 皮質橋小脳 | 18 |
| 皮質橋小脳路 | 18 |
| 皮質梗塞 | 145 |
| 皮質性痴呆 | 268 |
| 皮質脊髄路 | 46 |
| 皮質聾 | 312 |
| 菱脳 | 1 |
| 尾状核 | 24 |
| 微小シナプス後電位 | 251 |
| 非対称性多発ニューロパチー | 183 |
| ビタミンE欠乏を伴う失調症 | 287 |
| ピック小体 | 274 |
| ピック病 | 273 |
| ビックリ反応 | 102 |
| 非定型欠神発作 | 228 |
| ヒトTリンパ球向性ウイルス脊髄症 | 98 |
| 皮膚筋炎 | 221 |
| ヒプサリスミア | 231 |
| びまん性軸索障害 | 342 |
| 表現促進 | 305 |
| 表出性抑揚障害 | 312 |
| 表層失読 | 310 |
| 病態失認 | 313 |
| 病的封入体 | 174 |
| 表皮下線維性斑 | 300 |
| 豹紋状白質ジストロフィー | 127 |
| ヒョレア | 86 |
| ファール病 | 28 |
| ファーレン徴候 | 54 |
| ファツィオ・ロンド症候群 | 292 |
| ファブリ病 | 122 |
| フィブリノイド白質ジストロフィー | 128 |
| フィラメント様封入体 | 222 |
| 風船様神経細胞 | 274 |
| 封入体筋炎 | 222 |
| フェニトイン | 236 |
| フェニルケトン尿症 | 111 |
| フェノチアジン | 80 |
| フェノバルビタール | 236 |
| フォヴィル症候群 | 146 |
| フォスター ケネディー症候群 | 320 |
| フォレル野 | 27 |
| フォン ヒッペル・リンダウ病 | 170, 303 |
| 複合運動活動電位 | 251 |
| 副交感神経節後ニューロン | 337 |
| 副交感神経節前ニューロン | 337 |
| 複合神経活動電位 | 252 |
| 伏在神経 | 57 |
| 複雑部分発作 | 232 |
| 副神経 | 44 |
| 副腎白質ジストロフィー | 126 |
| 輻輳・後退性眼振 | 317 |
| 腹側三叉神経視床路 | 37 |
| 腹側(前)脊髄小脳路 | 17 |
| ブチロフェノン | 80 |
| ブニナ小体 | 293 |
| 部分発作 | 232 |
| 踏みだし反射 | 9 |
| プラーク | 135 |
| ブラウン・セカール症候群 | 48 |
| プラダー・ウィリー症候群 | 7 |
| フラタキシン | 286 |
| フリートライヒ失調症 | 286 |
| プリオン病 | 102 |
| プリミドン | 236 |

| 索引 | |
|---|---|
| フルオロデオキシグルコースPET | 281 |
| プルキンエ細胞 | 12 |
| プレセニリン | 271 |
| ブローカ失語 | 149, 309 |
| プロゲステロン受容体 | 166 |
| プロテインC欠損症 | 151 |
| プロテインS欠損症 | 151 |
| プロピオン酸血症 | 109, 110 |
| プロブストの交連 | 42 |
| フロマン徴候 | 55 |
| プロラクチン産生腫瘍 | 167 |
| 分界条 | 22 |
| 閉鎖神経 | 57 |
| 平野小体 | 272 |
| ペーペズの回路 | 22 |
| ベッカー型筋ジストロフィー | 214 |
| ヘテロサイクリック | 80 |
| ペニシラミン | 120, 286 |
| ベネディクト症候群 | 33, 146 |
| ヘパリン | 153 |
| ヘミバリズム | 28 |
| ヘモジデリン | 157 |
| ペリツェウス・メルツバッハー病 | 127 |
| ペルオキシソーム病 | 7 |
| ヘルペス脳炎 | 95 |
| ベル麻痺 | 40, 93 |
| 辺縁系脳炎 | 24 |
| 変形性筋ジストニア | 283 |
| 変形性頸椎症 | 48 |
| 片頭痛 | 323 |
| 片側バリズム | 146 |
| 片葉小節葉 | 16 |
| ホイブナー反回動脈 | 150 |
| 膀胱直腸障害 | 47 |
| 縫合不全 | 4 |
| 傍腫瘍性多発ニューロパチー | 188 |
| 乏突起膠腫 | 162 |
| 泡沫細胞 | 122 |
| ポートワイン色素斑 | 302 |
| ホーマーライトロゼット | 163 |
| ホームズ振戦 | 297 |
| 母系遺伝の筋症・心筋症 | 307 |
| 歩行不能 | 17 |
| ポサーのMS診断基準 | 136 |
| ポジトロン断層画像 | 333 |
| ポット病 | 49 |
| ボツリヌス中毒 | 209 |
| ボツリヌス毒素 | 224 |
| ホモシスチン尿症 | 114, 151 |
| ポリオ | 94 |
| ポリグルタミン病 | 305 |
| ホルネル徴候 | 47 |
| ポルフィリア | 118 |
| 本態性書字振戦 | 298 |
| 本態性振戦 | 295 |

## ま

| | |
|---|---|
| マーカスガン瞳孔 | 137 |
| マーチン・グルーバー吻合 | 51 |
| マールブルグ病 | 141 |
| マイアーソン徴候 | 276 |
| マイコプラズマ | 92 |
| マイスナー | 44 |
| マシャド・ジョセフ病 | 290 |
| マッカードル病 | 107 |
| 末梢神経障害 | 177 |
| 末端肥大症性ニューロパチー | 191 |
| マルキアファーヴァ・ビニャミ病 | 132 |
| マルベリー細胞 | 124 |
| 慢性運動感覚多発ニューロパチー | 188 |
| 慢性炎症性脱髄性多発ニューロパチー | 199 |
| 慢性失調性ニューロパチー | 192 |
| 慢性進行性外眼筋麻痺 | 307 |
| 慢性ブローカ失語 | 309 |
| ミエリン塩基性タンパク | 138 |
| ミオキミア | 219, 255 |
| ミオクローヌス | 86 |
| ミオクローヌスてんかんと赤色ぼろ線維 | 229 |
| ミオグロビン測定 | 222 |
| ミオグロビン尿 | 92, 108 |
| ミオシン | 62 |
| ミオトニー放電 | 217 |
| ミオパチー | 84 |
| ミトコンドリア異常症 | 306 |

ミトコンドリア脳筋症・乳酸アシドーシス・
　脳卒中様発作症候群 …… 306
未分化星状細胞腫 …… 161
未分化乏突起膠腫 …… 162
未分化脈絡叢乳頭腫 …… 168
ミヤール・ギュブレ症候群 …… 146
脈絡叢癌 …… 168
脈絡叢腫瘍 …… 168
脈絡叢乳頭腫 …… 168
ミュー受容体 …… 77
ミラー・ディーカー症候群 …… 7
ミラー フィッシャー症候群 …… 195, 319
ミラームーヴメント …… 313
無βリポタンパク血症 …… 116, 287
無菌性髄膜炎 …… 91
ムコール真菌症 …… 100
無呼吸試験 …… 349
ムコ多糖症 …… 121
無視 …… 313
無視性失読 …… 310
無終脳症 …… 4
無症候性頸動脈狭窄 …… 154
ムスカリン作動物質 …… 69
ムスカリン遮断薬 …… 69
ムスカリン受容体 …… 69
無前脳症 …… 4
無脳 …… 2
迷走神経 …… 44
メープルシロップ尿症 …… 114
メソトレキセート …… 315
メチルフェニデート …… 79
メチルマロン酸血症 …… 109, 110
メッケル症候群 …… 3
メニエール病 …… 41
メビウス症候群 …… 40
メンケス病 …… 120
毛細血管拡張性運動失調症 …… 288, 304
網膜芽細胞腫 …… 164
毛様細胞性星状細胞腫 …… 160
モノアミンオキシダーゼ …… 71, 72
モヤモヤ病 …… 150
モルキオ …… 121

モロー反射 …… 9

### や

夜驚 …… 343
薬剤誘発性筋無力症 …… 207
有棘赤血球 …… 116
誘発電位 …… 257
ユビキチン …… 274
葉状白斑 …… 300
腰神経叢 …… 60
陽性鋭波 …… 254
腰仙骨神経叢 …… 60
翼状肩甲 …… 52
翼板 …… 1
ヨリー試験 …… 204, 208

### ら

癩 …… 92
癩性多発ニューロパチー …… 190
ライム病 …… 93, 187
ラクナ梗塞 …… 145
ラクナ症候群 …… 145
ラスムッセン脳炎 …… 75
らせん状視野 …… 321
らせん神経節 …… 42
ラビット症候群 …… 81
ラフォラ小体 …… 109, 229
ラフォラ病 …… 109
ラムゼイ ハント症候群 …… 40, 95
卵円孔 …… 35, 45
卵形嚢 …… 40
ランダウ反射 …… 9
ランドー・クレフナー症候群 …… 249
ランバート・イートン筋無力様症候群 …… 207
ランバート・イートン症候群 …… 70, 208
リー病 …… 308
離断症候群 …… 263
リチウム …… 79
リチャードソン・スティール・
　オルシェウスキィ症候群 …… 281
立体失認 …… 312
リティコ・ボディグ病 …… 282

| | |
|---|---|
| リバウンド頭痛 | 326 |
| 瘤波 | 244 |
| 良性rolandicてんかん | 232 |
| 良性家族性新生児てんかん | 239 |
| 良性新生児睡眠時ミオクローヌス | 240 |
| 良性頭蓋内圧亢進 | 83 |
| 良性幼児期早期ミオクローヌス | 240 |
| リルゾール | 293 |
| 輪状線維 | 217 |
| リンネ試験 | 42 |
| 類上皮嚢胞 | 169 |
| ルイ・バー症候群 | 288, 304 |
| 類皮腫 | 169 |
| ルシュカ孔 | 11 |
| レヴィ小体 | 274, 277 |
| レヴィ小体型痴呆 | 274 |
| レーバー遺伝性視神経萎縮症 | 307 |
| レーモン・セスタン症候群 | 146 |
| レーモン症候群 | 146 |
| レジオネラ | 92 |
| 裂溝脳症 | 6 |
| レッシュ・ナイハン症候群 | 115 |
| レッツ症候群 | 5 |
| レボドパ | 277 |
| レム睡眠行動障害 | 343 |
| レルミット徴候 | 137 |
| 連合性視覚失認 | 311 |
| レンズ核 | 24 |
| レンズ核わな | 27 |
| レンノックス・ガストー症候群 | 231 |
| 老人斑 | 271 |
| ローウェ症候群 | 113 |
| ローゼンタール線維 | 128, 160, 170, 173 |
| ロンベルク徴候 | 286 |

## わ

| | |
|---|---|
| ワーファリン | 153 |
| ワニの涙 | 40 |
| ワレンベルク症候群 | 147 |
| 腕神経叢 | 50 |
| 腕神経叢神経炎 | 51 |

■訳者履歴

作田　学（さくた まなぶ）

1973年　東京大学医学部卒業
1975年　東京大学神経内科入局
1980年　東京大学神経内科文部技官
1980～1982年　ミネソタ大学留学
1981年　ミネソタ大学客員助教授
1982年　日本赤十字社医療センター神経内科部長
2000年　杏林大学第一内科（神経内科）教授
2002年　同第一内科教室主任
日本神経学会評議員，日本頭痛学会理事，脳卒中学会評議員など

千葉　厚郎（ちば あつろう）

1985年　東京大学医学部卒業
1987年　東京大学神経内科入局
1996～1999年　ニューヨーク大学留学
1999年　東京大学神経内科文部技官
2000年　杏林大学第一内科（神経内科）講師
2002年　同助教授
日本神経学会評議員，神経内科専門医，内科認定医，医学博士

竹内　壮介（たけうち そうすけ）

1992年　東京大学医学部卒業
1994年　東京大学神経内科入局
2001年　東京大学大学院神経内科学卒業
2001年　杏林大学第一内科（神経内科）助手
2003年　同講師
日本神経学会会員，神経内科専門医，内科認定医，医学博士

■著者

**James D. Geyer, M.D.**
*Neurology Consultants of Tuscaloosa*
*Tuscaloosa, Alabama*

**Janice M. Keating, M.D.**
*Department of Neurology*
*Cooper Clinic*
*Fort Smith, Arkansas*

**Daniel C. Potts, M.D.**
*Neurology Consultants of Tuscaloosa*
*Tuscaloosa, Alabama*

---

神経内科パーフェクト・リファレンス

2004年5月15日　初版第1刷発行

監　修　　作　田　　　学

発行者　　石　澤　雄　司

発行所　　㈱星　和　書　店
　　　　　東京都杉並区上高井戸1-2-5　〒168-0074
　　　　　電話　03(3329)0031(営業部)／03(3329)0033(編集部)
　　　　　FAX　03(5374)7186

---

©2004　星和書店　　　Printed in Japan　　　ISBN4-7911-0538-9

| 脳の科学 第19巻増刊号<br>ニューロトランスミッター・トゥディ | 「脳の科学」<br>編集委員会 編 | B5判<br>284p<br>4,340円 |

| 脳の科学 第21巻増刊号<br>チャンネル病 | 「脳の科学」<br>編集委員会 編 | B5判<br>276p<br>5,700円 |

| 脳の科学 第22巻増刊号<br>アルツハイマー病のすべて | 「脳の科学」<br>編集委員会 編 | B5判<br>400p<br>5,700円 |

| 脳の科学 第26巻増刊号<br>パーキンソン病のすべて | 「脳の科学」<br>編集委員会 編 | B5判<br>432p<br>5,700円 |

| クルズス診療科（1）<br>神経内科<br>脳、脊髄、神経系の病気を扱う<br>神経内科をわかりやすく紹介 | 作田学 著 | 四六判<br>320p<br>1,900円 |

| こころの臨床 à・la・carte 第22巻増刊号<br>ほんとうに困った症例集<br>［神経内科編］ | 作田学 編 | B5判<br>208p<br>4,500円 |

発行：星和書店　　　　価格は本体（税別）です